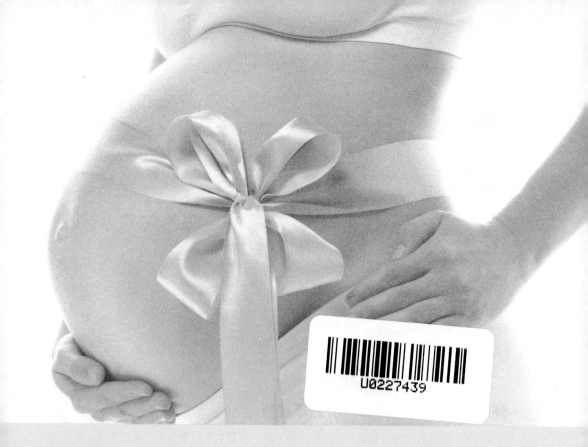

怀孕了——
长胎不长肉的健康秘笈

邱宇清／编著

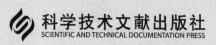

科学技术文献出版社
SCIENTIFIC AND TECHNICAL DOCUMENTATION PRESS

·北京·

图书在版编目（CIP）数据

怀孕了：长胎不长肉的健康秘笈/邱宇清编著. —北京：科学技术文献出版社，2015.11

ISBN 978-7-5189-0497-6

Ⅰ.①怀… Ⅱ.①邱… Ⅲ.①妊娠期—妇幼保健—基本知识 Ⅳ.①R715.3

中国版本图书馆 CIP 数据核字（2015）第 165987 号

怀孕了——长胎不长肉的健康秘笈

策划编辑：孙江莉　责任编辑：孙江莉　杨　茜　责任校对：张吲哚　责任出版：张志平

出 版 者	科学技术文献出版社
地　　址	北京市复兴路 15 号　邮编　100038
编 务 部	（010）58882938，58882087（传真）
发 行 部	（010）58882868，58882874（传真）
邮 购 部	（010）58882873
官方网址	www.stdp.com.cn
发 行 者	科学技术文献出版社发行　全国各地新华书店经销
印 刷 者	北京建泰印刷有限公司
版　　次	2015 年 11 月第 1 版　2015 年 11 月第 1 次印刷
开　　本	710×1000　1/16
字　　数	235 千
印　　张	17.25
书　　号	ISBN 978-7-5189-0497-6
定　　价	26.80 元

版权所有　违法必究

购买本社图书，凡字迹不清、缺页、倒页、脱页者，本社发行部负责调换

前言

FOREWORD

前言

FOREWORD

　　女人的一生分很多阶段，每个阶段都展现出不同的美丽。年轻时，容易害羞的性格、青涩的样子，那是一种淡雅、精致的美丽；当步入社会接触到很多美丽的事物，越来越懂得装扮自己的时候，又洋溢着自信、青春的美丽；随着人生阅历增加，工作或是生活有了更多的成绩，会拥有成熟女性优雅又端庄的韵味。在一个又一个充满美好回忆的阶段中间，有一个时期是"综合"的，那就是怀孕期。这段时期的女人既幸福，又不安——因为角色的转换，还有马上要成为妈妈的责任感，当这些情愫一起涌来时，心情便错综复杂。

　　孕期是女人一生中最值得纪念的难忘阶段。以往有很多怀孕的女性会出于对宝宝健康的考虑，亦或受传统习俗观念影响，在孕期任由自己体重猛增，产后也出于对宝宝的爱而放弃减肥，结果等到后悔的时候已经是来不及了。

　　怀孕期间的女性，体重都会有所增加，那是因为胎儿在腹中发育，两个人的体重加起来自然会涨。但是，有的准妈妈去产检，却被告知自身的体重也超重。整个孕期下来，有的准妈妈甚至可能疯涨几十斤。这也成为准妈妈最大的一个障碍，不吃吧，害怕胎儿吸收不到营养；使劲吃了，自己又会发胖。那么，孕期怎样才能做到长胎不长肉呢？对此，我们特意编写了这本《怀孕了——长胎不长肉的健康秘笈》。

　　本书详细介绍了从孕前到孕期，再到产后的饮食方案和运动方案。其中，孕前和孕期，为了胎宝宝的健康发育，主要侧重于饮食瘦身方案，产后则教新妈妈如何抓住 6 个月的黄金瘦身期，利用运动、饮食来瘦身。相信通过自身的努力，因怀孕而不得不变胖的新妈妈们一定能成功变身辣妈。

编　者

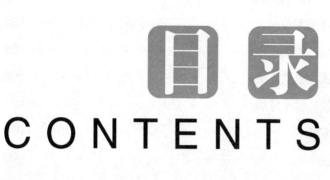 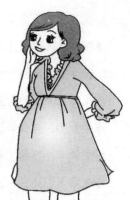

Part 1 孕前
美食正能量，助你轻松"瘦孕"

第一章　孕前，养成科学合理的饮食习惯/002

优质宝宝就靠妈妈的饮食 ································· 002

孕前如何储备营养 ····································· 005

孕前营养素不可过量补 ································· 007

肥胖备孕女性如何饮食 ································· 009

过瘦备孕女性如何饮食 ································· 012

孕前食谱秘笈 ··· 015

孕前运动方案 ··· 018

第二章　孕期所需黄金营养素，你了解多少/022

蛋白质，降低流产的风险 ······························· 022

糖类，平衡血糖，保肝解毒 ····························· 023

脂肪，促进心血管和神经系统发育 ……………………… 023

维生素 A，打造漂亮宝宝 ……………………………… 024

B 族维生素，利于胎儿情绪发展 ……………………… 025

维生素 C，让胎宝宝大脑反应灵敏 …………………… 026

维生素 D，强健骨骼，健全牙齿 ……………………… 027

维生素 E，养颜又安胎 ………………………………… 028

维生素 K，止血功臣 …………………………………… 029

叶酸，避免神经管缺陷儿 ……………………………… 030

钙，让母胎骨骼更健壮 ………………………………… 031

DHA，促进胎宝宝大脑发育 …………………………… 032

铁，让准妈妈气血充足 ………………………………… 033

锌，增强食欲，提高免疫力 …………………………… 035

碘，甲状腺的"保护神" ……………………………… 036

硒，防治妊娠期高血压疾病 …………………………… 037

Part 2 孕期
进补不长肉，变身辣妈不是梦

第一章 孕早期，营养瘦身都不误/040

孕早期营养要求 ………………………………………… 040

孕期营养对胎儿的重要性 ……………………………… 042

控制体重，就要从孕早期开始 ………………………… 045

容易被准妈妈们误解的食物 …………………………… 048

准妈妈坚持 6 招，营养吃不胖 ………………………… 051

准妈妈偏食怎么办 …………………………………………………………… 054

孕早期食谱秘笈 ……………………………………………………………… 057

孕早期运动方案 ……………………………………………………………… 060

第二章 孕中期，这样吃就能长胎不长肉/063

孕中期营养要求 ……………………………………………………………… 063

孕中期必须增重，但要有底线 ……………………………………………… 065

想做辣妈，现在开始隆腹不隆腰 …………………………………………… 068

放松的孕中期，这样吃零食不长肉 ………………………………………… 069

体重失控的准妈妈怎么办 …………………………………………………… 073

体重飙升，成了"糖妈妈"怎么办 ………………………………………… 075

准辣妈如何和妊娠纹说再见 ………………………………………………… 077

少食多餐，补充营养不长胖 ………………………………………………… 080

上班族准妈妈如何吃营养瘦身餐 …………………………………………… 083

了解明星长胎不长肉的秘密 ………………………………………………… 085

孕中期食谱秘笈 ……………………………………………………………… 088

孕中期运动方案 ……………………………………………………………… 090

第三章 孕晚期，吃少吃好母婴都健康/095

孕晚期营养要求 ……………………………………………………………… 095

一些不靠谱的孕期减肥法 …………………………………………………… 096

美食加运动，告别双腿水肿 ………………………………………………… 099

呵护胸部，为身材加分 ……………………………………………………… 102

产前吃巧克力，不一定对你好 ……………………………………………… 105

临产时的饮食原则 …………………………………………………………… 107

孕晚期食谱秘笈 ……………………………………………… 110

孕晚期运动方案 ……………………………………………… 113

第四章 孕期疾病不用慌，对症饮食有妙方/117

妊娠期咳嗽 …………………………………………………… 117

妊娠期感冒 …………………………………………………… 120

妊娠期呕吐 …………………………………………………… 123

妊娠期水肿 …………………………………………………… 126

妊娠期便秘 …………………………………………………… 130

妊娠期腹痛 …………………………………………………… 133

妊娠期贫血 …………………………………………………… 137

妊娠期高血压 ………………………………………………… 140

妊娠期糖尿病 ………………………………………………… 144

Part 3 产后 瘦身黄金期，让你比孕前更迷人

第一章 产后巧补食，不留月子病/150

产后出血饮食调养 …………………………………………… 150

产后恶露不净饮食调养 ……………………………………… 153

产后腹痛饮食调养 …………………………………………… 157

产后便秘饮食调养 …………………………………………… 161

产后水肿饮食调养 …………………………………………… 164

产后发热饮食调养 ················· 167

产后盗汗饮食调养 ················· 170

产后关节痛饮食调养 ··············· 173

产后抑郁症饮食调养 ··············· 175

第二章 月子期，新妈妈要多爱自己／179

产后生理变化 ···················· 179

避免月子误区，更利身体康复 ········ 181

月子期调理好体质的原则 ············ 184

产后吃什么有利于恢复 ·············· 186

产后饮食要有禁忌 ················· 189

产后多久才能恢复产前生活 ·········· 191

亲喂母乳，对宝宝最好，对你也好 ····· 194

回奶不用打针，循序渐进自然退 ······ 197

第三章 不同季节，坐月子的方法也不同／200

春季这样坐月子 ··················· 200

夏季这样坐月子 ··················· 203

秋季这样坐月子 ··················· 205

冬季这样坐月子 ··················· 208

月子期食谱秘笈 ··················· 209

月子期运动方案 ··················· 214

第四章 产后瘦身，方法对了才有效／216

为什么产后容易肥胖 ··············· 216

产后瘦身三部曲，饮食运动科学结合 ·············· 219

产后瘦身，科学饮食是首要 ·················· 221

产后瘦身应有计划 ······················· 223

"6246" 减肥法，科学瘦身越早越好 ·············· 225

产后瘦身的误区 ························ 228

利用零碎时间来瘦身 ······················ 230

顺产 VS 剖宫产，瘦身法大不同 ··············· 233

束腹带，选对用对才有效 ·················· 235

第五章　重塑身材，健康瘦身做最美辣妈/240

紧致全身肌肤，为瘦身开好头 ·············· 240

让你加速瘦身的日常小方法 ················· 243

消除水肿，拥有美腿 ··················· 247

挥舞双臂，让粗臂纤细 ················· 251

虎背虽难减，瘦了才迷人 ················ 255

告别游泳圈，腰腹一起瘦 ················ 257

科学塑胸，不要下垂 ··················· 261

一般情况下，女性在计划怀孕前的 3 个月至半年就应注意饮食调理，最重要的是做到平衡膳食，从而保证摄入均衡适量的蛋白质、脂肪、糖类、维生素、矿物质等营养素，这些营养素是胎儿生长发育的物质基础。人类的食物是多种多样的，不同的食物所含的营养素各不相同，没有一种食物是十全十美的。只有适当地选择食物，并合理搭配，才能获得均衡全面的营养。

Part 1
孕前

美食正能量，助你轻松『瘦孕』

第 一 章

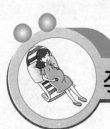

孕前，养成科学合理的饮食习惯

优质宝宝就靠妈妈的饮食

当您准备孕育新生命时，您可知道，宝宝的外貌、体形、智商除了和遗传有关之外，和你孕前的营养也是息息相关的。可以说准妈妈的食物和营养是胎儿的生命之源，不良的饮食习惯和错误的选择都会让胎儿受到影响。要安全而健康地孕育一个生命确实责任重大，需要注意的事项也太多。但很多人都认为，不良的饮食习惯完全可以等到怀孕后再调理。事实上，孕前准妈妈就应该在饮食上多加注意，不能吃的东西就不要碰，管好自己的嘴巴，不仅对宝宝的发育好，还能提高准妈妈的待产力。那么在孕前应该怎样注意进餐呢？

❈ 不吃辛辣食物

很多人在饮食方面可以说是无辣不欢，这种饮食习惯对于计划怀孕的夫妻，尤其对已经怀孕的准妈妈而言，是万万不可取的。辛辣食物可以引起正常人的消化功能紊乱，如胃部不适、消化不良、便秘，甚至发生痔疮。由于怀孕后胎儿的长大，本身就影响准妈妈的消化功能和排便，如果准妈妈始终保持着进食辛辣食物的习惯，结果一方面会加重准妈妈的消化不良和便秘或痔疮的症状，另一方面也会影响准妈妈对胎儿营养的供给，甚至增加分娩的困难。因此在计划怀孕前3～6个月应放弃吃辛辣食物的习惯。

❀ 不吃腌制食品

不少人都喜欢吃一些腌制类的食品，要知道这些食品内含亚硝酸盐、苯丙芘等，对身体很不利。另外，罐头食品营养价值并不高，经高温处理后，食物中的维生素和其他营养成分都已受到一定程度的破坏，因此准爸妈最好吃天然的食物。

❀ 避免各种食物污染

注重饮食卫生。尽量选用新鲜天然的食品，避免食用含添加剂、色素、防腐剂等的食品，如罐装食品、饮料及有包装的方便食品等。蔬菜应充分清洗，水果应去皮，以避免农药污染。多饮用白开水，不喝咖啡、茶等刺激性饮品。炊具用铁制或不锈钢制品，不用铝制品和彩色搪瓷用品，以免铝元素、铅元素对人体造成伤害。

❀ 不吃高糖食品

对于女性来说，在甜食面前可是没有免疫力的。怀孕前，夫妻双方尤其女方，若经常食用高糖食物，可能引起糖代谢紊乱，甚至成为潜在的糖尿病患者。怀孕后，由于准妈妈体内胎儿的需要，准妈妈的糖分摄入量增加或继续维持怀孕前的饮食结构，则极易出现孕期糖尿病。孕期糖尿病不仅会危害准妈妈本人的健康，更重要的是危及准妈妈体内胎儿的健康发育和成长，并极易出现早产、流产或死胎。宝宝出生后，准妈妈成为典型的糖尿病患者，而宝宝可能是巨大儿或大脑发育障碍患者，影响宝宝的健康成长。

❀ 不可进食酒精类、含咖啡因类食物

女性在孕前就需要杜绝喝酒，因为酒精易造成女性尿道出现充血，并且还会影响到女性的血液循环，危及女性的健康；含有咖啡因的食物也是许多女性非常喜爱的，但是对于准备怀孕的女性来说需要禁止服用，因

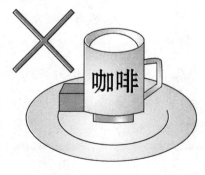

为这会很容易刺激子宫和影响到正常的消化能力，对孕期女性极为危险。

以上可以说是孕前进餐的"红灯"，备孕的妈妈们一定要注意。那么，怎么样的饮食又算是"绿灯"呢？这里提供一些食物供准妈妈参考。

豆芽：豆芽含多种维生素，能清除体内致畸物质，促进性激素生成。

韭菜：韭菜富含挥发油、纤维素等成分，粗纤维可助吸烟饮酒者排出毒物。

鲜蔬果汁：它们所含的生物活性物质能阻断亚硝胺对机体的危害，还能改变血液的酸碱度。

海藻类：海带、紫菜等所含的胶质能促使体内的放射性物质随大便排出体外，故可减少放射性疾病的发生。

海鱼：含多种不饱和酸，能阻断人体对香烟的反应，并能增强身体的免疫力。海鱼更是补脑佳品。

畜禽血：猪、鸭、鸡、鹅等动物血液中的蛋白质被胃液和消化酶分解后，会与侵入人体的粉尘、有害金属元素发生化学反应，变为不易被人体吸收的废物而排出体外。

在很多人眼里觉得蔬菜没有什么营养，不如大鱼大肉，但是其实人的身体健康是离不开新鲜的绿色蔬菜的。所以准备怀孕的时候要注意多食用一些新鲜的，没有污染的蔬菜和水果，避免吃一些含有添加剂、防腐剂等化学物质的食物，这样才可以提高精子和卵子的质量，保证宝宝的健康生长。

小贴士

孕前营养的摄入和孕期营养的摄入同等重要，因为孕前营养的摄入直接关系到女性能否正常怀孕、日后身体是否容易恢复、宝宝身体是否健康等问题。不同身体状况与素质的女性必须根据自己的实际情况，准备与补充所需要的蛋白质、脂肪、糖类、维生素与矿物质。

孕前如何储备营养

大部分女性在怀孕后会开始注意饮食的选择和营养的补充，却往往忽视了孕前的营养补充。实际上，孕前的营养补充对孕期健康有着非常重要的作用。因为在孕早期（1～3个月），大部分女性会出现恶心、呕吐、食欲降低等早孕反应，影响营养素的正常摄入和吸收，而这一时期是胎儿发育最重要的时期，许多重要的器官，如心、肝、胃、肠、肾等都在这一时期分化完毕，大脑也在急剧发育，对营养素的需要量也增加。因此，这段时期的营养主要来源于准妈妈体内储备的营养，即孕前营养。

备孕女性在孕前补充营养很重要。准妈妈如果在孕前营养不良，可导致孕初胎儿缺乏营养，胚胎无法存活、畸形、早产等。此外，孕前营养不良的女性，还可能导致乳腺发育不良，产后分泌乳汁不足，影响新生儿的喂养。因此，孕前补充营养很关键。

❀ 合理膳食，调节体重

一般情况下，女性在计划怀孕前的3个月至半年就应注意饮食调理，最重要的是做到平衡膳食，从而保证摄入均衡适量的蛋白质、脂肪、糖类、维生素、矿物质等营养素，这些营养素是胎儿生长发育的基础物质。有的女性孕前肥胖，担心怀孕后体形不良，因而限制进食，这样做会使体脂消耗，酮体增加，对胎儿的健康发育不利。因此，不应限制进食和盲目减肥，以免影响优生，已经偏于肥胖的女性若计划怀孕，应在孕前通过合理的营养搭配及适量的体育锻炼，尽量达到或接近理想体重。

❀ 孕前3个月开始补充叶酸

叶酸是一种水溶性维生素，是胎儿早期神经发育所必需的营养物质。如果女性孕早期缺乏叶酸，将影响胎儿神经管的正常发育，继而导致胎宝宝脊柱裂和神经管畸形。神经管畸形主要发生于怀孕开始的3个月之内，但如果从怀孕之后再增补叶酸，由于受孕时间不能马上确知，等到已经确定后再增补，则为时已晚。此外，增补叶酸后，叶酸浓度达到理想水平也需要一定时间。因此育龄女性应在计划怀孕前 3 个月开始，每天服用 400 微克叶酸，这样到怀孕时，体内叶酸已达到理想水平，以后应继续补充，直至怀孕满 3 个月，这样可以预防胎儿神经管畸形的发生。

叶酸在动物肝脏、鸡蛋、绿叶蔬菜、红黄色的果蔬（如西红柿、柑橘）、豆类、坚果（如花生、核桃）中含量较丰富。怀孕前多吃些含叶酸丰富的食物是非常必要的。

❀ 孕前增加某些微量营养素的摄取

钙、铁、维生素 A 等微量营养素缺乏不但对女性身体健康造成影响，还会直接影响胎儿的生长发育，因此计划怀孕的女性应特别注意这些营养素的供给。也可请医生帮助诊断，对自己的营养状况做一全面了解，有目的地调整饮食，重点增加平时体内含量偏低的营养素的摄取。

含铁丰富且吸收利用率高的食物有动物肝脏、动物血、瘦肉等。含钙丰富的食物有奶及奶制品、小虾皮、小鱼（连骨吃）、豆腐等。含维生素 A 丰富的食物有动物肝脏、全脂奶、蛋类等。深绿色和红黄色果蔬（如菠菜、豌豆苗、胡萝卜、辣椒、芒果、杏子等）含有丰富的胡萝卜素，而胡萝卜素在体内可转变为维生素 A。平常多选用这类食物，即可逐步纠正钙、铁、维生素 A 等微量营养素缺乏的状况。缺乏严重者可在医生指导下补充一些微量营养素制剂。

❀ 孕前保证饮食的平衡

平衡的饮食才是健康怀孕的关键。平衡的饮食中应包含以下营养成分：来自全谷类、水果类以及蔬菜类中的糖类；来自大豆、坚果、不含激素的肉制品及奶制品的蛋白质；来自橄榄油、坚果和鱼等的健康脂肪酸。怀孕的女性比没有怀孕的女性需要更多的铁、叶酸、钙、锌、碘以及维生素 D和很多其他的营养元素。准妈妈通过选择多种丰富的饮食就可以保证这些营养供应的充足。另外，怀孕期间还有几个比较重要的微量元素是 ω-3 脂肪酸、DHA 以及益生菌。这些微量元素能更有力的保证孩子大脑和神经系统健康发育。

从孕前就调整饮食结构，注重平衡膳食做好充分营养准备，才能保证准妈妈身体健康、精力充沛，生育健康、聪明、可爱的宝宝。

小贴士

备孕的女性要注意，孕前在保证营养的同时，也要注意不可营养过剩。体重超重或肥胖会引发妊娠高血压、妊娠糖尿病等疾病，甚至严重影响到分娩、母体和胎儿的安危。但备孕女性也不能在妊娠期间节食减肥，否则会导致胎儿营养不良、畸形，新生儿体重低下、智力障碍等问题。因此孕前就已经肥胖的女性最好是将体重降低到一定程度后再孕育。

孕前营养素不可过量补

新生儿的健康状况与母亲的孕前营养状况有着极大的关系。孕前营养状况好的准妈妈所生的新生儿，不仅体重符合标准，健康状况良好，而且抵抗力强，患病率较低。孕前营养状况差的准妈妈，由于体内各种营养素贮备不足，就会影响胚胎的发育，如果孕后再不能及时补充营养，则胎儿不能从母体摄入足够的营养素，胎儿的发育就会受到很大的限制，分娩出小样儿（即足月出生体重小于 2500 克）的机会增多。

一般说，准妈妈营养不良不太影响怀孕率，但严重营养不良却可导致闭经甚至不能怀孕。青春少女营养不良可能推迟月经初潮年龄，严重时可导致月经稀少或闭经，影响到以后的生殖能力。现在女性的营养不良，不是吃不饱、吃不好的饥饿型营养不良，而多是因为饮食搭配不当或挑食、偏食的不良饮食习惯引起的某种营养素的缺乏而导致营养不良。

有的女性不注意孕前补充营养，认为生完孩子之后再通过饮食为宝宝增加营养；还有的女性为了尽快怀上宝宝而想尽方法补充营养，希望好孕能够早日降临到自己身上。但是女性朋友们要注意，孕前营养补充也不宜过量，否则就得不偿失了。下面就来了解下孕前补充营养素的注意事项。

❀ 补锌、补铁、补钙不可过量

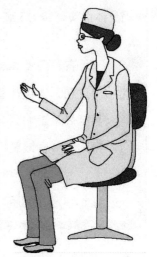

补锌：对于一些备孕很久都不成功的女性而言，很可能是因为体内缺锌。这时你需要适当的补充锌元素。但如果补锌过量，可能造成钙质流失过多，导致女性免疫功能下降，如呕吐、拉肚子、腹泻、抽搐等不良症状。补铁：一般来说，备孕女性每天补充30毫克的铁即可。如果补铁太多，体内多余的铁就会以铁蛋白的形式储存起来，而铁储存过多会增加患心脏病的危险，可能会导致孕期心脏病的发生。补钙：补钙过多可能造成结石病。钙是胎儿发育过程中不可缺少而且用量较多的一种主要成分。准妈妈钙的用量大，如果母体储备不足，就很难保证胎儿对钙的大量需要，就会动用母体的钙，这对母体健康和胎儿发育都不利。但如果补钙过多，则会造成宝宝出生后囟门提前闭合。一般正常宝宝在一岁左右囟门闭合，但妈妈补钙过多的宝宝出生后不久囟门就提前闭合，导致宝宝的智力下降。

✤ 蛋白质不过量

科学家发现，备准妈妈如果补充过多的蛋白质可能反而会降低怀孕概率。蛋白质过量，生殖系统中铵的含量就会相应提高，还会影响到胎儿基因的发育正常，同时也会增加女性流产的概率。因此，蛋白质的摄入量最好不要超过总能量的20%。

✤ 水果不宜过量

许多准妈妈为了生个健康、漂亮的宝宝而拼命吃水果，甚至还把水果当蔬菜，她们都相信吃水果多多益善。其实，水果并不能代替蔬菜。水果中的纤维素成分并不高，但是蔬菜里的纤维素成分却很高。有些水果中糖分含量很高，如西瓜、葡萄等，摄入过多，还可能会引发妊娠糖尿病。

🍀 维生素不过量

准妈妈若每天服用超过一万单位的维生素 A，则有 1/4 机会造成宝宝畸形，如先天性心脏病以及眼睛、腭裂、耳朵的畸形，另外有 1/4 机会造成智障。若维生素 D 补充过多（每日超过 15 毫克），容易造成准妈妈软组织的钙化。

孕前营养补充很关键，可怎么才知道自己是否缺乏维生素呢？如果备孕女性发现自己有以下症状，则表示身体可能正缺乏某种营养：头发干燥、变细、易断，脱发，可能缺乏蛋白质、能量、必需脂肪酸、微量元素锌；夜晚视力降低，可能缺乏维生素 A；舌炎、舌裂、嘴角干裂，可能缺乏 B 族维生素；牙龈出血，可能缺乏维生素 C；经常便秘，可能缺乏膳食纤维。以上症状只能是粗略的判断，备孕的女性如出现这些情况，最好去医院做微量元素检查后，再决定补充方案。千万不要擅自服用某些营养素，以免损害健康。

小贴士

怀孕期间的女性要注意营养，因为准妈妈一人吃，二人补。但是孕前营养的摄入也同等重要，因为孕前营养的摄入直接关系到女性能否正常怀孕、日后身体恢复是否容易、宝宝身体是否健康等问题。不同身体状况与素质的女性必须根据自己的实际情况，补充所需要的蛋白质、脂肪、糖类、维生素与矿物质。

肥胖备孕女性如何饮食

体重是衡量人体营养的一个指标。一个人可以根据自身体重是否达到理想标准来调节自己的饮食。对于育龄女性，体重过重不但不利于受孕，将来对准妈妈和胎儿都是不利的事情。

孕前肥胖标准可以用身体质量指数（BMI）来衡量，按照体重（kg）除以身高（m）的平方（BMI＝kg/m^2）计算出个人的 BMI 数值。以 BMI＝22 为基准，介于 18.5～24 为标准体重；低于 18.5 为体重过轻；高于 24 为体重过重；若 BMI 超过 27 就算是肥胖。例如，50kg／（1.60×1.60）＝19.53 为标准体重。另外腰围及体脂肪率也可以用来做评估工具。如果男性腰围大于 90 厘米、女性腰围大于 80 厘米，则属于肥胖；若 30 岁以上男性体脂肪率大于 25%、女性体脂肪率大于 30%，即使体重不重、腰围不大，也属于肥胖族群。

正常女性的皮下脂肪比男性多，尤其在乳房、腹部、臀部等处更明显，这也形成女性的体态美。但异常肥胖不仅使女性失去体形美，还可能导致代谢障碍、月经紊乱等，其中一部分人还会不孕。

为什么女性过于肥胖不利于孕育呢？过多的脂肪会影响为卵子提供养分的细胞，得不到良好营养的细胞孕育出健康胚胎的可能性也就较小，肥胖女性还会影响到自身的排卵期、受孕能力以及胎儿的早期发育。如果女性孕前肥胖是由于内分泌失调引起的，则容易患上多囊卵巢综合征，使卵泡不易成熟，影响正常排卵，造成不孕。

研究发现，如果男女双方都肥胖，那么他们一年内怀孕的概率要比正常体重的夫妇少 3 倍。即使是男女双方均超重，但还未达到肥胖的程度，一年内女方受孕的概率也要比体重正常的夫妇要少 1.4 倍。

孕前肥胖的女性如果成功孕育，还很容易出现妊娠和医疗上的并发症，例如妊娠糖尿病、妊娠高血压、子痫前症、静脉血管栓塞症、静脉炎、贫血、肾炎、妊娠周数超过 42 周、分娩时宫缩无力发生难产、须剖宫产等概率增多。如果是腹部脂肪太厚，还会影响到妊娠期的检查和判断。而肥胖女性在剖腹生产的过程中，若并发症导致较大量的出血，则会增加开刀的时间延长和术后感染的概率，尤其对体重严重超标的女性而言，生产过程中使用麻醉药甚至还会抑制呼吸，引发生命危险。还有研究显示，孕前体重超重的女性，容易发生新陈代谢异常，导致胚胎的神经系统发育出现畸变，生神经管畸形儿的概率是体重正常者的 2 倍；孕后体重超重的女性，生神经管畸形儿的概率是体重正常者的 4 倍。

因此对于肥胖女性而言，减肥是保持生育能力的最好办法。孕前肥胖的女性大多属于缺乏良好的生活习惯，如适量的运动、健康的低糖、低盐、低油、高纤维膳食的饮食等。肥胖女性最好在怀孕前进行减肥，从饮食及运动方面控制体重到正常 BMI 数值。减轻体重的方法包括：饮食控制＋运动＋行为的综合治疗。以运动、饮食为基础，行为改变为关键。

🍀 合理安排每日膳食，形成健康、科学的饮食习惯

在膳食营养素平衡的基础上减少每日摄入的总热量，减少多余脂肪形成。原则是低能量，低脂肪。适宜的优质蛋白（如鱼、鸡蛋、豆制品、鸡肉、牛奶等）、糖类和脂肪所提供热量的比例分别为 60% ～ 65% ， 15% ～ 20% ， 25% ，以减少脂肪（如肥肉、内脏、蛋黄、坚果、植物油等）为主。定期做好每日主食、蔬菜和水果搭配得当的膳食表，少食多餐，每餐七八分饱即可，不可暴饮暴食，需细嚼慢咽延长进食时间。尽量挑选高纤维、低脂肪的食物，也可就餐前进食清淡的蔬菜汤增加饱腹感，减少食欲。

🍀 要加强运动和锻炼，提高代谢率

代谢率决定一天中能够燃烧的热量数，从 18 岁开始，人的代谢率每年下降 2% 。正是这个原因，我们往往会在较长时间里开始长胖，哪怕吃的都是同样的东西。肥胖中有一个极不公平的一面，即体重的增加并不会导致相应的代谢率的增高。这意味着，一个人开始发胖的话，要减肥反倒更困难了。因此，要想基础代谢率随着年龄和体重的增长而下降，最有效的办法是把热量限制与锻炼身体结合起来。锻炼不仅仅燃烧热量，而且还能抑制人的食欲。它还能在 24 ～ 48 小时内提升代谢率，在锻炼活动完成很久以后继续燃烧热量。如果不通过锻炼而达到代谢率的提升，减肥就是令人痛苦和极其缓慢的事情。

运动锻炼以中、低等强度运动为宜，因为肌体氧耗增加，运动后数小时氧耗量仍比安静时大，而且比剧烈运动容易坚持。如快步走、慢跑、打羽毛球、打乒乓球、跳舞、游泳等。

达到最佳心率

任何有效的锻炼计划都要包括足够多的有氧运动以达到并保持最优心率。至少每隔一天就应该进行锻炼，每次锻炼期间都应该将心率提升至最优水平，而且持续 30 分钟。最优心率的计算可按下面的方式进行：用 220 减去自己的年龄数，然后取该差数的 70%。最后这个数字代表进行有氧运动时应该达到并保持的心率，即每分钟的心跳数。

此外，在减肥的过程中，最好让他人也参与进来，比如自己的配偶或一两位朋友一起锻炼，或者监督你。这会使减肥过程更有趣，并有助于坚持下去，最终得到你想要的健康体型。

小贴士

肥胖的女性出现无排卵和多囊卵巢的概率为 35%～60%，而 40%～60% 患有多囊卵巢综合征的女性体重超标。多囊卵巢综合征的表现是什么呢：体重飙升，腰身发福，月经越来越少，甚至闭经，脸上长出青春痘，最可恶的是嘴上胡须及身上的体毛越来越浓密，活脱脱的"男人婆"，这就是多囊卵巢综合征的场景症状。由于内分泌紊乱，雄激素过多，很多卵泡发育但不能发育成熟，造成卵巢呈多囊样改变，体积增大，包膜增厚，不能正常排卵，如此恶性循环，最终导致不孕。

 过瘦备孕女性如何饮食

对于现代女性来讲胖瘦是影响美的关键，约 85% 的女性都在追求瘦身，但是在关注美的同时应当关注瘦身后对自己的影响。目前存在一个现象是美丽的新娘都是瘦出来的，稍微有些肥胖的女性都想呈现自己最美的一面，而体重轻则是他们判断美丑的标准。虽然成功瘦身是一件值得高兴的事，但若是急剧减肥的后果则需要引起高度重视，因为这不但会造成营养不良还会影响到孕育。

过瘦的女性容易导致不孕。我们都知道，身体较瘦的女性体内的脂肪很低，虽然女性的脂肪细胞芳香化酶会让雄激素转化为雌激素，但激素都是由卵巢分泌，所以过瘦的女性更容易出现流产的情况。过瘦的女性往往让人有"营养不良"的感觉，事实上，这应是"营养不均衡"的问题。备孕的过瘦女性，更需要注意均衡摄取营养，才能供给胎儿充分的营养。孕期母体严重的营养缺乏，则会影响胎儿的生长发育，致使流产、早产、胎儿生长受限、死胎、胎儿畸形等发生率增高。若胎儿脑发育不良则导致日后智力发育迟缓。

女性过瘦，孕育后还更容易出现妊娠纹。这是因为偏瘦者在孕期所增加的体重，与原先体重相比，占比较多，增加速度也比平常时候更快。因此，皮下组织无法配合表皮与真皮扩张的速度，使得皮下组织经不起扩张而断裂，表皮出现纹路。妊娠纹的出现范围不只是腹部，臀部和鼠蹊部都可见妊娠纹的踪影。此外，原本体重很轻的女性，因怀孕后体重增加而加重了身体关节的负担，加上孕期会分泌"松弛素"，更易让腰酸背痛的感觉较为强烈，甚至小腿会出现抽筋的情形。由于准妈妈在妊娠中期多半会有抽筋、腰酸背痛、水肿等现象，而这些多是由于缺钙所引起，因此，体形较瘦的准妈妈得更注意钙质的摄取。

不过，有不少女性的瘦就是传说中的"怎么吃都不胖"的类型。这种情况下，要如何为备孕做准备呢？

❀ 了解自己的营养状况

在控制体重前对自己的营养状况做全面了解，必要时也可请医生帮助诊断，以有目的地调整饮食，积极贮存平时体内含量偏低的营养素。如机体缺铁，可多吃些牛肉、动物肝脏、绿色蔬菜、葡萄干等；缺钙可多吃些虾皮、乳制品和豆制品等。

✿ 高蛋白质、高热量，是增重的关键

浓缩的蛋白质与高热量食物，例如重乳酪蛋糕、巧克力等等。少量多餐，餐后及时补充帮助消化的木瓜酶或其他促进消化的物质，提高食物的消化和吸收力。

✿ 优质的蛋白质

良好的蛋白质如鸡蛋、牛奶、肉类、家禽等，应当占蛋白质总量的一半以上。另外，喝高蛋白奶粉要比喝牛奶、吃肉类蛋白质摄入量高，利用率和吸收也更好。

✿ 主食的选择

碳水化合物摄入量是重要的一环，选择高糖的食物，如白面包、馒头、大米、红薯、芋头、南瓜等。增加卡路里的摄入量。

✿ 按时锻炼

增加饮食热量的同时，不能忘记每天都定时锻炼。这不只是为了增加体重，而是为了增重的同时，调节体内的激素水平，这样才能保证受精卵成功着床。

下面介绍两个较简单的运动方法。

运动一：抬头挺胸站立，将两个哑铃分别握于左右手中，手臂伸直平举于胸前，与肩水平，然后双臂向左右两侧水平移动拉开，直至呈180°角，再返回原来的姿势，反复做5次；

运动二：空腹时，仰卧床上，双腿自然伸直，深吸一口气后，将双膝向上曲起，用双手抱住双腿使大腿尽量贴紧腹部。数秒钟后，放松双腿，使其恢复原状，反复做5次。

另外，如果你无论怎么吃都没有长胖，可能还要去医院检查一下肠胃方面是否有问题。如果是肠胃问题，就需要早点治疗；还要检查有无营养不良性疾病，如贫血、缺钙、缺碘、维生素缺乏等，如有则需治疗相关疾病，如无明显缺乏，孕前3个月补充多种维生素、矿物质和叶酸。

小贴士

　　健康的成年女性，其体内脂肪的含量占全身体重的25%~30%。女性要维持正常的月经、怀孕和哺乳等生理功能，其体内的脂肪含量必须达到体重的22%以上。这是因为脂肪的多少与女性体内雌激素的代谢密切相关。而太瘦的人雌激素水平比较低下，不容易受孕。此外，过于骨感的女性容易营养不良，子宫内膜就像一片贫瘠的土壤，受精卵很难着床。

孕前食谱秘笈

▶ 水鱼炖淮山

食材 山药干50克，水鱼200克，姜5克，枣干10克，生姜、精盐各适量。

做法

❶ 水鱼肉洗净，开水烫过，沥干水；山药洗净；大枣洗净，去核；姜切片。

❷ 水鱼肉、山药、大枣同姜放炖盅内，放入开水，隔水炖3小时，汤成加精盐即可。

营养秘笈

　　山药含有淀粉酶、多酚氧化酶等物质，有利于脾胃消化吸收功能，是一味平补脾胃的药食两用之品。不论脾阳亏或胃阴虚，皆可食用。临床上常与胃肠饮同用治脾胃虚弱、食少体倦、泄泻等病症。

▶ 虾仁豆腐羹

食材：虾仁50克，豆腐250克，水发香菇丁、青豆各20克，鸡汤400毫升，鸡精、精盐、香油、葱花、淀粉水各少许。

做法

❶ 将虾仁抓洗干净，控干水分；豆腐切成小方块丁。

❷ 滚水中加少许精盐，将虾仁、青豆和豆腐丁分别焯烫，捞出控干。

❸ 将鸡汤烧开，放入豆腐丁、虾仁、香菇丁和青豆，烧沸后加盐和鸡精调味，再用淀粉勾芡，淋入香油，撒上葱花即可。

营养秘笈

虾仁豆腐羹含有丰富的蛋白质、脂肪、糖类、纤维素、维生素 A、胡萝卜素、钙、磷和锌等。孕前常食不但有益健康，还能补充受孕前所需的各种营养成分。

▶ 牛肉萝卜汤

食材 牛肉 150 克，白萝卜 200 克，香菜末 10 克，小苏打、淀粉、香油、精盐、鸡精、姜末各适量。

做法

❶ 将牛肉洗净，切成薄片，放入碗中，加小苏打，少许盐，姜末和淀粉拌均匀，放置一会儿使之入味；白萝卜洗净，切成薄片。

❷ 用大火将水烧开，放入白萝卜片煮开，煮至白萝卜透明后下牛肉片搅散再开锅即关火，加精盐、香油和鸡精调味，撒入香菜末即可。

营养秘笈

白萝卜含有粗纤维，具有促进消化、增强食欲、加快胃肠蠕动和止咳化痰的作用。牛肉含有丰富蛋白质、矿物质和 B 族维生素（包括烟酸、维生素 B_1 和维生素 B_2），牛肉蛋白质所含的人体必需氨基酸很多，所以营养价值很高。牛肉还是人体每天所需铁质的最佳来源。备孕女性吃牛肉有健脾益肾、补气养血和强筋健骨等功效。

▶ 红烧带鱼

食材 带鱼 400 克，大料 1 粒，葱 3 段，料酒、酱油、醋、精盐、糖、姜片、蒜瓣各适量。

做法

❶ 将带鱼去头、尾、鳞、鳃、鳍和内脏，洗净、控干水分后切段。

❷ 锅中油烧至七成热，将带鱼煎至金黄色捞出，倒出多余的油。

❸ 锅中留少许油，放入大料、葱段、姜片和蒜瓣炸香，淋入少许醋，将带鱼段放入锅中，加入酱油、糖、料酒、精盐和适量水（水面与带鱼面平），用大火烧开，再改用小火烧至汤汁浓稠即可出锅。

营养秘笈

带鱼富含优质蛋白质与不饱和脂

肪酸。孕前多吃带鱼有滋补强壮、和中开胃及养肝补血的功效。

▶ 小葱炒猪血

食材 猪血 350 克，小葱段 100 克，姜丝、料酒、精盐各适量。

做 法

❶ 将猪血洗净，切成 2 厘米见方的方块，放入开水锅中汆烫一下，捞出控水。

❷ 锅中油烧至七成热，放入姜丝、猪血和料酒翻炒，然后放入小葱段翻炒至稍稍变软，出锅前依个人口味放入适量精盐调味即可。

营养秘笈

小葱有抗菌作用，能健脾开胃，增进食欲；猪血含铁非常丰富，铁是造血所需的重要食材，机体内缺乏铁元素将会发生缺铁性贫血，而猪血具有养血、补血的功效。猪血对贫血的女性是很好的补益菜肴。

▶ 清蒸鳜鱼

食材 鳜鱼 1 条，鱼露、姜片各适量。

做 法

❶ 将鳜鱼去鳞、鳃和内脏，洗净，鱼身两面切花刀，控干水后放在盘中，把姜片放在鱼腹中和鱼身上。

❷ 蒸锅中的水烧开后。将鳜鱼放入蒸锅，用大火蒸 8 ~ 10 分钟后取出，把鱼露淋在鱼身上。

❸ 锅中热适量油，浇在鱼身上即可。

营养秘笈

鳜鱼有补气血、益脾胃、补五脏、疗虚损的功效。备孕女性食用鳜鱼可补气血、益虚劳，特别适宜气血虚弱的备孕女性食用。

▶ 猕猴桃香蕉汁

食材 猕猴桃 2 个，香蕉 1 根，蜂蜜少许。

做 法

❶ 将猕猴桃和香蕉去皮，切成块。

❷ 把猕猴桃和香蕉分别放入榨汁机中，加入凉开水搅打，倒出。

❸ 加入少许蜂蜜调匀即可饮用。

营养秘笈

猕猴桃含有人体所需的 17 种氨基酸及果胶、鞣酸、柠檬酸和类黄酮物质，含有的维生素 C 和硒的含量更为丰富，是果中之王。猕猴桃还含有 适合肥胖的备孕女性食用。
对人体有益的可溶性膳食纤维，尤其

孕前运动方案

好的身体才能孕育出健康的宝宝，如果你正在备孕，又担心自己的身体素质还不够好，担心产后身材会变形，那么应该赶紧为自己制订一个孕前运动计划。最好是在计划怀孕前的 3 个月制订健身方案，坚持锻炼可以调动体内抗氧化酶的积极性，从而达到增强体力的作用，为孕育健康宝宝提供一个完美的体魄。

女性身体的特点是柔韧性和灵活性较强，耐力和力量较差，因此孕前运动要以舒缓的有氧运动为主。可以进行快走、慢跑、健美操、游泳、渝伽、户外旅游等锻炼，不仅有助于提高免疫力，还能缓解身体不适，助力自然分

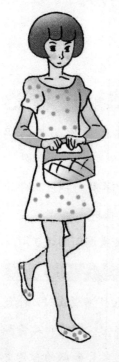

娩。如果准妈妈很少进行运动，或是身体素质比较弱，运动时循序渐进很重要。可以先从一些轻松的活动开始，如每天散步 10～20 分钟，或者在日常起居中加进一些锻炼项目。下面就为你提供一些可供选择的运动方案。

❀ 方案一：走路

民间有句老话："百练走为先。"走路的好处很多，可以活动筋骨，使淤滞的脉络畅通，四肢健壮；可以增强心肺功能，改善血液循环。每天坚持走路，还能提高夜间睡眠质量。古人云："散步以养神"，走路能使因为一天紧张工作而疲惫的大脑得到调整恢复，保持旺盛的精力和体力。走路不仅可以增强心肺功能，加速血液循环，还能增加肠胃蠕动，提高消化能力。对于正在备孕的女性来说，通过多走路可以增强身体功能，为怀孕打

下良好基础。你可以利用琐碎的时间走路，例如饭后散步、走路上班、走路买菜等。

❀ 方案二：慢跑

对于备孕女性来说，容易坚持的运动方式是最好的。慢跑这种相对轻松的运动方式也很适合准妈妈。慢跑的主要功效和走路是一样的，但运动强度要大于走路，更能够有效地增加腿部的肌肉耐力。因此慢跑对于鞋的选择是有要求的，一定要专门跑步的鞋子，而不是所谓时装运动鞋或者休闲鞋。因为专门的跑鞋有很好的减震功能，可有效降低腿部关节在慢跑中所要承受的压力，保护关节，让你未来的孕期更轻松。

❀ 方案三：游泳

在水中，人的关节会处于一种放松状态，人的精神和情绪也会随之放松，压力得以缓解。游泳的花样很多，是一种全身均衡运动，能锻炼到你身体的各个部分，可以说游泳是对协调性要求很高的运动。而女性在分娩过程中同样也需要协调身体各部分肌肉能力，才能顺利分娩。因此孕前经常游泳，不仅能提高肌肉组织的柔韧度和灵活度，还能最大限度地增加身体的协调性。

❀ 方案四：瑜伽

备孕女性除了要调节身体功能，还要学会心理上的放松。让自己心平气和，更有利于宝宝的到来。瑜伽的重点正是锻炼身体和心境的平衡，帮助消除浮躁紧张的情绪。练习瑜伽还可以增强肌肉的张力，增强身体的平衡感。另外，瑜伽还能够很好地帮助你练习和控制呼吸。而学会正确的呼吸后，你会发现这对未来的分娩是非常有帮助的。

❀ 方案五：普拉提

普拉提的动作主要针对腰腹肌肉的训练，不仅有利于怀孕和生产，还对产后身材恢复有明显的帮助。普拉提是适合任何年龄段的备孕女性，尤其是久坐不动的人群。塑造一个结实的腰腹肌肉群，对女性日后的怀孕和生产都十分重要。下面介绍一些普拉提的常见动作。

❀ 腿部环绕

身体平躺在垫子上，双臂放于体侧。先把一条腿向上举起，另一条伸直或者弯曲放在地上，腹部收紧，腰部贴紧地面。吸气的时候用向上举起的腿划圈，方向顺逆均可，呼气时则回到起点，并停止动作。这样一个方向做 4～6 次，然后换方向再做 4～6 次。

过程中腿部环绕的幅度不要太大，并保持臀部、髋关节不动。这组动作锻炼了腿部肌肉，能让腿部保持优美的曲线，同时配合的呼吸能合理调节内脏功能，让动作更灵活和协调。

❀ 单腿动作

上体抬起，肩膀离地，左腿伸直，右腿弯曲。右腿外侧手抱住脚踝，内侧手抱膝，呼吸 1 次。换腿，重复动作。如此左右两侧各交换 8～10 次。

整个过程中上体不要放松，上背部要离地。这组动作让身体更具有协调性，同时锻炼了身体上部的韧性和腹部肌肉、脊椎和骨骼的灵活度。

❀ 双腿动作

上体抬起，双膝收到胸前，把身体团紧。然后双手抱膝，吸气，并伸展开身体。呼吸的同时把身体收回到团紧状态。重复 6～10 次。

动作中上体保持不变，肩膀要离开地面，打开身体的时候双臂从前到上，收回时是从旁边收回，抱膝。这是一组伸张动作，类似游泳的动作，可以让身体和身体关节伸展开来，得到完全的放松。

❀ 全身动作

手和脚的位置固定不动，双腿弯曲，左腿在前，右腿在后。吸气时单臂支撑身体起来，这时，全身挺直成一条线，呼气时缓缓落下。换腿练习。各做 4～5 次。

动作缓慢，控制有力。在完成时若有困难，可用肘关节支撑于地上。这是关于身体平衡性的锻炼，能让身体更硬朗。同时锻炼了双腿各关节的灵活度。

小贴士

　　实施一个完善的孕前运动计划不仅可以使产后身材恢复事半功倍，特别是怀孕前做一定量的腰腹运动，还可帮助产妇提高肌肉质量和关节的稳定能力，保护准妈妈及胎儿的生命安全。多做运动可以增加心肺功能，提高血液的含氧量，将会给你在怀孕期间对胎儿的供氧带来好处。而相比孕中与产后运动，孕前锻炼没有孕中运动的潜在危险性和产后运动的肌体被动性以及低效性，能把母体的各项技能调节到最佳状态，为宝宝提供一个良好的发育环境。

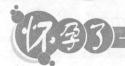

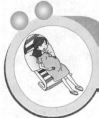

第二章

孕期所需黄金营养素，你了解多少

 蛋白质，降低流产的风险

怀胎十月，一人吃两人补，准妈妈要特别注意蛋白质的摄入。我们的皮肤、肌肉、内脏、毛发、韧带、血液等都是以蛋白质为主要成分，因此，蛋白质对生命的物质结构、功能和大脑发育起着很重要的作用。

准妈妈在怀孕期间需要补充蛋白质，不仅维持自身需要，同时更要满足胎儿发育的需要。

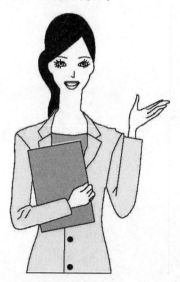

准妈妈补充蛋白质对胎儿大脑的发育具有重要作用。人的大脑发育有两次高峰。妊娠 10 ~ 18 周是第 1 次高峰，第 2 次高峰则在婴儿出生以后。妊娠 10 ~ 18 周胎儿脑细胞迅速生长，到第 23 周，胎儿大脑皮质的六层细胞结构大体已定型。在大脑发育的第 1 次高峰期，脑细胞的数目、体积和突起的生长情况，对胎儿将来的智力发育有很大影响。如果准妈妈缺乏蛋白质容易导致流产，并可影响胎宝宝脑细胞发育，使脑细胞分裂减缓、数目减少，并可对中枢神经系统的发育产生不良影响，使胎宝宝出生后发育迟缓、体重过轻，甚至影响胎宝宝智力。

蛋白质含量高的食物有：肉类、鱼类、蛋、奶酪、牛奶、豆类、豆制品等。蛋类和奶类的蛋白质最易被人体吸收，豆类制品对胎宝宝的大脑发育有着特殊的功能。

准妈妈在孕早期（1~3个月）对蛋白质的需要量为每日75~80克，孕中期（4~7个月）为每日80~85克，孕晚期（8~10个月）为90~95克。

糖类，平衡血糖，保肝解毒

从营养学方面来讲，糖类包含了食物中的单糖、双糖、多糖和膳食纤维，而糖类是人体从膳食中取得热能最经济和最主要的来源。它具有节省蛋白质，维持脑细胞的正常功能，为机体提供热能及保肝解毒等作用。

如果准妈妈缺乏糖类则会导致全身无力、疲乏、产生头晕、心悸、脑功能障碍、低血糖昏迷等，同时还会引起胎宝宝血糖过低，影响胎儿正常生长发育。

糖类的食物来源包括大米、小米、小麦、玉米、燕窝、高粱、甘蔗、甜瓜、西瓜、香蕉、葡萄、核桃、榛子、胡萝卜、红薯等。

一般情况下，糖类不会出现缺乏，但由于孕早期人身反应会致使能量大量消耗，则应该适当的摄入。建议每日摄入量为500克左右。

脂肪，促进心血管和神经系统发育

脂肪是构成胎儿脑组织的及其重要的营养物质，在大脑活动中起着重要的作用。脂肪占脑重的50%~60%，妊娠早期胎儿直接从母体获得全部脂肪，随妊娠进展，胎儿和胎盘有了合成脂类的能力，只需从母体得到脂肪的前身化合物，在胎盘或胎儿体内合成脂肪。胎儿到了胎龄34周以后，身体的脂肪迅速增长，这些脂肪除了作为储备，必要时参加脂肪代谢供给热能外，也可以保持体温，支持和保护体内脏器和关节等，并为出生后的环境做好准备。

因此，准妈妈需要在孕期为胎宝宝的发育储备足够的脂肪，如果缺乏，准妈妈可能会发生脂溶性维生素缺乏症，引起肝脏，肾脏，神经核视觉等多种疾病，并可能影响胎宝宝的心血管和神经系统的发育跟成熟。

脂肪含量高的食物有花生，芝麻，坚果，蛋黄，动物内脏，动物类皮肉，花生油等，不过过量的摄入脂肪容易导致母体肥胖及胎宝宝发育过大，诱发妊娠并发症的及难产等。

因为脂肪是可以被人体储存的，因此准妈妈无须增加摄入量，只需要按平常的量摄取即可，每日大约为 60 克。

维生素 A，打造漂亮宝宝

维生素 A 是复杂机体必需的一种营养素，它几乎影响机体的一切组织细胞。孕激素可升高血清维生素 A 水平，而孕激素的分泌是随着孕期进展而增加，但在孕早期，由于孕激素水平相对较低，加之妊娠反应与呕吐，使得食欲不振、摄入食物过少，这样就使得血清维生素 A 水平下降，可以说，孕早期是妊娠期血清维生素 A 最为低下的时期。

维生素 A 对胚胎的心脏发育影响较大，如果严重缺乏，婴儿心脏畸形的风险将增加，先天性心脏病的患病率增高。

孕早期补充维生素 A，主张以食物为主，药物为辅。因此，怀孕早期女性要尽量多吃含有维生素 A 丰富的食物，如胡萝卜、南瓜、青椒、小白菜、油菜、肝脏、鸡蛋、牛奶和海产品、豆类等，注意将这些食物搭配起来。如果妊娠反应重或呕吐频繁，进食个足，可考虑药物补充维生素 A，即鱼肝油丸，但应在医生指导下服用，防止盲目或过量补充而致维生素 A 中毒的发生。

维生素 A 过量会对母胎造成哪些影响呢？维生素 A 及胡萝卜素都能够顺利地通过胎盘屏障，大量应用维生素 A 不仅对母体不利，也会影响到胎儿的生长发育。维生素 A 急性中毒症状包括嗜睡、头痛、呕吐、视乳头水肿等，婴幼儿则有前囟膨出。慢性维生素 A 过多表现为皮肤干燥、粗糙、脱发、唇干裂、皮肤瘙痒；其他表现有口舌疼痛、杵状指、骨质肥厚、眼球震颤、指甲易碎、高钙血症、肝脾大、颅内压升高或低热等。

准妈妈在妊娠早期大量使用维生素 A 对胎儿也有影响。动物实验证明，在怀孕 5~20 天过量使用维生素 A，胚胎也就会无脑、眼缺陷、腭裂、脊柱裂、肢体缺陷的顺序依次出现畸形。准妈妈大量服用可致胎儿泌尿道畸形。

B 族维生素，利于胎儿情绪发展

国际公认的 B 族维生素含维生素 B_1、维生素 B_2、维生素 B_6、维生素 B_{11}、维生素 B_{12}、烟酸、泛酸、生物素等 9 种。B 族维生素能帮助准妈妈减轻孕吐的不适感，并且对腹中胎儿的发育起到帮助。孕期女性如果缺乏 B 族元素不仅影响自身健康，更会影响婴儿的发育，严重可能导致婴儿畸形。

许多研究证明孕期女性缺少 B 族维生素，可造成胎儿精神障碍，出生后易有哭闹、不安、烦躁等症状，母体对营养的吸收差，造成胎儿各方面营养缺乏，从而严重地影响脑的发育，影响胎儿今后的智力。许多营养学家认为 B 族维生素对大脑的功能有着间接的作用，B 族维生素包括：维生素 B_1、维生素 B_2、维生素 B_6、烟酸、维生素 B_1 等物质，它们对人体的作用十分广泛，而对脑的作用则是通过帮助蛋白质代谢而促进脑活动的，也就是说 B 族维生素对脑的作用是它与蛋白质共同作用的结果。

我们已经知道，蛋白质是脑功能活动的重要物质，蛋白质代谢是脑功能活动的重要物质基础，蛋白质代谢是智力活动的物质基础，因此 B 族维生素充当着脑力活动的重要助手，是不可缺少的。

B 族维生素缺乏还可以引起胃肠蠕动减弱、便秘、消化液分泌减少、食欲不振等症状，并且加快了准妈妈的早孕反应，使母体对营养的吸收更差，造成胎儿各方面营养缺乏，从而严重影响大脑发育，影响胎儿今后的智力，因此怀孕的女性一定要注意 B 族维生素的摄取，尤其是 B 族维生素还有减轻早孕反应的作用。

 ## 维生素 C，让胎宝宝大脑反应灵敏

维生素 C 又叫抗坏血酸，具有重要的生理作用。它不但参与人体一些组织的形成，而且能增强母亲的抗病能力。同时也是很好的肌肤营养素，是美白、保湿过程中必不可少的。维生素 C 的还能促进钙和铁的吸收，有利于防止准妈妈钙、铁缺乏。另外，如果准妈妈体内维生素 C 不足，会直接影响到胎儿的发育，严重的情况会造成早产和流产等后果。维生素 C 能促进胎儿皮肤、骨骼、牙齿和造血器官的生长，尤其是在胎儿牙齿形成时期，如果缺乏维生素 C，牙质不能正常形成，会造成牙基质的发育不良，孩子出生后牙齿容易损伤或产生龋齿。

维生素 C 大量存在于新鲜绿色蔬菜、辣椒、豆芽、酸味水果中，特别是枣、山楂、橘子、柿子中。最简单的补充维生素 C 的办法就是多吃各种蔬菜和水果。建议准妈妈每天的维生素 C 摄入量为 100 毫克。

由于维生素 C 对胎宝宝的发育有很大的帮助，很多准妈妈会在怀孕期内给胎宝宝和自己补充一些维生素 C，但对于孕期如何补充维生素 C 的方法并不是十分了解，很可能出现补充不平衡的现象。

要知道，怀孕期间母体中的维生素 C 水平会逐渐下降，至分娩时下降 50% 左右。准妈妈适量补充维生素 C 可预防胎儿先天性畸形，但是如果摄入过量（超过 1000 毫克），则会影响胚胎发育，因为大剂量的维生素 C 可使准妈妈体内环境变成酸性，这不利于生殖细胞的发育，而长期过量服用还会使胎儿在出生后发生坏血症。此外超过正常剂量很多倍服用维生素 C，可能刺激准妈妈胃黏膜致出血并形成尿路结石。

我国推荐准妈妈膳食维生素 C 的摄入量由非准妈妈每日 100 毫克增至 130 毫克，以满足母体和胎儿的需要。维生素 C 的主要食物来源为新鲜蔬菜和水果，如青椒、鲜枣、柑橘类含量很丰富，猕猴桃、刺梨等野果亦含有大量维生素 C。

维生素 D，强健骨骼，健全牙齿

维生素 D 有助于准妈妈调整体内钙和磷酸盐的含量，而钙和磷有助于准妈妈的骨骼和牙齿，令其保持健康。维生素 D 还与降低某些癌症、糖尿病和多种硬化的风险相关，同时有助于身体抵抗感染。

如果你在怀孕或母乳喂养的时候，体内维生素 D 含量低，就会对宝宝的成长、牙釉质的形成和宝宝身体处理钙的方式产生不利影响，还可能让宝宝有出生时患佝偻病或在儿童期发展为佝偻病的风险。佝偻病（或称"软骨病"）指的是骨头软化，这会引起骨折和骨头变形。佝偻病的症状包括生长减缓、疼痛和虚弱等。

人体可以从两种渠道获得维生素 D，一是晒太阳，一是饮食。在冬天太阳日照不足的地区，人体内的维生素 D 水平就需要依靠体内储存量和饮食中的维生素 D 来补充了。含维生素 D 的食物包括大马哈鱼、鲭鱼、沙丁鱼等油性鱼，和强化维生素 D 的食物，比如黄油和某些早餐麦片。红肉和蛋黄中也含有少量维生素 D。

目前对维生素 D 补充剂以及准妈妈和哺乳期的妈妈是否需要服用有非常多的争论。对这两类女性是否能从日常晒太阳中获得足够的维生素 D 或她们是否需要服用补充剂，专家们的看法不一。以前只建议那些深色皮肤、不暴露皮肤、不吃肉或奶制品、25 岁以下的女性在孕期服用维生素 D 补充剂。

根据中国营养学会 2000 年出版的《中国居民膳食营养素参考摄入量》，准妈妈维生素 D 的推荐摄入量在孕早期为每天 5 微克，孕中晚期均为 10 微克。准妈妈维生素 D 的最高摄入量是每天 20 毫克。如果你买的补充剂是以国际单位 IU 来标注的维生素 D，那么要注意国际单位与微克之间应该按照 1 微克 =40IU 进行转化。

如果你买不到合适剂量的维生素 D 补充剂，也可以选择其他剂量合适的含有维生素 D 和钙的补充剂。大多数孕期多维片也包含维生素 D，只是一定要服用专为孕期设计的多维片，同时注意其中的维生素 D 含量不要过量。如果有任何疑问，一定要向医生咨询。

维生素 E，养颜又安胎

维生素 E 在人体内作用最为广泛，比任何一种营养素都大。维生素 E 还有一个名称——生育酚，能维持生殖器官正常功能，促进卵泡的成熟，增加黄体酮的作用，对于治疗不孕症及先兆流产都有很大的功效。但是准妈妈能不能吃维生素 E 很多人存有疑问，那么准妈妈吃维生素 E 好不好呢？是不是也有很好的功效呢？

孕早期缺乏维生素 E，可导致婴儿先天性畸形，如露脑、无脑、脊柱侧突、脐疝、足趾畸形及唇裂等，并可导致出生时体重低。维生素 E 还与胎儿眼球晶体的发育有关，准妈妈维生素 E 缺乏可引起胎儿发生先天性白内障。另外有研究认为，准妈妈缺乏维生素 E 容易致婴儿贫血。

我国营养学会推荐准妈妈的维生素 E 供给量为每天 12 毫克。

维生素 E 广泛分存于植物组织中，特别良好的来源为麦胚油，玉米油、花生油及芝麻油等。莴苣叶及柑橘皮含维生素 E 也很多，几乎所有绿色植物都含有此种维生素。此外，猪油、猪肝、牛肉以及杏仁、土豆也含有维生素 E。只要准妈妈在饮食上做到多样化，维生素 E 就不会缺乏。

维生素 E 与适量的维生素 C、硒一起摄入时，其吸收能力会有所提高。铁摄入量较高时其吸收能力会被降低。但维生素 E 不稳定，储存及烹调过程中均会有损失。

由于维生素 E 属于脂溶性维生素，不像水溶性维生素能自动排出体外，长期服用可蓄积在体内引起不良反应。如血栓性静脉炎、肺栓塞、下肢水肿、血清胆固醇值升高等，并可能影响免疫功能使其下降，因而对大剂量维生素 E 的应用应加以限制。

维生素 K，止血功臣

怀孕期的女性必须额外补充维生素，这样才能保证准妈妈自己与孩子的健康，因此维生素对于整个孕期都起着很中重要的作用，下面为大家介绍的就是维生素 K 的重要性。

维生素 K，参与人体的凝血作用。它储量不多，短期内就能消耗完，缺乏的时候会引起出血。例如子宫出血、胃肠道出血，甚至颅内出血。在一般情况下，人体对维生素 K 的需要量不多，每日少于 1 毫克。维生素 K 既可以从食物中摄取，又能在人体肠道内合成。由于新生儿出生后 1 周之内肠道不能够合成维生素 K，而母乳中维生素 K 的含量少，所以新生儿维生素 K 缺乏出血并不少见。

花菜，富含维生素 K、蛋白质、脂肪、糖类、维生素 A、B、C 及钙、磷、铁等营养素。准妈妈产前经常吃些花菜，可以预防产后出血及增加母乳中维生素 K 的含量。花菜除了具有很高的营养价值外，更大的优点是常吃可以防治疾病。它能增强肝脏的解毒能力及提高机体的免疫力，预防感冒，防治坏血病等疾患。用花菜叶榨汁液煮沸后加入蜂蜜制成糖浆，有止血止咳、消炎祛痰、润嗓开音的功效，更是预防新生儿颅内出血、皮下出血、上呼吸道感染的药膳。

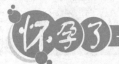

 叶酸，避免神经管缺陷儿

女性从怀孕前一个月至怀孕后三个月时增补叶酸预防神经管畸形的效果最好，此时是胎儿中枢神经的发育时期。由于我国育龄女性体内叶酸水平普遍较低，而且女性怀孕后体内叶酸水平将随孕期增加而逐步降低，因此女性从结婚时或计划怀孕时开始服用，直到孕后 3 个月末比较合适，更早开始服用和延长服用时间对女性本身也是有益的。经产妇再次怀孕时，也应从孕前1 ~ 3 个月开始服用，以预防神经管畸形的发生，有条件的准妈妈可在整个孕期和哺乳期坚持服用，以利母体健康，胎儿及新生儿的成长发育。

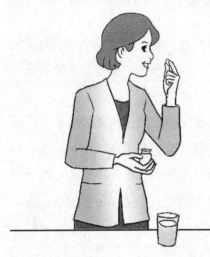

叶酸是 B 族维生素的一种，对细胞的分裂生长及核酸、氨基酸、蛋白质的合成起着重要的作用，是胎儿生长发育不可缺少的营养素，如缺乏叶酸可引起巨红细胞性贫血以及白细胞减少症。

此外，研究还发现，叶酸对准妈妈尤其重要，如在怀孕头 3 个月内缺乏叶酸，可导致胎儿神经管发育缺陷，从而增加裂脑儿、无脑儿的发生率。准妈妈经常补充叶酸，可防止新生儿体重过轻、早产以及婴儿腭裂（兔唇）等先天性畸形。叶酸的膳食来源主要是各种绿叶蔬菜、动物肝脏及蛋黄等，食物中的天然叶酸的吸收率较低，加上烹调过程中会损失50% ~ 80%，育龄女性叶酸缺乏较为普遍。

说起叶酸，很多准妈妈都懂得补充叶酸，但是现在存在一个广泛的认识误区，认为只有怀孕了才需要补充叶酸，其实在准备怀孕之前，女性就应该补充叶酸，怀孕前 3 个月就要开始补，前后大概要补半年。一般认为，对于无叶酸缺乏症的准妈妈来说，每日摄取不宜过多。

现在市面上有两种叶酸剂型，一种是 5 毫克剂型，另外一种是每片 0.4 毫克的小剂型。一般来说，准妈妈每天摄入 0.4～0.8 毫克就已足够。摄入过多的叶酸不但不能起到预防胎儿畸形的目的，还可能会掩盖维生素 B_{12} 缺乏的症状，干扰锌的代谢，引起准妈妈锌缺乏或者神经损害等其他不良后果。

钙，让母胎骨骼更健壮

钙质对准妈妈来说尤为重要，倘若钙质不足，轻则会有关节疼痛、小腿抽筋、牙齿松动等症状，重则很可能会诱发妊娠高血压，甚至会危害胎儿健康。因此，孕期补钙不容忽视。想要补钙，准妈妈最好从孕早期开始。

胎儿的生长发育，尤其是骨骼组织的发育，尤其需要从母体内汲取营养，否则胎儿将来就有可能出现先天性佝偻病，比如鸡胸和 O 型腿。另外，钙对胎儿的智力、神经系统、心脏节律、血液凝结能力的发育也很重要。

准妈妈缺钙的可能性极大，因为准妈妈不但要供给胎儿发育所需的钙，还要满足自身新陈代谢所需的钙。尤其是当胎儿正吸收大量的钙、但准妈妈本身并没有及时补钙时，就会造成准妈妈更严重的缺钙症状。

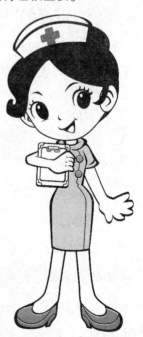

人体很需要无机盐（矿物质），准妈妈更不可缺，特别是钙的作用更为重要。由于胎儿骨组织的生成和发育及母亲生理代谢均需要大量的钙，如果饮食中钙的含量不足或缺乏日照等，都会导致准妈妈血钙下降。因为胎儿所需的钙只有从母体中获得，所以，即使母体缺钙，胎儿仍然要从母体中吸取定量的钙，这就可能导致准妈妈骨骼和牙齿脱钙，引起腰病、腿病、骨头痛、手足抽搐及牙齿脱落等，严重时还会发生骨软化症、骨盆变形，甚至造成难产。

钙是身体中矿物化组织骨骼和牙齿的必需矿物质。约有99%的钙沉积于骨骼和牙齿中。钙的需要量主要是测定骨骼对钙的需要而决定的。由于在骨骼中的钙不是恒定的，它是不断地由食物中的钙输送到血液，再从血液输送到骨骼，骨骼中的钙也不断输出，再经过肾脏由尿中排出体外。从婴幼儿到青少年、一直到成人，钙在骨骼中输入比输出多，因此形成骨骼生长。成人则输入输出平衡，而中老年人骨骼中输出比输入多，所以骨密度降低，容易导致骨质疏松症。

孕期不但要补钙，而且要合理、足量地补。如果能从准备怀孕的时候就开始补钙是最理想的，在整个的妊娠期间，都要特别注意补钙。孕期的女性每天最好能摄入1000～1500毫克的钙，尤其是妊娠中晚期的准妈妈，每天摄入1500毫克钙比较合适。因为，在摄入的这些钙中，有400～500毫克都是要给宝宝的。

准妈妈应有选择地多吃些含钙丰富的食物，如雪里蕻、榨菜、海带、紫菜、山楂、坚果、豆类、奶类、虾皮及芝麻酱等，维生素D可帮助钙的吸收，故在膳食中要适当增加富含维生素D的食物，如奶油、蛋黄、动物肝脏等。

DHA，促进胎宝宝大脑发育

孕期是胎儿大脑发育的黄金阶段，安全、持续和足量补充DHA能带给你一个不一样的天才宝宝。

促进胎儿大脑发育的营养物质有很多种，比如蛋白质和各种微量元素，而DHA是人脑发育最重要的营养物质。医学研究证实，人类大脑皮层中，除了水分，DHA含量高达到60%。这就充分说明了DHA对大脑发育的重要作用。

人体自身无法合成 DHA，在各种生物酶的作用下，人体可以将核桃仁等食物中的亚麻酸转化为 DHA，但转化率不到 1%，不能满足孕期胎儿大脑发育的需要。大脑中 DHA 积累开始于胎儿时期，主要发生在孕期的下半期。这个积累一直会持续到宝宝 12 岁大脑发育完全。在孕前期，能转化 DHA 的酶在胎儿肝脏产生，但是在出生前活性很低。所以胎儿大脑发育所需的 DHA 必须完全从母体摄取。母体血液中的 DHA 含量对胎儿正常发育非常重要。

临床研究证实，母体膳食补充 DHA 后，母体血液中的 DHA 含量会增加，胎儿通过胎盘主动从母体吸取 DHA。孕期母体不额外补充 DHA，则母体血液中 DHA 的含量会快速下降，最低时仅为非孕期血液中 DHA 含量的 38%。此时，胎儿就很难从母体获得足量的 DHA 去支持大脑和视力发育。

孕期第五个月开始，胎儿脑细胞进入快速分裂和增殖阶段，DHA 是脑细胞分裂和增殖的主要营养物质，能促进脑细胞的分裂，让分裂后的脑细胞增大成熟。成熟后的脑细胞越多，胎儿的智力发展指数就越高。

胎儿大脑发育是一个持续的过程，与发育完全的大脑相比，发育中的大脑对 DHA 的缺乏会更敏感，并直接影响相关蛋白质的活性，不利于胎儿大脑的持续发育。足量补充才能使胎儿的大脑发育获得足够的营养。母乳中天然含有 DHA，通常，母乳中 DHA 的含量为 0.17% ～1%。临床研究证实，只有母乳中 DHA 的含量达到 0.8% 以上才能改善婴儿的大脑发育。按照国际脂肪酸协会的推荐量，孕期和哺乳期妈妈每天应补充 300 毫克 DHA.

 铁，让准妈妈气血充足

中国营养学会对准妈妈孕中、晚期每天摄入铁的推荐量分别是 25 毫克、35 毫克。这跟你怀孕前每天所需的 20 毫克相比，大大增加了。一般推荐准妈妈在怀孕 16 周以后，每天都服用一种至少含有 30 毫克铁的孕期多维片。

虽然怀孕期间你的身体会更有效地吸收铁，但你可能无法从日常饮食中获得足够的这种矿物质。很多准妈妈在刚怀孕时都没有足够的铁来满足身体增加的需求，而且也无法只通过饮食来提高体内铁的水平。

在你第一次去做产前检查时，医生可能会推荐你服用一种孕期多维片，除其他营养元素外里面还含有约 30 毫克铁。如果你不贫血或也没有要贫血的迹象，这就足够了。因此，就不需要服用额外的补充剂，除非医生建议你这样做。

即使没有怀孕，你的身体也需要铁元素，这是因为：铁是制造血红蛋白的基本元素，血红蛋白是红细胞里的蛋白质，负责将氧气输送到身体的其他细胞；铁是构成肌红蛋白（这种蛋白质能帮助人体把氧气输送到肌肉）、胶原蛋白（指骨骼、软骨以及其他连接组织中的一种蛋白质）和多种酶的重要元素；铁能够帮助你维系健康的免疫系统。

但怀孕期间，你对这种重要矿物质的需求量大大增加了。这是因为怀孕后，你身体里的血液量会比平时增加将近 50%。因此，你需要更多的铁来制造更多的血红蛋白；你需要额外的铁来供应正在发育的宝宝和胎盘，特别是在孕中期和孕晚期；很多准妈妈都需要更多的铁，因为她们在孕前，身体里储存的铁不足。

如果你不是素食主义者，在你怀孕期间，红肉是铁的最佳来源之一。肝的含铁量最高，但由于其中维生素 A 的含量不安全，因此，孕期最好不要多吃。

肉、禽类和鱼能够提供一种叫作血红素铁的矿物质，它比豆类、蔬菜和谷物中的非血红素铁更容易被你的身体吸收，强化铁的食品和补充剂中加入的也是这种非血红素铁。这也是为什么素食者很难从他们的饮食中获得足够的铁。

当然，这也不是说你每天都需要吃一大块肉来满足你对铁的需要。其实，每餐增加一点肉或鱼，就能帮助你的身体从你所吃的其他食物中吸收更多的铁。增加一些富含维生素 C 的食物，如橙汁、草莓或西蓝花，也会起到相同的作用。

锌，增强食欲，提高免疫力

女性妊娠后，对锌的需求量增加。这是因为除胎儿生长发育和准妈妈自身需要外，准妈妈还要承担另一个艰巨的任务——分娩胎儿。准妈妈分娩时，主要靠子宫肌肉内 ATP 酶的活性，促进子宫收缩使胎儿顺利娩出。缺锌时，子宫收缩乏力，产妇无法自行娩出胎儿，只得选择助产钳等助产，严重缺锌时，则需剖宫产。

准妈妈担负着 2 个人的营养需求，更易缺锌，准妈妈缺锌对自身和胎儿都不利。对胎儿，缺锌主要影响其在子宫内的生长，会波及大脑、心脏、胰腺、甲状腺等重要器官，导致胎儿发育不良。对准妈妈自身来说，一方面会降低自身免疫力，很容易生病，尤其怀孕期间准妈妈不宜服药；另一方面造成准妈妈味觉退化、食欲大减、妊娠反应加重，又势必影响胎儿发育所需营养。因此必须在围产期及时补给锌及有关微量元素，否则准妈妈缺锌会导致胎儿先天缺锌，引起各种诱

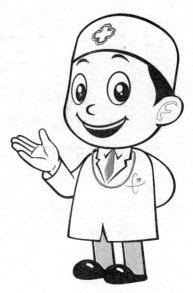

发疾病，即使生后补锌也无济于事。

若准妈妈在孕期，尤其是孕早期，母体缺锌，酶活性降低，势必会严重影响胚胎、胎儿的生长发育，由此，无脑儿、小脑儿、脊椎裂儿、骨骼畸形儿、先心病儿、尿道下裂儿、睾丸发育不良儿、肾畸形儿、低智儿、低体重儿等出生率增高，也会引起流产、早产或过期妊娠。

准妈妈在孕期一定要注意补锌，因为足量的锌可以改善准妈妈消化状况，缓解孕早期妊娠反应，维持准妈妈正常的免疫功能，孕中期减少得病的可能，减少对胎儿的影响。孕晚期参与子宫肌红蛋白代谢，促进正常分娩时子宫收

缩力，促进准妈妈顺利分娩。

由此看来，准妈妈补锌是很重要的。那么，补锌的食物有哪些呢？

牡蛎：牡蛎肉柔软而细腻，具有丰富的营养，其含锌量更是在众多食物中居于首位，对于强化免疫功能有巨大的作用。

瘦肉：准妈妈可以吃一些动物的瘦肉来补锌，比如牛肉、瘦猪肉，这些是最容易获得的富锌食物。动物食品含锌量普遍较多，每 100 克动物食品中含锌 3～5 毫克，并且动物蛋白质分解后所产生的氨基酸还能促进锌的吸收。

坚果类：核桃、花生、杏仁、松子等坚果类的食物含锌都比较丰富。

水产品、海鲜：鱼、虾、泥鳅、鱿鱼、海参等水产品、海鲜也富含锌。海鲜富含维生素 A 和锌。蛋白质含量比羊肉还高。这些海鲜锌含量较高，也有益皮肤和头发健康。维生素 A 有助于改善视力。

豆类：豆类食品中的黄豆、绿豆、蚕豆等。

动物的肝脏较好，比如牛、羊、猪的心等，均含有丰富的锌元素。

苹果：它不仅富含锌等微量元素，还富含脂质、糖类、多种维生素等营养成分，尤其是细纤维含量高，有利于胎儿大脑皮层边缘部海马区的发育，有助于胎儿后天的记忆力。准妈妈每天吃 1～2 个苹果即可以满足锌的需要量。

 # 碘，甲状腺的"保护神"

在怀孕期间准妈妈需要的营养不是越多越好，而是要求全面、均衡，准妈妈缺少任何一种营养物质危害都是非常大的。准妈妈缺碘有哪些危害呢？准妈妈缺碘吃什么？在怀孕的不同时期准妈妈对碘的需求量是不一样的，而且每个怀孕阶段缺碘也会引发不同的危害？准妈妈缺碘有什么不良影响呢？准妈妈吃什么补碘？

在怀孕的前期，胎宝宝大脑是发育快速的时期，这个时候胎宝宝所需要的营养完全依靠准妈妈补充。孕早期准妈妈缺碘会造成胎宝宝缺碘，从而会影响到神经细胞的增生分化、脑蛋白合成障碍，而脑蛋白质含量减少会使细胞体积缩小、脑重量减轻，直接影响到胎宝宝智力发育。到了孕中、晚期随着胎宝宝的生长发育对碘的需求量也就增到了，如果此时准妈妈不能补充足够的碘，会造成胎儿甲状腺激素的合成和分泌减少，可导致新生儿甲低的发生，甚至发生早产、胎死腹中的后果。

海带、紫菜、鲜海鱼、蛤干、干贝、海参、海蜇、龙虾等海产品中都是含有大量碘物质的，当然陆地食物如蛋、奶含碘量也是比较高的，其次肉类、淡水鱼也是含碘食物。还有，准妈妈在购买食盐时，可以买含碘食盐。

硒，防治妊娠期高血压疾病

硒是维持心脏正常功能的重要元素，具有清除血管中的有害物质，防止动脉粥样硬化，减少血栓形成，预防心肌梗死的作用，还有降低胆固醇及三酰甘油的功效。

人体血硒水平的降低，会导致体内清除自由基的功能减退，造成有害物质沉积增多，血压升高，血管壁变厚、弹性降低，血流速度变慢，送氧功能下降，从而导致心脑血管疾病的发病率升高。

硒对人的生长发育有促进作用。准妈妈如果缺硒会影响胎儿正常的生长发育，多出现畸形儿，特别是无脑儿。准妈妈缺硒，出生的新生儿易发生呼吸窘迫综合征、支气管炎和肺发育异常；准妈妈也容易发生中毒症，殃及胎儿。

硒元素存在于很多食物中，比如动物肝脏、海产品（海参、海带、牡蛎、海蜇皮、墨鱼、对虾、紫菜等）、蔬菜（番茄、南瓜、大蒜、洋葱、大白菜、菠菜、芦笋等）、大米、牛奶和奶制品以及各种菌类中都含有丰富的硒元素。

富含硒的食物宜与富含维生素A、维生素C、维生素E的食物一起食用，这样有助于准妈妈对硒的吸收。

机体中的硒几乎全部来自食物，但由于每个人各自的生化特点及周围环境等因素不尽相同，硒的摄入量也因地因人而异。硒摄入过量，出现中毒症状时，服用维生素E可增加硒的排泄，起到降低毒性的作用。摄入过量的硒可导致中毒，出现脱发、脱甲等症状。

进补不长肉,变身辣妈不是梦

怀孕初期需要的额外能量是很少的,每天大约多出300卡路里。这相当于3/4的蓝莓蛋糕或是两个苹果提供的能量。然而,有些微量元素或是维生素的需求量也会增加。这不仅仅是由于胎儿的生长这一方面的原因,准妈妈代谢的变化同样会导致营养需求的增加。怀孕期间健康饮食的最终目标是最大限度地获得营养却不会额外的多摄入能量。

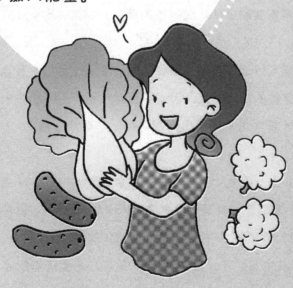

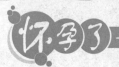

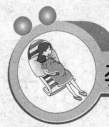

第一章

孕早期，营养瘦身都不误

孕早期营养要求

怀孕早期的 3 个月，由于内分泌的改变、消化功能的改变，有很多准妈妈出现不同程度的妊娠反应，这是孕早期的生理特点。而孕早期基础代谢增加不明显，胚胎发育缓慢，母体体重、乳房、子宫等组织变化不大，所以热能需要并不很多。但胎盘仍需将一部分能量以糖原形式贮存，随后以葡萄糖形式进入胎儿血液循环，供胎儿使用。因此胃口好的孕妈不用特意去补，营养过剩就会造成另一种营养不良。

需要注意的是，在怀孕的前 4 周是胎儿神经管分化形成的重要时期，补充叶酸就是这个时期非常重要的事情。深绿色的蔬菜、豆类和动物肝脏是富含叶酸的食物，饮食当中不妨多一些这样的食物。

妊娠反应严重的孕妈可以适当地增加用餐次数，除了注意摄入富含叶酸的食物外，还要注意谷薯类的摄入，避免因脂肪分解代谢产生的酮体损伤胎儿的大脑和神经系统。体重在正常范围内的准妈妈，孕早期增重 1 ~ 2 千克为宜。

准妈妈第一要选择谷类、薯类及杂豆类食物，每天达到 200 ~ 300 克，其中杂粮不少于五分之一。第二，选择蔬菜类食物每天 300 ~ 500 克，以深色蔬菜为主。水果类食物每天需要摄入 100 ~ 200 克。第三，每天食用鱼、禽、蛋、瘦肉 150 ~ 200 克，其中鱼、禽、蛋各 50 克。第四，奶类及奶制品每天需要 200 ~ 250 克，大豆类和坚果需要 50 克。第五，每天植物油控制在 15 ~ 20 克，精盐不能超过 6 克。第六，每天要坚持走步运动，饮水量不要少于 1200 毫升。

下面，给准妈妈们推荐怀孕早期的 2 大饮食方案，供准妈妈们参考。

❀ 饮食方案一

早餐： 蔬菜瘦肉粥、紫薯花卷、香椿苗核桃仁拌豆丝，加餐水果。

午餐： 豆米饭、红烧带鱼、清炒荷兰豆、西红柿蛋汤，加餐酸奶。

晚餐： 馒头、香菇油菜、酱牛肉、冬瓜丸子汤，加餐。

■ 营养解析

方案一的饮食比较家常，以清淡为主，比较容易在自家厨房操作。

早晨的妊娠反应不是很强烈的话，可以多吃一点。蔬菜瘦肉粥可以让准妈妈在摄入碳水化合物的同时既补充了蔬菜又补充了蛋白质。其中的蔬菜可以根据准妈妈的喜好来选择，最好以深色蔬菜为主，这样有利于叶酸的摄取。

紫薯花卷虽然主要是对糖类的补充，因为有紫薯加入，从颜色上有利于刺激食欲，紫薯也可以提供抗氧化成分，具有维持抵抗力的作用。

香椿苗核桃仁拌豆腐丝，可以使准妈妈摄入蛋白质、维生素、矿物质和不饱和脂肪酸。当然，准妈妈也可以根据自己的口味喜好更换自己喜欢的青菜和坚果，例如，可以更换成萝卜苗或香菜、白菜丝，也可以更换成松仁或葵花籽仁。加餐可以选择自己喜欢的水果或果蔬汁。

午餐和晚餐的豆米饭、馒头都可以提供丰富的碳水化合物，尤其是中午的豆米饭，可以是红豆、绿豆、豇豆等，豆类食物缺乏蛋氨酸，而谷类食物缺乏赖氨酸，豆类和谷类食物一起可以实现氨基酸互补，使蛋白质的利用率更高。两餐中的鱼、牛肉、冬瓜丸子、酸奶、牛奶可以提供身体所需的优质蛋白。牛奶在睡前食用，其中的色氨酸有助于睡眠的作用。

❀ 饮食方案二

早餐： 全麦面包三明治、水煮蛋、牛奶。加餐适量的核桃仁、松子仁。

午餐：扁豆肉丝焖面、蔬菜水果沙拉、清蒸鲈鱼，加餐酸奶、饼干。

晚餐：豆米饭、红烧豆腐、酱爆鸡丁、菠菜蛋汤，加餐草莓。

■■ 营养解析

　　方案二属于中西结合的饮食方式。现代的准妈妈多为80后，很多人喜欢西式的饮食方式，但西式饮食多为高脂、高蛋白、高热量饮食，因此中西结合会更好些。

　　早餐选择全麦面包片与牛肉、之士、黄瓜、西红柿酱、生菜一起做成营养美味的三明治，配合水煮蛋和牛奶，可以说糖类、优质蛋白质、维生素、矿物质尽在这款早餐中。西红柿酱的酸甜可以促进食欲。加餐中的坚果可以补充不饱和脂肪酸摄入的不足。午餐中蔬菜水果沙拉选择深绿色和黄红色的蔬菜，深绿色蔬菜含有丰富的叶酸并含有植物抗氧化成分，不仅清口而且营养。晚餐中除了豆饭，增加了豆腐和鸡丁，这样满足豆制品和禽肉的要求，使得一天的营养更均衡。

　　值得强调的是，每位准妈妈的孕期体重不同，代谢情况不同，具体的饮食方案也应因人而异。一般情况下，孕早期，瘦弱的女性体重增加1~2千克即可，肥胖女性则不建议增加体重，所需营养也与孕前没有太大的差别，完全没必要额外进补。

孕期营养对胎儿的重要性

　　孕期营养是指从怀孕开始到生产时段的营养状态。怀孕期间如原本体重就轻的母体，所生的小孩体型会小，也常有早产现象；而体重过重，特别是超重20%以上的准妈妈，则死产的比例较大，同时得妊娠毒血症也比正常体重者高出3倍。如果怀孕期间的饮食住，营养状态良好，则生出来的小孩，健康情况都很好。所以孕期营养与胎儿的发育息息相关，同时也会影响婴儿智力发展。这也就是所谓的"先天不足，后天难调"，充分说明了孕期营养对优生的重要性。

❀ 确保营养素既全面又充足

应满足优质蛋白质食物如奶、蛋、肝、鱼和瘦肉的供应，如条件不允许，则一部分可以用豆制品来代替。水果如山楂、鲜枣、橘子、柠檬、柿子和桃等；各种新鲜蔬菜如胡萝卜、青椒、西红柿、茄子以及各种绿叶菜，是多种维生素和无机盐的丰富来源，应当尽量调剂品种，充分食用。主食要做到粗细粮搭配。除此以外，每周还应吃 1～2 次含碘丰富的食物，如海带、海蜇、海白菜、紫菜、海米、虾皮、和鱼等。

❀ 注意调节关键时期的膳食

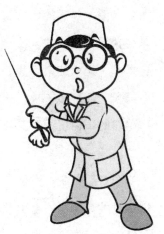

妊娠最后 3 个月是胎儿脑细胞和脂肪细胞增殖的"敏感期"，此期若能多吃奶、蛋黄、肝、鱼、青菜和豆制品等，使蛋白质、磷脂和维生素供应充足，便有力利于脑细胞的增多，也有利于胎儿的智力发育。此外准妈妈在怀孕后期，多吃核桃、葵花籽、芝麻、花生等含不饱和脂肪酸丰富的食物，可减少小儿皮肤病的发病率。如能吃些含铁、维生素 B_{12}、叶酸丰富的食物，诸如肝、蛋黄、木耳、青菜以及豆豉等，可减少出生后贫血症的发病率。经常吃一些含碘丰富的食物，就可以减少小儿呆小症的发病率。

父母智力较差，或患有某种营养缺乏症的准妈妈以及有高血压家族病史者，为使后代优生，就更要特别注意孕期的营养补充和饮食调节。

❀ 用食物来矫正遗传的缺陷

儿女的外貌与体型，主要取决于父母的遗传，但怀孕时用食物来矫正某些遗传方面的不足，是有可能的。例如父母身材矮小，在怀孕期间多选钙质和维生素 D 丰富的食物，促进孩子躯干四肢的发育，有可能使个子增高；经常吃些肝、芝麻及各种有色蔬菜，使维生素 A 供应充足，促进眼球发育和毛发生长；准妈妈膳食中经常含有奶、水果、核桃等，有可能使小儿皮肤细腻白嫩。

因此，做好孕期营养，是小儿一生健康的基础，必需引起重视。准妈妈如果能根据胎儿每个时期的发育情况，提前摄取适当的营养，就能给宝宝的成长"添砖加瓦"。比方说，胎儿大脑发育的关键期——孕早期和孕晚期。如果准妈妈能适当多摄入富含 DHA、卵磷脂的食物，就能为宝宝的智力发育增加助力；在胎儿骨骼迅速发育的孕中期和孕晚期，准妈妈多选择富含钙元素和维生素 D 的食物，可促进胎儿躯干、四肢的发育，为宝宝将来拥有强健的骨骼和高大结实的体格打下良好的基础。并且，您还可以根据对宝宝的期望来选择相应的食物。如果您想让您的宝宝皮肤白嫩细腻，不妨多摄入水果、坚果和牛奶；如果您想让宝宝智商更出众、眼睛明亮如水，那就适当地多吃些海鱼、海虾、核桃、芝麻等富含不饱和脂肪酸的食物；如果您想提供给宝宝足够的蛋白质同时又不想发胖，那就选择鸡肉、鱼类等高蛋白、低脂肪的食物。

孕育新生命，真是"食"关重大。只有均衡合理地饮食，才能为胎儿提供生长发育所需的全部营养，同时也才能为自己补充体力，继而从容地面对孕产期所出现的各种不适。

小贴士

一个生命开始萌发，一位伟大的母亲也同时诞生了。为了宝宝能健康地发育，准妈妈在不同孕期的营养摄入是不同的。孕初期，胎儿较小，生长缓慢，需摄取的营养素不多。准妈妈只需在膳食中增加一些含矿物质和维生素较多的食物即可。孕中期，胎儿发育明显加快，营养需求也越来越多。此时，准妈妈应多喝水，多吃粗粮、青菜、水果等含粗纤维多的食物。到了孕晚期，胎儿的肌肉、骨骼和大脑都在发育，准妈妈需要补充一些含钙、蛋白质和维生素较丰富的食物，如鱼、肉、蛋、肝等。

控制体重，就要从孕早期开始

准妈妈确认怀孕后，全家人都会积极地操心起她的营养问题来。俗话说，"一人吃、两人补"嘛，这个时候准妈妈吃得少了，宝宝营养不足、发育不良怎么办？所以，亲爱的老公以及热心的婆婆妈妈们，会勤快地为准妈妈准备各种各样的营养美食，大家关心的只是未来的宝宝是否健康、聪明，至于准妈妈体重飙升的问题，大家都会轻描淡写地安慰："没关系，生完孩子再减肥也不迟！"至于准妈妈呢，虽然偶尔也会惋惜一下自己姣好的身材，可母爱泛滥之时，哪还顾得了那么多呢？

然而，孕期准妈妈的体重直接关系到整个分娩过程的顺利与否，以及分娩后妈妈和宝宝的健康。如果对孕期体重毫无控制任尤其增长，则说明准妈妈们对于体重问题还是存在着不少的误区：没怀孕的时候注意节食，怀孕了之后可以毫无节制的大吃大喝。怀孕了饭量当然要增加，因为"一个人要吃两个人的饭"；为了保胎，准妈妈就要"多吃少动"；孕期并非吃越多越好、体重越重越好，要生个健康的"大胖宝宝"。

其实孕期的体重增长要控制在标准范围之内，才能保证宝宝的健康，同时使妈妈在分娩的时候更加顺利，也更利于产后恢复。当然，如果准妈妈的体重与宝宝的健康聪明成正比，那么牺牲一下身材也是值得的。可实际上，准妈妈体重过高，不仅孕期不美丽，还会引发一系列疾病。

✿ 妊娠期糖尿病

女性怀孕后，血液中的血糖容易出现钝化的现象，尤其是爱吃甜食的准妈妈，更容易使血液中的血糖值攀升，从而引发或加重妊娠糖尿病。患有妊娠期糖尿病而未治疗的母亲，不仅胎儿存在较高的大于胎龄儿（巨大儿）和胎儿生长受限风险，易发生流产和早产。而且其新生儿也存在低血糖，黄疸，高血红细胞（红细胞增多），低血钙，高镁血的风险。

❀ 妊娠高血压

妊娠高血压是孕期女性的特有和常见疾病，这种疾病在准妈妈们生产后会恢复正常，但是也有一部分会转变为终身高血压。同时，妊娠高血压会严重影响胎儿的成长与氧气的获得，导致胎儿生长迟缓、胎盘早期剥落甚至胎死腹中等严重后果。妊娠高血压是母体体重增加过速导致的，如果准妈妈在怀孕5个月后，每2周体重增加1千克，发生妊娠高血压的概率就会大大增加。

❀ 生产困难

准妈妈吃得过多，胎儿在妈妈肚子里也就会长得十分壮硕，一般被称之为巨婴。巨婴可能会因为胎头大小与骨盆大小不对称，延长生产时间，引发难产。而且，被巨婴撑大的腹部，以及剖宫产较长的伤口，都会增加产后瘦身的难度。

因此，如果你是位爱美的准妈妈，那就不要把减肥希望寄托在产后，而应该从孕早期就严格控制。脂肪不过多地堆积，产后恢复体形就会容易得多，而且很可能恢复到比产前还要苗条的水平。实际上，大多数的准妈妈在怀孕的前3个月，体重增加并不是要很多，甚至无须增加体重。

那么，孕期该如何控制体重呢？科学的控制体重法应该是根据胎儿的生长发育过程而来的。这里带准妈妈们了解一下胎儿早期的生长发育，以便在保证宝宝健康的前提下，合理控制体重。

❀ 孕1月胎儿发育与体重

在最初的几周内，胚胎细胞的发育特快。这时，它们有三层，称三胚层。三胚层是胎体发育的始基。三胚层每一层都将形成身体的不同器官。最里层形成一条原始管道，它以后发育成肺、肝脏、甲状腺、胰腺、泌尿系统和膀胱。中层将变成骨骼、肌肉、心脏、睾丸或卵巢、肾、脾、血管、血细胞和皮肤的真皮。最外层将形成皮肤、汗腺、乳头、乳房、毛发、指甲、牙釉质和眼的晶状体，这三个细胞层分化成功就形成了一个不完整的宝宝。

3周末，宝宝有了小心脏，到了第4周，胎宝宝的神经管道开始出现，将来宝宝的脊髓、大脑、神经、骨干都会由此而来。虽然，胎宝宝在准妈妈肚子中发生着翻天覆地的变化，但是准妈妈却丝毫察觉不到，因此此时你没有明显的妊娠反应，子宫没有变大，如果不告诉别人，没有人会知道你怀孕了。怀孕的第一个月应该是整个孕期体重最稳定的时期，只要不过分摄取热量，体重不会上升，你在孕前补充的营养素已经足够胚胎吸收利用了，不用额外补充。除非你是偏瘦型妈妈，可以适当增加蛋白质和微量元素的摄入，但总体热量仍要和孕前保持平衡。

🍀 孕2月胎儿发育与体重

到了怀孕的第2~3个月，胎宝宝仍然在悄悄地、迅速地生长着。到了怀孕的第7周，宝宝已经大体有了人形。宝宝的头、躯干已经很明显，眼睛、耳朵和嘴巴大致出现，手、脚的雏形已经具备是指手指和脚趾都已经开始分化，尤其是宝宝的内脏、骨骼、神经管、大脑发育进入高峰期。这一时期，准妈妈的怀孕症状变得明显，基础体温持续上升，不少准妈妈出现了恶心、呕吐、毫无食欲、怕冷、嗜睡等症状，不少准妈妈的体重不升反而降低了。此时，准妈妈的腹部变化仍然不大，但由于子宫的增大，准妈妈排尿开始频繁。

这一时期，准妈妈的热量摄入仍然要和孕前持平，只是在食物选择上要加以注意，少吃或不吃油腻食物，饮食要营养且清淡易消化。

除非是过瘦的准妈妈，否则，正常体重和肥胖的准妈妈都不建议在孕早期增加体重。那么，孕早期应该怎么吃，才能长胎不长肉呢？

首先是要尽量少吃零食和夜宵。大家都知道，吃零食是导致肥胖的重要因素之一。其实夜宵也是保持体重的大敌，特别是就寝前两个小时左右吃夜宵，缺乏消耗，脂肪很容易在体内囤积，使人发胖。

其次是多吃一些绿色蔬菜。蔬菜本身不但含有丰富的维生素，而且还有助于体内钙、铁、纤维素的吸收，以防止便秘。少吃油腻食物，多吃富含蛋白、维生素的食物。

准妈妈最好每天写饮食日记，记录早、中、晚餐饮食内容，反省自己是否吃了不该吃的东西。在家为自己准备一个体重秤，看着体重秤上的数字，可不断提醒自己应该注意饮食内容，以免吃进过量食物。

小贴士

大多数准妈妈都是健康的。一个孕前身体健康、营养均衡的女性，只需在医生的指导下适当补充孕期所需的食物和营养，保证优质蛋白、维生素、矿物质、微量元素的摄入即可，完全不必刻意地大补特补。对于身体瘦弱、体重少于正常值的准妈妈，怀孕期间应尽量多餐，增加食物摄入量，这样才能使身体有足够的体能和热量，负担得起孕育健康宝宝的使命。对于多胞胎且肥胖的准妈妈应更注意科学饮食，既满足每个孩子的营养需求，又不至于让自己体重飞涨。

容易被准妈妈们误解的食物

对于准妈妈们而言，吃是一件很重要的事情。大家都愿意花些时间去研究哪些食物该吃，哪些食物准妈妈不能吃。可是，仍然有不少食物被准妈妈们所误解。例如有的被认为健康的食物却并不适合准妈妈食用，而有些"孕期不宜"的食物却对准妈妈很有好处。现在，我们就来逐一盘点那些容易被准妈妈们误解的饮食。

❀ 鸡汤、排骨每日都吃

不少女性怀孕后，家人每天给她煲汤，汤的营养价值简直就是大补，每天都是鸡汤、猪蹄、排骨等。事实上，大量摄入高营养食物的同时，反而会出现营养缺乏的问题。从营养学来说，营养过剩事实上是另一类营养不良。孕期食用太多的高营养、高脂肪，也就等于堆积了许多糖分、脂肪与油脂，但另一方面含维生素、微量成分食物的食用量又不足，结果最有可能导致准妈妈体重每天飙升，胎宝宝却什么都没有吸收到。

🍀 只喝汤不吃肉

汤味道鲜美，很多准妈妈都认为汤比肉更好，只喝汤不吃肉。结果就产生了不少"营养不良"的准妈妈，导致胎儿营养不良或准妈妈自身肥胖、高血压。

其实，汤喝着鲜美，主要是因为汤里含有的小量游离出来氨基酸等，其实大部分的蛋白质不溶于水，真正的营养（优质蛋白质）还是在肉里，在被倒掉的"汤渣"里。所以准妈妈不管是否喝汤都一定要吃肉类。蛋白质除了可以提供一部分身体活动所需要的热能，更重要的是胎儿在生长发育过程中也需要许多蛋白质。可以说蛋白质是胎儿最需要妈妈增加的营养素。但蛋白质过多也会导致胎儿过大。

🍀 燕窝好，所以吃得越多越好

准妈妈肚子里有了宝宝后，基本上就会成为家里的"宝"，家人会变着法买许多补品给她吃，如燕窝等，认为补充够了这些营养品，就有助于宝宝发育。很多准妈妈也认为，孕期食用燕窝，产后母婴皮肤都会变好。其实，这并没有科学依据。孕期肤色不好，长斑长痘多为激素改变所致，燕窝对此帮助不大，而且很多准妈妈产后斑就会渐渐淡化。正常胎儿的皮肤天生大部分都很好，准妈妈不必特意食用燕窝来改善胎儿的皮肤。而且每个准妈妈的体质是不一样的，体质较寒的准妈妈吃燕窝就不合适了。另外，燕窝售价较高，很多准妈妈经济上都难以长期负担，不要盲目跟风。选择百合、银耳、绿豆等食品替代燕窝，滋阴效果一样很好。

🍀 为了开胃可以多吃酸味

准妈妈往往对酸味食品感兴趣，而准妈妈吃酸也确有好处。女性怀孕以后，胎盘分泌一种绒毛促性腺激素，可抑制胃酸的分泌，导致消化酶的活力降低，使准妈妈胃口减弱，消化功能下降，故吃酸无疑是对此种反应的一种补救。同时，胎儿的发育特别是骨骼发育需要大量的钙质，并且钙盐沉积形成骨骼离不开酸味食物的协助。此外，酸味食物可促进肠中铁质的吸收，对母亲和胎儿双方都有益。

不过准妈妈食用酸味食品要注意选择。山楂的营养较丰富，但可加速子宫收缩，有导致流产之嫌，故准妈妈最好"敬而远之"。而西红柿、杨梅、樱桃、葡萄、柑橘、苹果等是补酸佳品，适合准妈妈食用。

✿ 不能吃羊肉，否则宝宝会癫痫

民间所说，准妈妈吃了羊肉，宝宝会得"羊角疯"，也就是医学上的"癫痫"。癫痫是一种常见的脑部疾病，多在儿童期发病，引起的原因多种多样，有的与家族因素有关，是先天所致；有的是准妈妈感染了某些病毒、细菌，或接受了一定量的放射线或食用了某些有毒有害物质和酒精、铝、汞等，或某些药物损害了胎儿大脑的发育所致；有的是婴幼儿脑外伤、产时损伤、脑血管疾病及脑部感染或缺氧所致。癫痫临床表现相当复杂。但它与准妈妈是否吃羊肉是毫不相关的。

羊肉是冬季滋补佳品，羊肉属动物性食物，营养价值高，含有丰富的蛋白质、脂肪、钙、磷、铁、钾、烟酸等，所产生的热量高于猪肉、牛肉等肉食，是补虚益气的佳品。在冬天多吃羊肉大有裨益，它具有增加热量、补虚抗寒、补养气血、温肾健脾、防病强身等作用。如果准妈妈并无引起癫痫或其他疾病的因子，只要按正常习惯食用，对准妈妈及胎儿均无害，更不会致病于胎儿。

✿ 不能吃兔肉，否则宝宝会长兔唇

有传言说准妈妈吃了兔肉，宝宝就会长兔唇。因此很多准妈妈都不吃兔肉了。

那我们先来看看宝宝兔唇的成因吧。兔唇也叫"唇腭裂"，是一种先天性畸形，属于多基因遗传病。"兔唇"的发病原因主要包括遗传、环境影响两种观点，环境影响包括：怀孕期间维生素的缺乏，母亲在怀孕期间感染病毒，接触 X 射线、激素或抗肿瘤药物、抗组胺药、烟酒刺激等，都可能造成遗传基因的突变等一系列畸变。从临床来看，一些婴儿长了"兔唇"确实与准妈妈怀孕初期用药不当有关。如果准妈妈家族中并没有兔唇的病例，孕期也没有不良用药和接触 X 射线等，光凭吃兔肉就引起兔唇，是完全没有科学依据的。兔肉属于高蛋白质、低脂肪、少胆固醇的肉类，性凉味甘，具有补中益气、凉血解毒的功效，故准妈妈虽不宜多吃，但不必担心宝宝因此会长兔唇，偶尔吃一下并没有大碍。

准妈妈作为特殊人群，不仅要重视加强营养，适量吃些营养丰富的食物，而且对膳食结构、饮食烹调、饮食卫生以及食品选择等方面，也要十分注意。怀孕期间，宝宝身体各器官不断发育，需要充足营养供给，怀孕期间若不注重均衡的营养，不但胎儿生长迟滞发育不良，妈妈产后也更加虚弱。增加营养并不是越吃越多，而是注重食物中的均衡营养。

准妈妈坚持 6 招，营养吃不胖

准妈妈在怀孕的时候，大多数都会在家里吃很多丰富营养的汤菜，这样一来体重很快就上去了。但是很多人都误解了，营养和肥胖是两种不同的概念，其实许多的准妈妈们这么吃导致的最后结果都是肥胖，而不是营养。但是爱美之心人皆有之，不管是哪个阶段的女人都希望自己是漂漂亮亮的，那么孕期到底如何吃才能保证"长胎不长肉"呢？

❀ 蔬菜当作水果吃

水果含有丰富的维生素这个是大家都知道的，但也不能毫无节制地食用，那是由于水果中含有很多的糖分，准妈妈比较容易变胖，同时也会造成妊娠期糖尿病症。所以最好是把一些爽口的蔬菜当作水果来食用，或者和水果混合在一起食用也比较好。

例如可以把橙子与黄瓜拌成香橙黄瓜沙拉；把胡萝卜与苹果放在一起打

成果汁；把番茄、樱桃小萝卜等直接当作水果来食用；把黄瓜汁代替水果汁饮用，这些都是低热量，高营养的养胎食物。

❀ 烹饪肉类时采用煎烤、清炖的办法

烹饪肉类时，如果采用红烧的办法就很容易摄取过多营养，因为"红烧"时会加入大量的料酒、糖、酱油，这些调料也具有很高的热量。因此怀孕期间可以多用煎烤、清炖的办法来烹饪红肉类，比如用橄榄油与香草海盐烤羊排、清炖牛肉等。但是注意不要用明火烤肉，而使用烤箱，并避免烤焦，就不易产生易致癌物质了。

❀ 把柠檬当作调味料

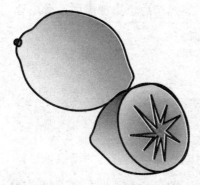

食物之所以好吃，是因为添加了大量的调味料，但是这样也很容易造成准妈妈发胖。例如拌沙拉一般都会使用蛋黄酱，它是采取蛋黄和奶油搅拌来制成的，同时加入一些盐和糖，所以其实热量是很高的。因此，自制调料才是比较靠谱的。准妈妈可以采用橄榄油、柠檬汁、新鲜香草碎等制作，因为里面有柠檬汁，因此酸度已经算够强了。

所以食物可以不用加其他很多的各种各样的调味品就会有很好的味道，这样做可以减少油、盐用量。喜欢柠檬味道的准妈妈还可以把柠檬切片泡随身携带的水杯里面，在夏天喝了这款饮料既解暑、止呕，又避免了对碳酸饮料的渴望，这样有利于胎儿营养补充，又满足了准妈妈的口感。

❀ 用豆类、玉米、甘薯等当主食

肥胖的准妈妈要对平时的饮食结构进行一些调整，减少日常的白米饭食用量，同时在主食里面多加一些豆类和杂粮，例如用红豆、黑豆、黄豆、玉米等蒸一碗杂粮饭。不喜欢食用杂粮饭，可以吃一点蒸红薯、煮玉米、烧芋头等，这可以使身体多吸收一些膳食纤维，肠蠕动增加，缓解孕期便秘现象，

同时也可以对孕期体重增加起到缓慢作用。

❀ 将晚餐时间提前，并坚持饭后散步

在怀孕的时候最好采用少食多餐的习惯，这样可以很好地控制体重的增长。还可以提前一个小时来吃晚餐，吃过晚餐后稍微休息下到外面进行30～45分钟散步，顺便呼吸新鲜空气，这样消耗一定热量，同时运动导致身体舒展，可以增加自然分娩的成功率。

❀ 每天坚持称量体重，随时调整

购买一个电子秤，这样子就可以随时随地量体重，方便监督控制体重。

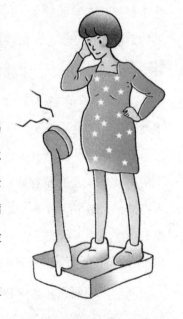

各位准妈妈在怀孕的时候一定要把控好自己的体重，不能特别肥胖，否则婴儿不但不能吸取营养，反而会营养匮乏。所以该吃什么，准妈妈一定要好好了解，记住物极必反。

在孕期产检的过程中，医生也都会检查准妈妈的体重，估算胎儿的体重，如果增重过快，医生就会指出来，让妈妈注意营养的摄入，如果胎儿增长过快，就要做身体糖耐量的检查，避免孕期糖尿病的发生，因此，平时还要做好孕期检查和产前检查。要尽量保持愉快心情，同时要注意锻炼身体，这个不仅有利于身材的管理，也可以帮助顺利生产，更有利于胎儿的成长发育。

小贴士

准妈妈想要当个辣妈，平时就要注意自己的饮食习惯，合理搭配饮食，营养均衡，对容易发胖的食物要注意控制，不要过多的摄入，平时多注意锻炼，这样才能有利于宝宝健康和产后身材的恢复。

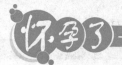

准妈妈偏食怎么办

有有些准妈妈平时有偏食、挑食的习惯，营养摄入不均衡。怀孕之后，妊娠反应较重，进食更少，更加缺乏营养。母体连自身的营养需要都不能保证，更不能满足胎儿生长发育的需要了。情况严重时，不仅准妈妈本人体重轻，还往往会导致早产，使胎儿机体功能低下，或者发育受限、畸形，甚至流产或胎死宫内。有些即使足月生产，孩子的体重也较同龄儿轻。这样的孩子长大后易患高血压、冠心病等疾病。因此，有偏食、挑食习惯的准妈妈，为了自己和宝宝的健康，一定要改掉偏食、挑食的不良习惯，把自己的饮食结构调整到最佳状态，做到粗细搭配、荤素搭配。

✿ 不喜欢吃菜——可能会缺各种维生素、纤维素及微量元素

蔬菜是含有抗酸化维生素、食物纤维、钾、钙等重要营养素的食品源。根据颜色和种类的不同，蔬菜分为绿黄色蔬菜和其他蔬菜（淡色蔬菜），其中尤以绿黄色蔬菜的营养素含量最为丰富，绿黄色蔬菜是指那些可食部分100克中胡萝卜素含有量在600微克以上的黄绿颜色的蔬菜，例如市场上常见的西红柿、大辣椒、竹笋等。正常的人，每天的蔬菜食用量应该是350克，其中120克是黄绿色蔬菜，作为准妈妈所需要食用的量更要增加。

▌ 营养补充方案 ▌

（1）准妈妈在日常饮食中可以多吃富含维生素C的食物。蔬菜富含维生素C，不爱吃菜的准妈妈可在两餐之间多吃一些富含维生素C的水果，如橙子、草莓、猕猴桃等，也可以将它们榨成新鲜的果汁。

（2）早餐增加一份燕麦。燕麦富含铁、B族维生素及纤维素，可以将其加在早餐的牛奶里。此外，也可以吃些全谷物粮食及坚果。

（3）补充叶酸及少量辅助一些补充铁质的片剂。

✿ 不爱喝牛奶——可能会缺钙

牛奶的成分中，水分占了87%～89%，脂肪占3%～5%，糖类约为5%，

其他成分约为 0.7%。日常生活中，牛奶是蛋白质和易吸收钙质（约 110 毫克/100克）的重要食品来源，对婴儿的骨骼发育和准妈妈自身的营养状况有着重大的意义，牛奶中提供的钙是任何食物都无法相比的，而且牛奶中的酪蛋白磷缩胺酸 CCP 还可以提高钙的吸收。

■ 营养补充方案 ■

（1）可以选择酸奶和奶酪。酸奶和奶酪都是由鲜牛奶加工而成的，口味上没有了鲜牛奶的腥味，而且酸奶中还含有乳酸菌，可以防治便秘。

（2）乳糖不耐症的准妈妈可以选用羊奶。羊奶是国际公认的"奶中之王"，比牛奶营养更丰富全面，更易消化吸收。

（3）每天喝杯准妈妈配方奶粉。市场上为准妈妈量身打造的配方奶粉很多，各种情况的准妈妈都可以找到有针对性的一种。

（4）补点钙片。不爱喝奶的准妈妈，如果出现了缺钙的症状，可以在医生的指导下吃点钙片。

❀ 不爱吃鱼——可能会缺蛋白质、脂肪、无机盐及维生素 D、维生素 A

鱼肉和畜肉一样，蛋白质含量丰富约占 20%，水分 65%~80%，脂肪 2%~40%，而且含有丰富的维生素 D，能有效促进钙的吸收。此外，有些种类的鱼，如鳗鱼，还富含维生素 A。鱼类含有大量脂肪酸 DHA，与脑部及神经传导有很大关系。动物实验结果显示，吃鱼还有补充婴幼儿营养及提高智商指数的神奇功效。

■ 营养补充方案 ■

（1）食用鱼油。准妈妈最好选择以深海鱼为原料提炼而成的鱼油。

（2）用坚果当加餐。坚果脂类含量丰富，可以作为不吃鱼的准妈妈的一种营养补充剂。

（3）做菜时多选用植物油。植物油如大豆油、菜籽油、橄榄油等是脂肪酸的很好的来源，但要控制用量。

❀ 不爱吃肉——可能会缺蛋白质、B 族维生素

肉类为我们提供的营养主要是蛋白质，而动物性蛋白质是人体最容易吸利用的蛋白质。此外，动物的内脏是无机质（磷、铁、镁、锌等）以及 B 族维生素（猪肉的维生素 B_1 含量是牛肉的 10 倍）的重要食物来源。

■营养补充方案

（1）多摄取奶制品。这类准妈妈可以每天喝 3 杯牛奶，或每天 250 毫升牛奶、1 杯酸奶，也可以每天吃 2 ~ 3 块奶酪。

（2）多选用豆制品。豆类富含植物蛋白，并且其必需的氨基酸组成与动物性蛋白相近似，比较容易被人体吸收利用。可以常吃豆腐、豆芽、豌豆、扁豆，平常多榨点豆浆喝。

（3）选择全谷物粮食、鸡蛋和坚果。全麦面包和麦片都是全谷物粮食，可在早餐时适当增加。每天适当地吃几粒坚果和两个鸡蛋。

❀ 不爱吃蛋——可能会缺蛋白质、铁、钙及维生素 A、维生素 B_1、维生素 B_2

常见的蛋有鸡蛋、鸭蛋、鹅蛋、鸽蛋及鹌鹑蛋等。蛋类是优质蛋白质（氨基酸组合良好）的来源，利用率很高。蛋中的脂肪绝大部分含于蛋黄中，而且分散成小颗粒，容易吸收主。蛋黄中还含有丰富的钙、铁、维生素 A、维生素 B_1、维生素 B_2、维生素 D 以及磷质等。

■营养补充方案

（1）喝点醋蛋口服液。鸡蛋不仅含有丰富蛋白质，而且还包括人体不能自行合成的 8 种必需氨基酸、各种维生素及一些微量元素。不喜欢吃蛋就喝点此类替代品。

（2）多吃点富含维生素 C 的蔬菜和水果，可以增加铁质的吸收。

（3）每天固定 2 份坚果。

❀ 偏爱甜食——热量增加，脂肪堆积

在饮食当中甜味物质一般是指蔗糖（砂糖）、果糖（水果类）、葡萄糖（米饭、芋类）等，其他的很多种类的化学物质也有甜味成分。甜味物质，狭

义上讲，是指糖类，即能大量增加热量的食物，摄取过多会造成肥胖。准妈妈在孕期虽然需要增加热量摄取，但是过量摄取造成肥胖的话，还可能患上妊娠糖尿病，甚至妊娠尿毒症，导致分娩时间延长，胎儿窒息的概率也会增加。

■营养补充方案

（1）不要因为怀孕就无节制地吃甜食，一时口味调整不过来的准妈妈，要在饮食的量上适当减少，或者次数增加，但每次要均衡营养分配，不要爱吃甜的就全是甜食，此外，家人的约束和提醒也很重要。

（2）准妈妈想吃糖的时候，可以适当吃一个小蛋糕，或者用西瓜、木糖醇等代替。

小贴士　　人体需要多种营养素，多种营养又需要多种不同食物供给。不吃某些食物，可能就会造成某种营养素的缺乏，这就不利于自身和胎儿的健康和发育。准妈妈和胎儿需要多样化的营养物质，需要各种营养素的平衡。食物多样化，一方面可以使各种食物的营养之间起到互补作用，满足身体的需要。一方面，各种食物搭配吃，还可以提高各种食物之间的营养价值，提高人体的吸收效果。

孕早期食谱秘笈

▶ 芝麻肉蛋卷

食材 猪里脊肉 150 克，鸡蛋 3 个，白芝麻 20 克，精盐、酱油、味精、葱、姜、面粉糊、淀粉、熟猪油、料酒各适量。

做法

❶ 把葱、姜洗净并切成碎末；将里脊肉剁成肉泥放在碗里，加入葱末、姜末、味精、精盐、料酒、酱油、鸡蛋 1 个，搅匀上劲成里脊肉馅。

❷ 把剩余的 2 个鸡蛋打散在小碗

里，加上水淀粉、精盐，放进锅里摊成2张蛋皮。

❸ 把蛋皮放在案板上铺开，把里脊肉馅放在上面，卷成条形蛋皮肉卷后封口，外面抹上面糊并蘸上芝麻。

❹ 锅里放入猪油烧至六成热，投入蛋皮肉卷炸至金黄色捞出，切成段块即可食用。

营养秘笈

口味鲜美，营养丰富。帮助准妈妈健脾助消化，消除积滞和腹胀。

▶ 海参粥

食 材 海参30克，粳米60克，火腿1根，葱、姜、精盐各适量。

做 法

❶ 将发好的海参漂洗干净，切成细丁；粳米淘洗干净；葱切成末；火腿切成末。

❷ 锅内放入清水、海参、粳米，先用旺火煮沸后，再改用文火煮至粥成，然后加入葱末、精盐拌匀，撒上火腿末即可。

营养秘笈

补肾阳，益精血，润肠燥。适用于精血亏损，虚弱羸瘦，性功能减退，遗精，小便频数，肠燥便难，贫血，神经衰弱，老年体衰，是老年人常用的养生保健佳品。同时，又适宜女性食用，能调经，养胎，利产，补产后虚弱。亦为女性经期、妊娠、产期的保健佳品。

▶ 凉拌土豆丝

食 材 土豆2个，胡萝卜1个，精盐、酱油、香油、白醋各适量。

做 法

❶ 土豆、胡萝卜切丝，用清水淘洗干净。

❷ 锅内入水，水开后，放入胡萝卜丝和土豆丝焯烫，捞出过凉水，放入精盐、香油、白醋、酱油拌匀装盘。

营养秘笈

土豆富含植物蛋白质，甚至优于大豆，最接近动物蛋白，所含的蛋白质、维生素C均为苹果的10倍，营养全面，是保证胚胎茁壮成长的最佳选择。

▶ 糯米甜藕

食 材 干荷叶1张，糯米150克，藕3节，白糖150克，青梅适量。

做法

❶ 将藕洗净并切断一端，大约2、3厘米长；将糯米洗净后装进每一个藕眼里，筷子捅实后用竹签把藕节连上。

❷ 锅里放水烧开，把藕放在里面煮并盖上荷叶，大约煮40分钟后取出稍晾；

❸ 在炒锅里放入清水并放入白糖熬成糖汁，青梅切成小粒；

❹ 将藕皮刮去，藕切成片后放入盘中浇上蜜汁，撒上青梅即成。

营养秘笈

吃起来甜润清香，黏而不腻，具有补中益气的功效，适合消化不良、食欲不佳的准妈妈。

▶ 清蒸砂仁鲈鱼

食材 鲈鱼250克，砂仁、生姜各10克，料酒、精盐、麻油、味精各适量。

做法

❶ 将砂仁捣碎，生姜切成细粒同装入鲈鱼腹中，置碗中。

❷ 加料酒、精盐、麻油、味精和水，置蒸笼内蒸熟。当菜或点心食用，吃肉喝汤。

营养秘笈

该菜肴具有醒脾开胃，利浊止呕的作用，适用于脾虚气滞所致的呕逆、胎动不安不思饮食等症。需要注意的是，味精容易穿透胎盘，影响胎儿正常发育，所以孕期饮食尽量少放味精。

▶ 什锦甜粥

食材 小米200克，大米100克，绿豆、花生米、大枣、核桃仁、葡萄干各50克，红糖适量。

做法

❶ 将小米、大米、绿豆、花生米、大枣、核桃仁、葡萄干分别用淘洗干净。

❷ 将绿豆放入锅里，加少量水，用火煮至七成熟时，向锅内加入开水。将小米、大米、花生米、大枣、核桃仁、葡萄干放入，再加红糖，用勺搅匀，盖上锅盖。开锅后改用小火，煮熟烂即可。

营养秘笈

香甜利口，营养丰富。糖类、蛋白质、维生素 B_2、钙、铁尤为丰富，能提供人体必需的水分。

孕早期运动方案

所有人都知道怀孕期间要小心，但小心并不等于不能参加体育运动。只要不做危险的竞技运动，你平时的体育爱好没必要放弃，坚持它们反而能让你更快地进入新角色。并且，孕期保持合理的运动是非常必要的，通过运动可以达到控制孕期体重增长、预防妊娠糖尿病和巨大儿的发生、促进消化吸收、锻炼分娩肌肉、帮助产后体形恢复等功效。

不过，由于准妈妈处于怀孕的头3个月阶段时，胚胎正处于发育阶段，胎盘和母体子宫壁的连接还不紧密，很可能由于动作的不当使子宫受到振动，使胎盘脱落而造成流产。因此要尽量选择慢一些的运动，像跳跃、扭曲或快速旋转这样的运动千万不能做。

❀ 方案一：散步

怀孕后，最应该坚持的运动就是散步。最好能在空气比较新鲜的环境中散步，别走得时间过长、过快，以免对身体振动太大或造成疲惫。刚开始时，可以将步子放慢些，每日早上起床后和晚饭后可散散步，并适当增加些爬坡运动。散步的时间和距离以自己的感觉来调整，以不觉劳累为宜。

❀ 方案二：跳舞

舞蹈中不同往常的步伐和动作，不仅可以增强准妈妈们身体的灵活性，让骨盆放松，而且还可以让准妈妈们能尽快掌握好自身阵痛的节奏，获得对身体的控制的经验，让分娩更顺利。当然，准妈妈跳舞是需要有所选择的，最好选择比较舒缓舞蹈，或专门的准妈妈舞。切勿选择活动幅度大，节奏激烈的舞蹈。准妈妈们要根据自己身体的感觉来调整运动的幅度，同时也要随时注意身体的反应，要是感觉有头晕，呼吸急促，疼痛或者是阴道出血的话，那么就要立即停止运动并且咨询医生。

❀ 方案三：准妈妈体操

准妈妈体操是专门为准妈妈设计的保健运动。准妈妈操可以增强准妈妈骨骼和肌肉的强度和柔韧性，防止由于体重的增加而引起的腰腿痛，还可以放松腰部、骨盆部和肌肉。多做准妈妈操还能使准妈妈心情舒畅，情绪受到鼓舞，为胎宝宝的顺利分娩做好身体和心理上的双重准备。学习准妈妈操还能让准妈妈学到控制自己身体的方法，增强自我意识，增加活力。跳准妈妈操还能缓解孕期背痛、腿部痉挛、便秘和气急等症状，分娩后也能更快地恢复体形，准妈妈跳准妈妈操还能让身体的供氧量增加，使得充足的氧气进入胎宝宝的血液中，促进胎儿的新陈代谢，加快胎宝宝组织功能的形成。准妈妈操轻轻摇动的节奏对于胎宝宝来说是一种安抚，会让胎宝宝感到舒服和安全，是一种不错的胎教方式。

❶轻压两膝：坐在地板上，二足在脚踝处交叉，轻轻地把两膝推向下，或两足底相对合在一起，且向下轻压两膝。

每天 2 次，每次 20 遍。有助于增强骨盆底部肌肉的韧性及伸展大腿的肌肉。

❷放松肌肉：平躺，膝盖弯曲，双脚底平贴地面，同时下腹肌肉收缩，使臀部稍微抬离地板，然后再放下。做此运动时同时配合呼吸控制，先自鼻孔吸入一口气，然后自口中慢慢吐气，吐气时将背部压向地面至收缩腹部，放松背部及腹部时再吸气，吐气后会觉得背部比以前平坦。

每天 2 次，每次 3 分钟。减轻疲劳，预防腰酸背痛。

❸抬腿拉伸：平躺，两手置身旁两侧，深呼吸。慢慢抬起右腿，脚尖向前伸直，同时慢慢自鼻孔吸入一口气，注意两膝要打直。然后脚掌向上屈曲，右腿慢慢放回地上，同时自口呼出一口气。接着左腿以同样动作做 1 次。

注意吸气和呼气，要与腿的抬高及放下配合进行。当抬腿时两脚尖尽量向前伸直，腿放下时脚掌向上屈曲，膝盖要保持挺直，每一侧腿脚各 5 次。增强腿部后半边肌肉韧带的柔韧程度。

孕初期运动一定要比孕前运动更小心谨慎。还应该注意以下事项：

（1）运动前可咨询医生，了解何种运动适合自己。

（2）除了患有疾病外，大部分的准妈妈每天至少应该锻炼 30 分钟。如果以前不常锻炼，就不要心血来潮地每天运动几个小时，锻炼时要逐渐增大活动量。如果在怀孕前已经开始有规律的锻炼，只要没有不适感就要坚持下去，但是要调节活动量。每周应锻炼 3 次，若少于 3 次将不能增进心肺健康。然后再逐渐增加活动次数，如果身体感到太疲劳，就要适当减少活动量。

（3）整个妊娠期，锻炼强度适度是关键。强度太小起不到锻炼的作用，强度太大将会过于劳累甚至有危险。锻炼强度必须周密计划，所以不要过于苛求自己。因为准妈妈的心率已经比正常人每分钟快 15 ~ 20 次，所以不能再劳累了。

那准妈妈如何测出自己的心律呢？可以通过测脉搏的方法，把一只手的食指和中指放于另一只手的手腕的内侧，即大拇指的下方，摸到脉搏，如果摸不到，可以在颈部摸到较强脉搏，即将食指和中指放于颈部一侧，颌下约三指处。测 10 秒钟的心跳数，乘以 6，即得出自己的心率。还有一个简单方法就是"讲话测试"，当锻炼时能够连续讲话，无须停下来喘气，说明心率在正常范围内，锻炼强度合适，如果气喘、说话困难，那么就要减小活动量，直到感觉舒服为止。此时的心率可能在正常范围之下，但那才是适合你的心率。

另外，即使在怀孕前已经开始锻炼，在怀孕第 14 周以前也不要增加活动量。在妊娠的 4 ~ 6 个月时要增加活动量，这时准妈妈精力充沛。第 7 ~ 9 个月的时候会感到疲劳，这时应该减少活动量。

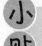

小贴士

怀孕是正常的生理活动，准妈妈在怀孕期间大可不必中断或减少正常的各种活动，一般可以照常工作和从事普通家务劳动。准妈妈适当运动不但安全，并且有利于准妈妈与宝宝的健康，健康的准妈妈可以根据情况选择一种既愉快又轻松的运动。但准妈妈在怀孕期间还是有一些生理改变，进行运动时要注意适度，切不可按照怀孕前的习惯去运动。尤其在怀孕的早期即前三个月，如果你的感觉不太好的话，最好不要做运动，因为这时胚胎在子宫里还没有牢固地"扎下营盘"，运动失当很可能会导致流产。

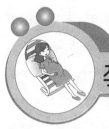

第二章
孕中期，这样吃就能长胎不长肉

孕中期营养要求

孕中期，就是怀孕4~7个月的阶段，这个时候是胎儿的细胞分化以后逐渐形成各个主要的内脏和器官，比如小孩的心脏、肾脏、肺脏、肢体等。胎儿生长发育开始加快，孕早期反应消失，所以这段时期准妈妈的营养需要量会大大地增加。加之此时，准妈妈的食欲逐渐好转，不少准妈妈在家人的劝说及全力配合下，开始了大规模的营养补充计划。不仅要把前段时间的营养损失补回来，还要在孕晚期胃口变差之前，把营养储存个够。

孕中期是胎儿迅速发育的时期，处于孕中期的准妈妈体重迅速增加。准妈妈要补充足够的热能和营养素，才能满足自身和胎儿迅速生长的需要。但是，准妈妈也不能不加限制地过多进食。过度进食不仅会造成准妈妈身体负担过重，还可能导致妊娠糖尿病的发生。

那么，孕中期，准妈妈应该怎么吃才能保证胎儿全面摄取营养的同时，自己又不长肉呢？

❀ 增加主粮的摄取

孕中期，胎宝贝生长迅速起来，需要增加热能。热能主要需要从主粮中摄取，如米和面。如果摄取不足，不仅身体所需要的热能不够，还会使准妈妈缺乏维生素 B_1，出现肌肉酸痛、身体乏力等症状。因此，准妈妈在饮食上要注意选吃米和面，再搭配吃一些杂粮，如小米、玉米面、燕麦等。

❀ 摄取优质蛋白质

食物中的优质蛋白质，是胎宝贝大脑发育的最为理想的"原料"，也是他们生长的物质基础。各种动物肉类脂肪含量最好，但只有猪肉含丰富的维生素 B_1。因此，刚刚食欲大增的准妈妈，最好选择饱腹感较强的猪肉。这样，可避免经常过量摄取食物，造成营养过剩。牛奶中含有的优质蛋白质，也是钙最好的来源。牛奶中富含几乎所有已知的维生素，特别是维生素 A、维生素 B_2。因此，准妈妈每天一定要喝 1~2 杯牛奶。豆类及豆制品所提供的植物性蛋白质，也是优质蛋白质，与动物性优质蛋白非常相近。豆浆中含有的蛋白质和铁，比牛奶还要高，脂肪、糖和钙的含量比牛奶低一些，它们从营养价值上不亚于牛奶。对牛奶过敏的准妈妈，可选择豆浆代替牛奶。

❀ 增加脂类食物摄取

孕中期的胎宝贝，全身组织尤其是大脑细胞，发育速度比孕早期明显加快。脂质特别是必需脂肪酸，是细胞膜及中枢神经系统的物质基础。因此，准妈妈在饮食上还要注意增加植物油的摄取，如豆油、花生油、玉米油等。无论对胎宝贝还是对准妈妈，都是有好处的。

❀ 保证各种维生素摄取

孕中期的准妈妈由于热能摄取增加，所以物质代谢增强。为了防止发生巨幼红细胞贫血及胎宝贝神经管畸形，因此对各种维生素的需求增加。饮食上，准妈妈注意多吃富含血红铁素的食物，如瘦肉、动物肝、肾及血豆腐等；多吃富含维生素 C、维生素 B_1、维生素 B_2、维生素 B_{12} 及叶酸的食物。B 族维生素在主食特别是杂粮中含量较高，维生素 C 和叶酸在新鲜蔬菜和水果中含量较高。

这时期饮食要荤素兼备、粗细搭配，食物品种多样化。避免挑食、偏食，防止矿物质及微量元素的缺乏。避免进食过多油炸、油腻的食物和甜食（包括水果），防止出现自身体重增加过快。要适当注意补充含铁丰富的食物，如动物肝、血和牛肉等，以预防缺铁性贫血。同时，补充维生素 C 也能增加铁的吸收。此时期准妈妈对钙的需求有所增加，应多食用含钙较多的食物，如奶类、豆制品、虾皮和海带等。

总的来说，孕中期的食物选择和量应该遵循以下原则：米、面主食，400～500 克；蛋类，50～150 克（1～3 个）；牛奶，400～450 克；鱼禽畜肉，100～150 克；豆类及豆制品，50～100 克；新鲜蔬菜，500 克（以绿叶蔬菜为主）；时令水果，200 克；植物油，30～40 克；动物内脏，50 克（至少每周 1 次）。

孕中期必须增重，但要有底线

孕中期也就是妊娠的第 4～6 个月。这个时期，胚胎发育阶段完成，胎盘已经形成，流产的危险性大大减少，孕早期的妊娠反应渐渐好转，基本适应了机体的变化。准妈妈的食欲开始增加，肚子也逐渐显露，处处受到宠爱的准妈妈情绪逐渐好转，精神也为之振奋，你会觉得好像进入一种疲劳后小憩的阶段，是母亲和胎儿都进入安定的时期。

与此同时，怀孕 3 月一过，准妈妈早孕反应消失，胃口大开，小肚开始微挺，一种做母亲的自豪感油然而生，为了肚里的小宝宝能健康成长，许多准妈妈采取什么好吃什么，什么有营养吃什么，体重直线上升。许多准妈妈到中期做糖筛时会发现患有妊娠糖尿病，而撑大的胃口使准妈妈往往处于一会就饿的状态，肥胖在所难。建议准妈妈将长期的控制体重目标，根据胎儿的生长发育情况分成几个短期目标来实现，这样才能更科学合理的控制体重。

🍀 孕 4 月胎儿成长

这是胎儿迅速生长的阶段，体重增加了，个头长大了。他的脸看上去更像成人了，他的眼睛在头的额部更为突出，两眼之间的距离拉近了。他的内脏器官几乎发育完全，脸上长出胎毛，胎盘形成，开始迅速成长，骨骼和肌肉发达。他开始握紧拳头、眯着眼睛斜视、皱眉头、做鬼脸，也开始会吸吮自己的大拇指。有一些准妈妈在这个时期已经能感受到胎动了。

❀ 孕5月胎儿成长

这个月胎儿全身长出细毛，开始长头发，眉毛、指甲等也出齐。头的大小像个鸡蛋，头重脚轻的身体分成三部分，身体比例终于显得匀称，皮肤渐渐显现出红色，皮下脂肪开始沉着，皮肤不透明了。胎儿的心跳十分活跃，在羊水中胎儿的手脚可以自由活动。

❀ 孕6月胎儿成长

这个月胎儿发育接近成熟，身体各部位比例逐渐匀称。五官已发育成熟，面目清晰，可见清楚的眉毛、睫毛，头发变浓，牙基开始萌发。从这时开始，皮肤表面开始附着胎脂。胎脂是皮脂腺分泌的脂肪与表皮细胞的混合物，它的作用是为胎儿提供营养，保护皮肤，并在分娩时起到润滑作用。此期胎儿发育较结实，四肢运动活跃。若胎儿在此期产出，可自行表浅呼吸，有可能存活几个小时。

了解胎儿在孕中期的成长发育过程，准妈妈就可以根据这个情况来合理安排自己的"减肥大业"了。

❀ 粗细搭配，少食多餐

胎儿生长发育迅速，母体也发生了极大变化，要增加热量，给予足够的蛋白质，增加动物性食品、植物油、维生素及微量元素的摄入。膳食要荤素兼备、粗细搭配，同时摄取足够的粮谷类食物。含糖类食物少吃，水果每天只吃1~2个，其他水果以西红柿、黄瓜、彩椒代替。不喝饮料、果汁，喝牛奶、豆浆不要放糖。尽量不要吃面包、饼干、冰激凌、冰棍、蛋糕、巧克力。

每顿吃正餐的时候，要不断问自己还饿吗？如果不饿，就停止进食，因为从不饿到吃饱再到吃撑，这中间多出的饭菜就会变成脂肪囤积起来。每天可在上午10点、下午3点、晚上睡前加些食物，如坚果类、牛奶、鸡蛋、豆制品、酸奶等，这样饮食不过量又保证了不饥饿，食物的精华用于长孩子，就不会有过多的糖分转化为脂肪囤积在母体里了。

❀ 每天量体重

这就要求准妈妈们自己做足功课，随时观察自己体重的变化，做到心中有数。准妈妈每天量体重，就可以提醒自己应该注意饮食内容，以免吃进过量食物，让体重直线上升。最好是每天测量体重，并制作成曲线图，如果高了，就减少进食量，如果低了就自己进行调配。

❀ 不穿宽松准妈妈装

怀孕后，很多准妈妈喜欢穿着宽大的准妈妈装，这样就完全遮盖住了自己的腹部，看不出胖瘦。建议想当辣妈的准妈妈，将宽松的准妈妈装换成可突显曲线的准妈妈装，这样就可以观察到自己体型的变化，提醒自己不能吃得太胖了。

❀ 饮食过量，隔天节食

人有时候很难抵挡美食的诱惑的，尤其是准妈妈，有时候特别喜欢吃某种食物，因此会大快朵颐。可是等食物下肚后，才开始后悔，感觉有点吃多了。这个时候别自责，也不要惊慌，功课需要做到第二天。那就是第二天你要少吃一些，可以多吃一些青菜、水果，清淡类饮食，这样就不用过分担心了。

❀ 避免用大盘子盛装食物

当你最爱的美食装在一个大盘子里的时候，你可能会受不了美味的诱惑而吃很多，所以当你想吃美食的时候，建议用小盘子盛装或者实行分餐制度。

小贴士

孕中期，也是准妈妈体重飙升的时期，准妈妈一定要保持高度警惕，严格管理自己的体重，不仅要让胎儿健康，更要让自己成为美丽的准妈妈。谁说生孩子就必须牺牲准妈妈的身材，你所要做的，是一边保证腹中胎儿的健康成长，一边为做辣妈打下更好的基础。

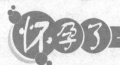

 ## 想做辣妈，现在开始隆腹不隆腰

准妈妈怀孕后，周围的人们都很喜欢猜测腹中宝宝的性别，他们的参考标准中就有这么一条：怀孕后，腰变粗的妈妈生女宝；腰纤细，从背后一点看不出怀孕的妈妈生男宝。其实，这一点毫无科学依据。从背后能不能看得出怀孕，只能说明一个问题，那就是你怀孕身材保持的好坏。那些超重的准妈妈腰部大多肥胖，再加上腹部隆起，胖墩墩地像一个大水桶。可是，孕期体重标准的准妈妈，腰部曲线没有多大的改变，不仅整个孕期都风姿绰约，生产后还能很轻松地恢复孕前的"S"形身材。

因此，想做辣妈的准妈妈要想孕期隆腹不隆腰，不仅要注意控制孕期体重，还要适当配合瘦腰饮食。下面，就简单地介绍下利于腰部减肥的饮食方法，不仅可以最大限度地保持腰部线条，还可以帮你重塑腰部优美线条，让你展现出最优雅、美丽的"孕味儿"。

❀ 多吃橙色蔬果

橙子颜色鲜艳，皮薄汁多、酸甜可口，营养丰富，是维C含量较高的水果。是目前市场上最受青睐的水果，它主要有脐橙、冰糖橙、血橙和美国新奇士橙，它们减肥效果都一样，可供我们自由选择。橙子的成熟期为每年3～11月份，到了橙子盛产期，就让我们一次吃个够，一次瘦到底吧！

橙子被称为"疗疾佳果"，含有丰富的维生素C、钙、磷、钾、β-胡萝卜素、柠檬酸、橙皮甙以及醛、醇、烯类等物质。橙子多纤维又低卡，含有天然糖分，是代替正餐或糖果、蛋糕、曲奇等甜品的最佳选择，嗜甜而又要减肥者可以吃橙子来满足对甜食的欲望。加之橙子富含纤维，多食有助排便，能减少体内积聚毒素。

❀ 吃对脂肪，燃烧脂肪

我们都知道，脂肪对于准妈妈是不可缺少的。脂肪对于身体健康可谓益处多多，但许多人对于日常饮食中所能接触到的脂肪来源认识不够，只有合理认清脂肪的类别并且合理搭配结构，才能巧妙地吃出健康，吃出窈窕。

单一不饱和脂肪酸被称为健康脂肪，这类脂肪富含于橄榄、鳄梨、花生等植物油食品中。它可以减少血液中的胆固醇，经常食用这类食物，更容易保持苗条身材。而玉米油、肥肉、烧烤等食物的油脂中含有 $\Omega-6$ 脂肪酸，食用过量会引起腹部脂肪堆积。另外，植物奶油中含有大量的反式脂肪酸，这类食物会增加腹部脂肪，准妈妈要少吃或不吃。

✿ 保证硒的摄入

硒是一种人体必需的微量元素。它还和维生素 E 一样，有着很强的抗氧化作用，二者相互补充，共同作用，可以清除体内的自由基，排除体内毒素，有效抑制过氧化脂质的产生，清除胆固醇，增强人体免疫功能，还能降低腹部肥胖的发生率。如果你是一位"糖妈妈"，更要注意补充含硒食物，因为硒是构成谷胱甘肽过氧化物酶的活性成分，它能防止胰岛 β 细胞氧化破坏，使其功能正常，促进糖分代谢，降低血糖和尿糖，改善"糖妈妈"的症状，减轻孕期负担。

✿ 适当摄取蛋白质

准妈妈对蛋白质的需求量很大，而适当摄取蛋白质，不仅可以保证胎儿的正常发育，对准妈妈减肥瘦腰还有不错的效果。我们都知道，女性相比男性更容易胖屁股、胖腰，这是由于女性荷尔蒙分泌的物质导致的。

放松的孕中期，这样吃零食不长肉

度过了难熬的孕初期，准妈妈终于走到了孕中期。这一时期，几乎每天都会感觉到很饿，似乎刚刚吃完就饿了，可是还不到吃正餐的时候，如果毫无节制的吃，大概热量脂肪都只能被准妈妈自己吸收了。其实，准妈妈可以选择一些营养美味，吃了又不容易发胖的零食来解馋。那么，准妈妈吃零食有什么好处，又该如何选择零食呢？

准妈妈适当吃一些零食，不仅不会影响到健康，而且还有益于身体健康。

🍀 吃零食能起到养生防病的效果

一般情况下，准妈妈吃零食都是细嚼慢咽的。而科学研究证明，慢食对人体健康有很多好处，可以健脑抗衰防病美容。准妈妈孕育的过程并不轻松，在慢慢享受零食的时间里，让自由和愉快的情感释放，体验一种特有的悠闲惬意，同时还能起到养生防病的作用。

🍀 舒缓情绪

零食可以让人的精神状态进入最佳。心理学家发现，吃零食能够缓解紧张情绪，消减内心冲突。在手拿零食时，零食会通过手的接触和视觉，将一种美好松弛的感受传递到大脑中枢，产生一种难以替代的慰藉感，有利于减轻准妈妈内心的焦虑和紧张感。

🍀 吃零食能起到临时充饥的作用

准妈妈是一个人吃两个人的饭，经常在正餐过后，会因为某种原因正餐不适合自己的口感，而更容易感觉到饥饿。有零食在手，便可在饿了的时候进食自己喜欢吃的零食，起到临时充饥的作用。尤其是出门旅游的准妈妈，更应该准备一些零食。

🍀 吃零食能够锻炼牙齿和美容

不少的零食都具有"耐嚼"的特点。例如葵花籽，葵花籽的香味能刺激舌头上的"味蕾"，使它呈兴奋状态，传至消化器官，使得各种消化酶的唾液、胃液等的分泌相应地旺盛起来，从而达到增强消化，促进食欲的效果。葵花籽还能分离蛋白不同酶解产物，能够清除自由基活性，从而起到治疗孕期糖尿病的效果。

可见，准妈妈吃零食有如此多的好处，这里就为准妈妈推荐一些零食以供参考。

葡萄干：葡萄干能补气血，利水消肿，其含铁量非常高，可以预防预期贫血和浮肿。不过，虽然葡萄干好吃但是也不能多吃，尤其有些胖的准妈妈还有患有妊娠糖尿病的准妈妈千万不能吃葡萄干。

大枣：大枣的营养价值很高。因为它不仅自身含有丰富的维生素 C，还能给准妈妈补充铁，大枣可是很好的孕期零食。但是大枣也不能吃得太多，否则很容易使准妈妈胀气。在这我可以告诉准妈妈，大枣可以做成大枣粥来喝。

核桃：核桃是一种营养价值非常高的食物，它自身含有丰富的维生素 E、亚麻酸以及磷脂等，尤其是亚麻酸对促进大脑的发育很重要。但准妈妈还要注意，核桃中的脂肪含量非常高，吃得过多必然会因热量摄入过多造成身体发胖，进而影响准妈妈正常的血糖、血脂和血压。

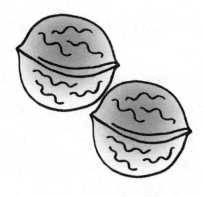

无花果：无花果非常适宜于准妈妈。它能健胃润肠，还能催乳；富含多种维生素和果糖以及葡萄糖，是孕期的绝佳零食哦！有些孕期便秘的妈咪更要多吃。

酸奶、奶酪：酸奶里面含益生菌，可以帮准妈妈调理肠胃，同时又富含蛋白质，是补充蛋白质很好的来源。而且酸奶清凉、爽口，很容易被消化吸收；奶酪是牛奶"浓缩"成的精华，1 千克奶酪制品都是由 10 千克牛奶浓缩而成的，具有丰富的蛋白质、B 族维生素、钙和多种有利于准妈妈吸收的微量营养成分。天然奶酪中的乳酸菌有助于准妈妈的肠胃对营养的吸收。不过，奶酪食用过多，则会造成准妈妈发胖，因此应该适量。

坚果：如果怀孕前你因为坚果脂肪含量高而对它敬而远之，那么现在你应该重新认识：脂肪对于胎儿脑部的发育是很重要的，而且坚果可以让你饿得不那么快。专家建议可以用一些不饱和脂肪（在坚果中发现的一类有益于心脏健康的脂肪）取代饱和脂肪（在肉类和黄油中发现的），但是因为坚果的热量和脂肪含量比较高，因此每天应将摄入量控制在 28 克左右。还有一个特别需要注意的地方，如果你平时有过敏现象，最好避免食用某些容易引起过敏的食物，例如花生。

冰淇淋：准妈妈一听到冰激凌，一定会惊讶，孕期不是不能吃冷饮吗？其实，你完全没必要把它打进黑名单。完全没有必要因为怀孕而剥夺了自己吃冰淇淋的权利。甜食类食物，包括冰淇淋、酸奶或是牛奶制成的布丁等，都可以成为你饭后的小点心，它可以提供你每天所需钙质的1/3。虽然准妈妈可以吃这些零食，但切记食用量一定要少之又少，如此才能又享受美食又不发胖。

板栗：板栗含有丰富的蛋白质、脂肪、糖类、钙、磷、铁、锌、多种维生素等营养成分，有健脾养胃、补肾强筋、活血止血的功效。准妈妈常吃板栗，不仅健身壮骨，还有利于骨盆的发育成熟，并能消除孕期的疲劳。全麦面包。准妈妈在孕期需要适当增加食物的摄入量，饿了就要及时吃。全麦面包能够增加体内的膳食纤维，还能补充更全面的营养，有便秘问题的准妈妈可以尝试把它作为小零食。

海苔：海苔浓缩了紫菜当中的各种 B 族维生素，特别是维生素 B_2 和烟酸的含量十分丰富。它含有15%左右的矿物质，各种微量元素与大量的矿物质，有助于维持人体内的酸碱平衡，而且热量很低，纤维含量很高，对准妈妈来说是不错的零食。

不过，准妈妈们在选择海苔的时候要选择低钠盐类，尤其是有高血压或水肿的准妈妈，更应该严格限制钠的摄取。

小贴士

准妈妈虽然可以吃零食，但也要要有所注意，有的零食就是不可以吃的，否则对母胎都没有好处。这些零食包括：各种含糖高的饮料包括冷饮，冰棍等，主要是水和糖，多吃影响食欲，且冷的刺激可使肠管痉挛引起腹痛；油炸食品含热量高，不易消化，如炸鸡腿、炸糕等；膨化食品如虾条等，主要是淀粉糖类和膨化剂制成，蛋白质含量很少，多吃可致肥胖。

体重失控的准妈妈怎么办

尽管很多准妈妈都知道孕期控制体重的重要性，然而依然有准妈妈会出现体重失控的情况。这是为什么呢？

✿ 周围人都说准妈妈不吃，宝宝营养不够

很多时候，准妈妈身边的朋友、亲人都会说，你不吃东西，宝宝的营养从何而来呢？而准妈妈也渐渐地认为，为了宝宝的营养，就算每顿都狂吃也无所谓，最好再多吃点营养滋补品，高蛋白、高脂肪、高热量一股脑儿都往嘴里塞，却不知道大部分的都被自己吸收了，变成脂肪堆积体内。其实，食物不在于吃多少，而要吃对。合理控制体重，才对胎宝宝发育有利。

✿ 嗜睡，并缺乏运动

受荷尔蒙的影响，准妈妈有时会出现嗜睡、不想动的现象。而一旦怀孕，就会被家人宠了起来，家务什么的更是不会亲手做。当说自己很懒不想动的时候，家人也一味迁就，这就导致体重一路飙升。

✿ 迷恋高热量食物

有些准妈妈在孕前就爱吃高热量、高脂肪食物，例如饼干、蛋糕、巧克力等。怀孕后更是觉得为了宝宝，怎么吃都无所谓而吃得更多了。结果却导致生的宝宝也是巨大儿，自己也难以避免产后的各种危险和更加难以减掉的脂肪。

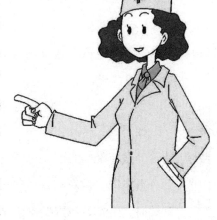

以上这些情况导致在医院产房里常出现这样的怪事：准妈妈很胖，可是宝宝生下来却很瘦，要不然就是巨婴。

那么，体重增长过快的准妈妈如何在保证胎宝宝健康的同时控制体重呢？可以肯定的是，准妈妈不可以盲目节食，否则会让胎儿先天发育不足，出生

后身体虚弱多病，不仅不利于优生，还会给宝宝带来疾病。准妈妈盲目节食还会影响到宝宝的大脑发育。怀孕 4 个月到出生后的 2 年，是宝宝大脑发育的重要时期，当中最关键的时期又是在怀孕最后 3 个月到出生后的 6 个月内。错过了这段时期，对宝宝大脑的影响是无法补偿的。所以，准妈妈在整个孕期都要保证营养充足，不能盲目节食。

因此，对于体重失控的准妈妈来说，用科学的方法更加有利于准妈妈保持身材。

首先是控制进食量。控制糖类食物和脂肪含量高的食物，米饭、面食等粮食均不宜超过每日标准摄入量。动物性食物中可多选择含脂肪相对较低的鸡、鱼、虾、蛋、奶，少选择含脂肪量相对较高的猪、牛、羊肉，并可适当多吃豆类食品，这样可以保证蛋白质的供给，又能控制脂肪量。少吃油炸食物、植物种子等脂肪含量较高的食物。其次是多吃蔬菜水果。主食和脂肪进食量减少后，往往饥饿感较明显，可多吃一些蔬菜水果，注意要选择含糖分少的水果，既能缓解饥饿感，又可增加维生素和有机物的摄入。第三是养成良好的膳食习惯。饮食要有规律，三餐定时。选择热量比较低的水果作零食，杜绝饼干？糖果、瓜子、油炸食品等热量比较高的食物。最后是增加活动量。适当锻炼身体，可以减少准妈妈本身体重，还有助于促进胎儿的生长。准妈妈可根据自身的体能进行低强度的身体活动，例如散步、有氧运动、水中运动等方法控制体重的增加。

小贴士　准妈妈长得胖，并不代表营养状况就好，因为宝宝生长所需要的营养素与准妈妈有很大的区别，有些营养素对宝宝的生长发育是十分重要的，但对准妈妈来说其重要性会略小。例如，缺乏微量元素锌时，对准妈妈影响不明显，但会影响宝宝的生长与发育。

体重飙升，成了"糖妈妈"怎么办

　　糖筛是产检中相当重要的一项检查，就是对妊娠期糖尿病的排查。妊娠期糖尿病是妊娠期最常见的并发症之一。随着孕周的增加，胎盘分泌的胎盘泌乳素、催乳素、糖皮质激素、孕激素等激素逐渐增高。这些激素在外周组织中有较强的拮抗胰岛素功能，导致胰岛素敏感性降低。因此，为了维持妊娠期糖代谢的平衡，准妈妈胰岛细胞增生、肥大，胰岛素分泌增加。与非孕期相比，胰岛素分泌量增加 2 ~ 3 倍，餐后胰岛素代偿性分泌增加更明显。上述变化出现在妊娠 24 ~ 28 周，妊娠 32 ~ 34 周达高峰。如果在这个阶段，准妈妈胰岛不能代偿性分泌较多的胰岛素，将会导致糖代谢紊乱，出现妊娠期糖尿病。

　　很多准妈妈都是在检查中被突然发现患上了孕期糖尿病，那为什么没有在检查前提前发现呢？我们说糖尿病的症状就是三多一少，一高一现。也就是说吃得多喝得多尿多，体重减少，血糖高，尿糖现。可由于准妈妈生理需要吃的食物量、热量都会增多，所以不容易发现糖尿病的早期症状。

　　妊娠糖尿病对妈妈、宝宝影响都很大。妈妈患妊娠高血压疾病、流产、尿路感染的概率都可能比普通准妈妈高很多，不仅如此患有妊娠糖尿病的准妈妈产后 5 ~ 16 年，有 17% ~ 63% 将发展为 2 型糖尿病。而对宝宝来说，巨大儿是其最常见的并发症，还可能有新生儿低血糖、低血钙、呼吸窘迫症甚至一些神经系统、心血管系统和消化系统的先天性畸形等。

　　当然，准妈妈也不要担心，如果糖筛后你"不幸"成为一名妊娠期糖尿病妈妈的话，只要通过科学的调整，照样可以顺利健康地生下宝宝。

　　下面就给准妈妈们提供一套合理的调整方案供参考。

❀ 调整饮食，合理运动

　　条件允许的情况下，准妈妈们可以检查下自己的营养情况，可以让产科医生检查，也可以让营养科的医生检查。在医生的指导下，制定合理的饮食控制标准。例如控制糖类摄入量；注意蛋白质脂肪摄入量；多进食新鲜蔬菜；有限制地吃水果，尽量选择含糖量低的水果；避免食用人工甜味剂；饮食以清淡为宜；少食多餐等。这样，既能满足准妈妈及胎儿能量的需要，又能严格限制糖类的摄入，维持血糖在正常范围，而且不发生饥饿性酮症。

除了科学的饮食调整之外，还必须要搭配适当的运动。所谓适当，就是指运动量不宜太大，可采用散步等形式。一般使心率保持在每分钟 120 次以内，时间一般在 20 ~ 30 分钟。

❀ 采取胰岛素治疗

如果依靠饮食调整和运动，血糖值依然得不到很好的控制，准妈妈就需要通过注射胰岛素来控制病情了。大约 15% 患有妊娠期糖尿病的准妈妈需要胰岛素注射。当然，胰岛素注射不是准妈妈想用就用，必须在医生指导下进行。一般情况下，准妈妈应在饮食控制 3 ~ 5 天后测定 24 小时血糖（血糖轮廓试验）：包括 0 点、三餐前半小时及餐后 2 小时血糖水平和相应尿酮体。

❀ 密切监测，若仍控制不好应考虑入院

准妈妈患上糖尿病后，应密切与医师配合，定期做血糖、血压、血脂等相关检查，积极监测胎儿发育情况。如果通过饮食营养调理 7 ~ 10 天，血糖控制仍不理想或者出现妊娠高血压、羊水过少、感染等情况就应该考虑住院治疗。

因此，建议在糖筛前，准妈妈们要多掌握些自我控制血糖的方法，及早预防妊娠糖尿病，科学地安排饮食及运动。毕竟妊娠期糖尿病高发的原因，大多与准妈妈进食过多高糖分食物和高能量食物以及孕期活动量明显减少有直接关系，这些不恰当的饮食方式和生活习惯，会影响到妊娠期的代谢，诱发妊娠期糖尿病。因此，为了自己和宝宝的健康，准妈妈们一定要积极打好唐筛这一仗。

除了积极预防孕期糖尿病，提早发现也是利于治疗的因素之一。为了早期发现糖尿病，准妈妈最好在怀孕 24～28 周时进行糖筛查试验。此外，有以下情形的准妈妈需尽早进行筛查试验：准妈妈年龄超过 30 岁；近亲中有糖尿病患者；孕前就肥胖的准妈妈；曾反复自然流产；曾有过找不到原因的早产、死胎、死产，新生儿死亡史和畸形史；准妈妈孕前就患有慢性高血压病；尿糖阳性；反复发生感染；妊娠胎儿大于孕周或分娩过巨大儿；羊水过多；有多食多饮多尿等情况的准妈妈。患有以上情况的准妈妈如果发现异常，就应继续进行糖耐量的试验。

准辣妈如何和妊娠纹说再见

相比生完宝宝之后会失去弹性的肌肤，女人们当然更喜欢孕前细腻光滑的肌肤，然而，大多数的女性都很难在生完宝宝后，恢复到细腻光滑的肌肤，尤其是妊娠纹。那么，孕期为什么会长妊娠纹呢？妊娠纹的形成主要是妊娠期受荷尔蒙影响，腹部的膨隆使皮肤的弹力纤维与胶原纤维因外力牵拉而受到不同程度的损伤或断裂，皮肤变薄变细，腹壁皮肤会出现一些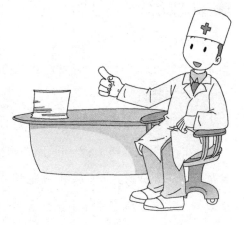宽窄不同、长短不一的粉红色或紫红色的波浪状花纹。分娩后，这些花纹会逐渐消失，留下白色或银白色的有光泽的瘢痕线纹，即妊娠纹。

准妈妈都知道怀孕之后会长妊娠纹，但是大部分准妈妈都认为那是怀孕之后的症状，等到生完孩子之后就会慢慢消失，因此对妊娠纹的出现并不着急。这也就导致了很多准妈妈错失了去掉妊娠纹的最佳时间，甚至在生完孩子之后发现妊娠纹越来越严重。

可以说妊娠纹的产生既有自身的体质原因及自身产前保养的原因，也有遗传原因。准妈妈要想避免妊娠纹，就要从平时的保养开始，注意孕前和孕后的保健工作。虽有70%～90%的准妈妈会产生妊娠纹，但如果加强产前保养，则可以大大减少妊娠纹产生的概率，至少可以把妊娠纹的影响程度减到最小。那么，应该怎样将妊娠纹带来的影响降低到最小呢？

❀ 腹部不要太大，否则易导致纤维断裂

很多偏瘦的女性在妊娠纹的生长以及消除方面格外比较容易一点。这是因为偏瘦的人在怀孕之后肚子不是很大，这样就不会过度拉扯肌肤纤维，没有超过人体承受的范围，自然就不会出现断裂。此外，腹部肌肉张力维持很好的女性，其胶原纤维断裂的机会也会减少，因此怀孕前可以做一些仰卧起坐的运动，强化腹部肌肉、增加张力，作为第一层的保护，才不会在怀孕时逐渐胀大的子宫，直接冲击到真皮。

❀ 孕期应从饮食上控制

孕期妊娠纹不可避免，但如果在孕期避免摄取过多的甜食及油炸食品，养成一个良好的饮食习惯，就能够帮助皮肤增强弹性，进而消灭孕期妊娠纹，做一个时尚辣妈。

（1）吃些对皮肤内胶原纤维有利的食品，以增强皮肤弹性。

（2）每天早晚喝1～2杯脱脂牛奶，吃纤维丰富的蔬菜、水果和富含维生素及矿物质的食物，以此增加细胞膜的通透性和皮肤的新陈代谢功能。维生素 E 对于皮肤有抗衰老作用，富含维生素 E 的食物有卷心菜、葵花籽油、菜籽油等。维生素 A、维生素 B_2 也是皮肤光滑细润不可缺少的物质。当人体缺乏维生素 A 时，皮肤会变得干燥、粗糙有鳞屑；若缺乏维生素 B_2 时，会出现口角乳白、口唇皮肤开裂、脱屑及色素沉着。富含维生素 A 的食物有动物肝脏、鱼肝油、牛奶、奶油、禽蛋及橙红色的蔬菜和水果。富含维生素 B_2 的食

物有肝、肾、心、蛋、奶等。

（3）要保证均衡、营养的膳食，避免过多摄入糖类和过剩的热量，导致体重增长过多。

（4）正确的喝水习惯会为你的皮肤弹性计划提速。早上起床后，可先喝一大杯温水，水可以刺激肠胃蠕动，使内脏进入工作状态；清晨，排出体内垃圾是非常重要的。

（5）番茄汁对准妈妈也是非常好的小零食，将番茄剥皮，加适量的水放入搅拌机中打碎成番茄汁即可。西红柿具有保养皮肤功效，可以有效预防妊娠纹的功效。对抗妊娠纹火力最强的武器就是番茄。这是因为番茄中含有丰富的茄红素，而茄红素的抗氧化能力是维生素 C 的 20 倍，可以说是抗氧化妨妊娠纹的超强战斗力，能够帮助准妈妈有效缓解妊娠纹。

✿ 孕期用辅助工具控制体重

我们说整个怀孕过程不要超过 12 ~ 14 公斤，或是一个月内胖了 4、5 公斤，即使是怀孕后期，也不要一个月胖超过 2 公斤。怀孕期间随着肚子的承受重力逐渐增加，建议准妈妈使用束腹带和束腹裤，让肚子的重量由束腹裤分担。准妈妈应提早为自己选择适合的专用托腹内裤或托腹带。

（1）怀孕进入 8 ~ 10 个月时，腹壁扩张，并出现所谓妊娠腺，尤其进入第 10 个月时，变大的子宫会往前倾而使腹部更突出。此时，选择一些前有腹托带设计的内裤较为舒适。托护部位的材质应富有弹性，不易松脱，并在产品底部特别添加防缩支撑片，能有效减轻腰背疼痛，呵护胎儿健康安全。

（2）准妈妈托腹带的伸缩弹性应该比较强，可以从下腹部微微倾斜地托起增大的腹部，从而阻止子宫下垂，保护胎位，并能减轻腰部的压力，还能对背部起到支撑作用。

（3）对于有过生育史，腹壁非常松弛，成为悬垂腹的准妈妈、多胞胎、胎儿过大，站立时腹壁下垂比较剧烈的准妈妈、连接骨盆的各条韧带发生松弛性疼痛的准妈妈、胎位曾为臀位的妈咪等最好使用腹带。

小贴士

准妈妈从怀孕 3 个月开始到生育后 3 个月内坚持腹部按摩也可以有效去除妊娠纹。若准妈妈选择橄榄油，则按摩方法是每日取适量橄榄油匀涂抹于腹部、臀部、大腿内侧等部位，轻轻按摩几分钟至吸收；若准妈妈选择选择 VE 和婴儿油按摩，方法是将美容用的 VE 胶囊剪开，滴入婴儿润肤油里，盖上盖子摇至两者充分混合。经常涂抹在容易长妊娠纹的部位，轻轻按摩几分钟至吸收。产后的妈妈可以选择牛奶和紧致霜。方法是洗澡时用毛巾对腹部、腿部进行揉洗，再将温热的牛奶涂在肚皮上，用双手从里向外揉。最后再涂上纤体紧致霜，能收紧皮肤，并促进皮肤新陈代谢。

少食多餐，补充营养不长胖

现代营养学发达，生育当然不会以牺牲母亲的健康为代价。因而，准妈妈需要注意营养的摄取，这不仅为胎儿，更为自身将来健康。但凡事有度，过犹不及，准妈妈的体重需要合理增长，而不是盲目进补。盲目进补造成脂肪过度堆积，反而造成生育困难，造成妊娠高血压、妊娠糖尿病。

先来分析一下孕期体重长在哪里。准妈妈在整个妊娠期增加的最佳体重是 11～12 公斤，这是最理想最健康的。造成准妈妈体重增长的因素有羊水、胎盘、胎儿、增大的乳腺和子宫，为将来哺乳做的脂肪储备等。

而准妈妈体型大小已经决定了胎盘等大小，过多地进补，胎儿不一定长得快，而让准妈妈身体脂肪堆积造成"长肉不长胎"，长上身的脂肪也难甩掉，还增加了准妈妈患妊娠糖尿病、妊娠高血压的风险。有时还可造成"巨大婴"——胎儿体重过大造成分娩困难，也增加孩子将来肥胖风险。所以，多吃狂进补坐着不动养胎造成准妈妈体重疯狂增长，这是百害而无一利的。

那么，准妈妈如何才能做到"长胎不长肉"，又能兼顾准妈妈和胎儿的身体健康呢？

❀ 学会做个聪明的美食家

我们总是看到有的人怎么吃都吃不胖，可是有些人喝凉水都会长肉，其实这是有原因的。前者虽然喜欢频繁的吃东西，但是他们每次都只吃一点点，而且都是以营养低卡的食物为主，吸收的热量很快就会被消化掉，不会在体内囤积脂肪，既享受到了美食又不会变胖。而后者虽然平时总是控制自己不吃东西，但是当身体缺乏能量，新陈代谢也会降低，所以即使要忍受饥饿的痛苦，却还是瘦不下来。两种饮食方式对比起来，前者要比后者聪明太多了。既然了解了这一点，今后我们吃东西就要尽量多吃易消化的食物，并且控制热量，之后再配合适当的运动，减肥就会变得更加别轻松了。

❀ 少吃多餐

正餐的时间间隔 6~7 个小时，这段时间内通常都会有饥饿感而忍不住想要吃东西。而如果每餐相隔的时间是 3 个小时，那么我们的饱腹感就可以持续更久，就不会常有想吃东西的欲望，从而就达到了控制食欲的效果。少吃多餐还可以缓减压力，工作时有压力是在所难免的，而适时的吃点东西，可以振奋精神，缓解精神压力；少吃多餐还可以缓减肠胃压力，给身体足够的时间去消化吸收吃进去的东西，抑制脂肪和多余的物质囤积在体内；少吃多餐还有助于身体排出废物质，不仅可以减肥瘦身，还能排毒养颜。

当然，少食多餐并不是说吃多几餐能减肥，而是将一整天的饮食分为多餐摄入。这里给准妈妈推荐一个食谱，可供参考：

（1）6：00~9：00 早餐时间。早餐是开启一天新陈代谢最重要的一餐，不能吃得太随便。复合糖类的主食，保证一上午的思维活力，富含优质蛋白质的早餐可以帮你实实在在地抵抗饥饿。推荐食物：鸡蛋、奶制品、瘦火腿片，搭配新鲜水果以及燕麦粥就是不错的早餐。

（2）10：30 小零食充饥。准妈妈若是觉得有点饿了，可以选择一些低糖分的小食，如水果、酸奶等。推荐食物：酸奶酪、苹果、低脂牛奶、豆腐干等。

（3）11：30～13：30午餐时间。午餐在一天中起着承上启下的作用，所以要吃得丰盛且均衡，鱼虾、瘦肉是优质蛋白质的最好来源，足够的蔬菜可以防止因为缺乏膳食纤维引起的便秘。推荐食物：杂粮饭、鱼肉、虾贝、鸡胸肉、新鲜的绿叶菜等。

（4）16：00享受下午茶的美好时光。很多准妈妈到了这个时候就会觉得有些饿了。没关系，现在吃一些补充能量的食物，也是为了防止晚餐时间的暴饮暴食，瘦身解馋，有备无患。推荐食物：杏仁、开心果、奶制品、水果、烤红薯或玉米（小块）等。

（5）18：00～20：00晚餐时间。晚餐中需备齐含蛋白质、维生素和少量脂肪的食物，比如芦笋配瘦牛肉＋冬瓜粥这类有美容又去水肿功效的组合。推荐食物：粥、豆制品、各色蔬菜等。

❀ 事先决定一天的食量

增加饮食次数来达到减肥瘦身，其原理就在于通过饮食能活化消化器官，从而提高代谢，这也叫作"饮食诱导性产热"。增加饮食次数来令代谢提高并持续燃烧。但有的准妈妈误认为："只要一整天都在吃就能减肥"，这无疑是错误的。不是说想吃就吃，多吃几次就是好事，这个方法的大前提就是必须预先决定一整天的食量。整个方法下来，多吃几顿，无论吃几顿，加起来都不能超过这个总食量。例如每天都要吃一个鸡蛋，准妈妈可以上午吃一半中午再吃一半，或者是上午吃蛋黄下午吃蛋清，这样把热量平均分配开来，就能做到两全其美了。

❀ 早6点～晚6点期间，增加饮食的次数

虽说要增加每天的饮食次数，但并不是随时增加都行，比如将多次饮食放到晚上，反而不利于营养吸收和减肥。有的准妈妈认为我没有吃糖就是在控制饮食了。糖类广泛存在于各种食品之中，你吃进去的淀粉也是糖类，虽然你没有直接吃奶糖，但是馒头里糖分含量也不少。有的准妈妈怀孕后，爱吃小孩吃的棒棒糖，糖分都在不经意间吃进去了。有的准妈妈觉得吃水果就

是健康的，因此一到晚上就不吃饭而吃进了很多苹果、西瓜、葡萄等。你以为自己是在补充维生素，其实是食入了大量糖分。一般认为，孕期水果的摄入，每天大约一个苹果的量，因为维生素也不是水果独有的，而水果的糖分太多了。

小贴士

大多数营养物质，孕期都是可以通过饮食摄入的，只要可以正常进食，食物充足的准妈妈，通常不用再额外补充过多的物质。所以，一些准妈妈一怀孕就要补这个补那个的，真的没有必要。但是，也确实有几种营养成分，因为孕期的需求量明显增高，而食物中可以摄取的量可能不能满足需要，所以需要额外补充。目前比较明确的一个是叶酸，一个是铁。

上班族准妈妈如何吃营养瘦身餐

在这个物质丰富的社会，每个人都背负着或多或少的经济压力，而对于女性朋友来说也不例外，所以很多女性即使有孕在身还是坚守在岗位上。其实一边工作一边怀着孩子是很辛苦的一件事，所以对于饮食的要求也更高，那么，作为一个上班族准妈妈，应该如何安排好每日饮食呢？

准妈妈首先要记得的是，无论工作有多忙，都应该把自己的健康放在首位。保证充足的体力、健康的饮食习惯，在工作期间为你提供你和宝宝所需的各种营养。其次，准妈妈在上班期间的饮食应该避免一些事项：最好不要点外卖，也不要在办公室吃饭。快餐含有大量脂肪和糖，热量超标。当外卖送到办公室时，往往已经凉了，常吃冷食会影响肠胃功能。即使在办公室用微波炉加热外卖或自带的饭食也不健康，因为熟食反复加热可导致营养成分流失。而在办公室吃饭，一般吃得很快，不会细嚼慢咽，长此以往会影响消化吸收。同时，吃饭速度过快，不容易有饱腹感，从而会增大食量，导致身体发胖，影响母婴健康。

那上班族准妈妈就不能健康的进食，无法保证胎儿健康成长了吗？当然不是，只要掌握好方法，也是可以的。

❀ 备些小零食

准妈妈可以在办公室放一些健康的零食，以便在你偶尔饿得发慌的时候吃。下面列出一些零食供准妈妈参考：

（1）各种水果，例如苹果、香蕉、小番茄等，当然量不要太多，最好是当天买当天吃完；也可以准备一小袋水果干，像无花果干、李子干、梨干和杏干等。

（2）开胃饼干、消化饼和谷类饼干；面包卷和葡萄干面包。

（3）一袋富含镁的果仁或干果，像杏仁或腰果。

（4）一小瓶果汁、矿泉水和保存期较长的牛奶。

❀ 自带午餐，保证健康

准妈妈最好是带着午餐去上班，这样你就能饮食均衡了。不过，孕期准妈妈的口味会比较多变，经常遇上不知道该吃什么午餐，再加上午间休息时间也有限。以下是一些让你的饮食多样化的方法：

（1）夹馅烧饼或包子、饺子。除了烧饼，你还可以变换不同的饼来夹馅，如汉堡胚、玉米面饼和发面饼等，中间夹上肉和各种材料，如生菜叶，或胡萝卜丁、松子和豆芽等。包子、饺子则可以选择各种馅料。

（2）如果你买现成的三明治，要选择低脂的，面包要是全麦的。市面上卖的三明治用的是巴氏杀菌的蛋黄酱，可以安全食用。

（3）汤。无论是自己做的还是速溶的汤，一定要看好配料表，不要买太咸的汤类，也不要只喝清汤，因为要不了多久你又会饿了。如果周末有时间，你可以多做些汤，冷冻起来留着平时上班时当午餐。如果你在公司无法把汤加热，可以早上把汤装在保温瓶里带着。

（4）沙拉。不管自己做还是买现成的，都要选择含有各种不同成分的沙拉，并确保都是新鲜的。包含谷物、意大利面和粗麦粉的沙拉，能够给你提供更多可消耗的能量，让你能大半个下午都不饿。如果你选择以蔬菜为主的沙拉，可以加一些蛋白质和面包，以补充足够的能量和营养。为了减少沙拉成分中维生素 C 的损失，要把菜切成大块，而不是小块或丝。此外用酸性沙拉调味品，来减少维生素 C 的进一步流失。

❀ 晚餐要轻松

终于下班回家，准妈妈会比别的上班族更容易感觉到疲惫，这时恐怕最不想做的就是做饭了。不要以这个为借口胡乱填些饼干或干脆不吃晚饭。下面是一些可以帮到你的小策略：

（1）让家人提前做好饭。

（2）如果中午比较丰盛又营养，晚上回家就只需要简单吃一些高营养、低脂肪的食品即可。

（3）面条是很不错的备选。在周末弄好酱料冻上或买现成的酱料，再准备些蔬菜、肉末留着，回家煮了面条，搭配好配料就可以吃了。

了解明星长胎不长肉的秘密

前些年，女星李嘉欣"长胎不长肉"的怀孕饮食单被疯传，众准妈妈纷纷效仿。为的是在期间人依旧保持身材不走形。这个饮食单不禁让人想起当初陈慧琳的饮食单，两人的饮食单中有极其相似的食谱。下面我们就对她们的饮食单一探究竟。

❀ 陈慧琳"长胎不长肉"餐单

早餐：脱脂奶 1 杯，蛋白 2 只，麦片 1 碗。

午餐：节瓜炒牛肉，白饭 1 碗，豆腐鱼汤适量。

下午茶：苏打饼两块，低脂乳酪适量。

晚餐：马蹄蒸肉饼，蒜茸炒菜心 2 碗，白饭 1 碗，草莓 6 颗。

♣ 李嘉欣 "长胎不长肉" 餐单

早餐：脱脂奶 1 杯，蛋白 2 只，麦片 1 碗。

午餐：节瓜炒牛肉或蒸鱼 1 条，白饭 1 碗，桑寄生杜仲大枣茶适量。

下午茶：水果沙拉，低脂奶酪。

晚餐：开胃甜酸排骨或蒸肉饼，蒜蓉炒菜心 2 碗，白饭 1 碗，乳鸽大枣汤适量。

如果单纯就这一份餐单来做评定的话，总体说还可以，鱼肉、蛋奶，主食，蔬菜，水果，样样都不少，至少算是营养均衡。但如果仔细看的话，我们不难发现，两份餐单有着很多相似的地方，另外虽然在强调长胎不长肉，但只是强调在脱脂奶和蛋白上面，且安排的并不合理。

当然，李嘉欣的 "孕事" 也催生了一个热词—— "长胎不长肉"，育龄女士们都想掌握所谓的 "长胎不长肉怀孕法"，怎样才能做到这一点呢？

♣ "胎" 没营养很少见

准妈妈怀孕后，很多长辈常劝 "多吃点，你不吃孩子还要吃!"，其实，这种 "吃东西为孩子" 观念是错误的。从哺乳动物的规律看，在绝大多数情况下，胎儿的营养是够的（除非胎本身有功能问题），准妈妈营养不足够损害的是准妈妈的健康。而包括人类在内的哺乳动物都有个规律，能量供给先胎儿后母体。如果母亲营养不好，她身体原本储存的蛋白质、脂肪、糖、钙、铁、维生素 A 等脂溶性维生素会优先供给胎儿，保证胎儿的营养，而损害自己身体健康。这是 "母亲伟大" 的含义之一。例如旧时代，营养条件差，女人生得越多越容易驼背，胎儿却是健康的，正是体内钙被胎儿消耗造成的。除非一些身体无法保存的水溶性维生素，如维生素 C 等。这些物质准妈妈摄入不足，胎儿也会不足。

所以，只要准妈妈营养不是极度贫乏，对胎儿的影响都有限。准妈妈们首先该树立一个观点：别总担心胎儿营养不够使劲吃东西，而应考虑自身健康问题。

❀ 合理安排午餐和晚餐

午餐和晚餐安排不合理，也无法达到不长肉的目的。如果真的要不长胎不长肉的话，晚餐应该摄入的热量和肉类少一些，这样更利于避免脂肪的增加，也更利于养生。因为晚餐后人体的代谢率降低，活动量减少，过多食用肉类和脂肪多的食物很难完全消化掉，极容易在体内堆积而造成脂肪增多，体重增加。所以，如果我们可以将明星餐单适当做一下调整，让它更符合不长肉的标准，也利于胎儿的健康发育。

早餐：脱脂奶 1 杯，蛋白 2 只，麦片 1 碗，橙子 1 个（西兰花几朵）。

午餐：开胃甜酸排骨或蒸肉饼，节瓜炒肉 1 份白饭 1 碗，桑寄生杜仲大枣茶适量。

下午茶：什锦果盘，低脂奶酪。

晚餐：蒸鱼 1 条，蒜蓉炒菜心 1 碗，白饭 1 小碗。

在早餐中加入了一点蔬菜或是水果，下午的水果沙拉换成了什锦果盘，晚餐的排骨或蒸肉饼，换成了蒸鱼一条，虽然都是肉类，但热量却相差很多。蒸鱼不仅油脂少，自身的脂肪也非常少，少了蒸肉饼，主食也减少了一些，比较适合晚餐来使用。这样调整之后，也更适合健康膳食的原则，营养不变，但整体的热量分配变了，也更适合怕长肉的准妈妈。

此外，准妈妈还要记得"长胎不长肉"的餐单最好不要轻易尝试。孕期增长一点体重是正常的，营养的贮存非常重要，因为这样才能保证产后泌乳的充足，只要体重在合理的增长，孕期和产后有选择有节制的滋补是完全没有问题的，随着产后的泌乳，激素水平恢复到正常，体重完全可以恢复到正常的。相反，如果准妈妈缺乏脂肪，会影响免疫细胞的稳定性，导致免疫功能降低，也会影响胎儿的身体发育和智力发育。

另外是长胎还是长肉，这点因人而异的，有些人即便是看起来不胖，但宝宝仍然很大，有些人看起来很胖，但生出来的宝宝却很小，这是由于每个人的体脂不同，有的主要是母体吸收，有的则是大部分被宝宝吸收，体重就增加很少，产后婴儿较大。如果真的是长胎不长肉的饮食，陈慧琳的宝宝出生后也不会瘦的那么可怜，让人心疼了。

不管是明星还是平常百姓，母亲的神圣感和爱子心都是一样的，当生下宝宝的那一刻，我们会发现宝宝会改变我们很多想法，不会在意孩子的美与丑，胖与瘦，黑与白，只有健康是最重要的，所有的母亲在孕期补充多种营养为的只是生下一个聪明又健康的宝宝。因此，体重合理的增长是非常有必要的，不仅是妈妈本身，对宝宝也一样。

孕中期食谱秘笈

▶ 芝麻小米面

食材 小米面 300 克，黄豆 100 克，粉条 40 克，芝麻 30 克，豆腐皮、花生米、菠菜各 50 克，精盐、花椒各适量。

做法

❶ 黄豆用水泡胀，搓成豆瓣，洗净；花生米洗净，用水泡胀；豆腐皮洗净，切成条；粉条泡软，切成段；菠菜择洗干净，切成段；芝麻漂洗干净，炒熟，放在案板上碾碎；花椒炒熟，捣碎成花椒面；小米面放入盆内，加水调成糊状。

锅置，加水，放入黄豆瓣、花生米同煮，待黄豆瓣熟时，加入精盐，倒入小米糊，边倒边搅，搅匀后，再将豆腐皮、粉条放入，同时不断地搅动。

❸ 开锅后，改用小火煮 2 分钟，然后放入菠菜，用大火烧开，撒入芝麻、花椒面，搅匀即可。

营养秘笈

咸香适口，富有营养。含有较高质量的混合蛋白质，并含有丰富的必需脂肪酸、糖类、钙、铁等矿物质，维生素 B_2、维生素 C 和充足的水分。

▶ 绿豆糕

食材 绿豆面 1000 克，白糖 350 克，香油 5 克，山楂肉、桂花、核桃各 50 克，青梅、面粉各 75 克。

做 法

❶ 山楂肉去核洗净，放在开水里煮熟，捞出，剥去外皮，放在大碗内，捣烂，掺入白糖 150 克，搅匀；青梅切成细丝，压碎核桃仁，桂花、香油、面粉一并放入大碗内，加清水少许，搅拌均匀，即成山楂馅。

❷ 将绿豆面放盆内，掺入白糖 200 克，用清水少许，拌成潮湿面。

❸ 用湿绿豆面 20 克，放入模子内铺匀，加 15 克山楂馅，馅上面再覆盖 20 克湿面，用手压实，扣出即成生坯。

❹ 锅置火上，倒入开水，放好笼屉，将制好的生坯放在笼屉上，盖好锅盖，蒸 10 分钟即可。

营养秘笈

香甜爽口，含有丰富的蛋白质、糖类、钙、磷、铁等无机盐。具有清热解毒，祛火降压的功效。

▶ 豆腐冰糖粥

食 材 豆腐皮 2 张，粳米 10 克，冰糖 150 克，清水 1000 克。

做 法

❶ 豆腐皮用水洗净，切成小丁块。

❷ 粳米淘洗干净，下锅加清水，上火烧开加入豆腐皮、冰糖，慢火煮成粥。

营养秘笈

清肺热，解热毒。治疗肺热咳嗽，妊娠热咳。

▶ 牡蛎粥

食 材 鲜牡蛎肉、糯米各 100 克，大蒜末、肉各 50 克，料酒、精盐各 10 克，葱头末、胡椒粉、熟油、清水各适量。

做 法

❶ 糯米淘洗干净备用；鲜牡蛎肉清洗干净；将肉切成细丝。

❷ 糯米下锅，加清水烧开，待米稍煮至开花时，加入肉、牡蛎肉、料酒、精盐、熟油，一同煮成粥，然后加入大蒜末、葱头末、胡椒粉调匀，即可。

营养秘笈

牡蛎肉味极鲜美，是优良的营养食品，以牡蛎入粥食用是南方沿海民间风行的小吃饮食。牡蛎气味咸平、微寒，可供药用。牡蛎粥可以对维生素 D 缺乏病有疗效。

▶ 橘味海带丝

食材 干海带、白菜各 150 克，干橘皮 50 克，白糖、味精、醋、酱油、香油、香菜段各适量。

做 法

❶ 干海带放锅内蒸 25 分钟左右，捞出，放热水中浸泡 30 分钟，捞出。

❷ 海带、白菜切成细丝，码放在盘内，加酱油、白糖、味精和香油，撒入香菜段。

❸ 干橘皮用水泡软，捞出。剁成细碎末，放入碗内，加醋搅拌，把橘皮液倒入盘内拌匀，即可食用。

营养秘笈

清凉可口，含有丰富的营养素，尤其碘的含量十分丰富。

▶ 香椿芽焖蛋

食材 鸡蛋 6 个，鲜嫩香椿芽 50 克，花生油、精盐各少许。

做 法

❶ 香椿芽洗净，放入碗中，倒入开水盖严，3 分钟后取出沥干水，切成碎末；鸡蛋磕入碗中，加精盐搅打至起泡沫。

❷ 锅置火上，放入花生油烧热，将鸡蛋倒入锅内，急速炒两下，趁鸡蛋尚未炒熟时，将香椿芽末放在鸡蛋中间，用铲子将四周的鸡蛋向中心折叠，使蛋液包住香椿芽。然后将鸡蛋翻个身加少许水，用一个大碗扣在上面，改用小火焖 3 分钟，中间将锅摇动一下，防止粘锅底。揭去大碗，慢慢滑到盘内即成。

营养秘笈

鸡蛋软嫩，香椿芽清香适口。含有丰富的优质蛋白质、脂肪、维生素 A、B 族维生素、维生素 C、维生素 D 及钙、铁、钾等矿物质。

孕中期运动方案

妊娠中期 3 个月，胎儿着床已稳定，准妈妈可以根据个人体质及过去的锻炼情况，适当加大运动量，进行力所能及的锻炼，如游泳、准妈妈体操、瑜伽等。虽然此时运动量可以适量增加，但仍应切记不可进行跑、跳等容易失去平衡的剧烈运动。

运动除了一些细节和时间要注意，在衣服上也要注意，特别是准妈妈，怀着大肚子，衣服穿得太紧则不方便行动，最好是穿比较舒适的，弹性比较好的，比较宽松的衣服，而且颜色也要有所选择，选择一些比较明快的颜色对运动的人的心情有一定的影响。在运动的时候，选对衣服才能方便运动，否则运动起来不舒服下次也就不想运动了。还有，要穿比较好走的运动鞋，避免不小心扭伤。下面就给大家推荐一些适合孕中期的运动方案。

🍀 方案一：游泳

对于怀孕 4 ~ 6 个月的健康准妈妈来说，游泳可以说是最安全和最有效果

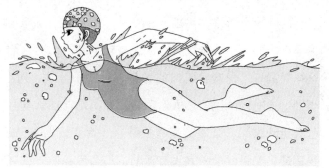

的。在水中运动的好处是身体负担非常小，这样就能轻松锻炼腰腿部肌肉。游泳锻炼还能明显减轻准妈妈妊娠期间的腰痛及有效纠正胎位异常，这些都可以促使准妈妈分娩更加顺利。对身体素质健康的准妈妈而言，参加体育活动，虽然可致子宫血流量减少，但通常并不会影响胎儿，因为胎儿具备相当强的耐受力。相反，准妈妈运动后可有效地促进盆腔血液循环，增进机体新陈代谢，这些对准妈妈和胎儿都是有益的。游泳时的呼吸运动和肌肉用力等情况颇似分娩，因此，游泳锻炼对准妈妈最大的好处是有益于缩短分娩过程和降低难产发生率。

此外，与陆上运动相比，游泳不仅身体负担较小，而且可以提高脂肪代谢率。新研究则显示，准妈妈在孕期游泳，可缓解分娩时的疼痛。但怀孕未满 4 个月及超过 8 个月的准妈妈不宜游泳。

❀ 方案二：散步

对于不会游泳的准妈妈，早晚散散步也是一种好运动，既促进肠胃蠕动，还能增加耐力，耐力对分娩是很有帮助的。而在准妈妈走动的同时，宝宝也不闲着，可以刺激他的活动。其实，在阳光下散步是最好的，可以借助紫外线杀菌，还能使皮下脱氢胆固转变为维生素 D_3，这种维生素能促进肠道对钙、磷的吸收，对宝宝的骨骼发育特别有利。

散步要注意速度，最好控制在 4 公里/小时，每天一次，每次 30～40 分钟，步速和时间要循序渐进。同时，散步要先选择好环境，比如在花园或树林，像沙尘天气，尽量就别外出了。另外，有一种健身球运动很流行，准妈妈可以到专业的妇幼保健院做，也可以买回家自己做。健身球是那种大大的、软软的，很有弹性，可以承受 300 多公斤的重量，准妈妈坐在健身球上，就像浮在水面上，特舒服，能大大减轻下肢的压力，而且前后左右运动都可以，这样就锻炼了骨盆底肌肉的韧带，有助于分娩，对宝宝小身体的生长也很有帮助。这时候所说的加大运动量，并不是增加运动强度，而是提高运动频率、延长运动时间。但需要强调的是，一定要根据自己的情况来做运动，不要勉强运动。如果以前一直没有运动，那么可以做一些轻微的活动，比如散散步、坐坐健身球；如果以前一直坚持运动，可以游泳、打打乒乓球。切记不要做爬山、登高、蹦跳之类的剧烈运动，以免发生意外。

❀ 方案三：瑜伽

准妈妈瑜伽是一种为准妈妈量身定制的瑜伽方式，比一般的瑜伽更加舒缓，动作也相对简单。瑜伽是一种运用古老而易于掌握的技巧，改善人们生理、心理、情感和精神方面的能力，帮助人达到身体、心灵与精神和谐统一的运动方式。准妈妈练习瑜伽能帮助增强体力和张力，能增强身体的平衡感，能有效控制荷尔蒙分泌的腺体，加速血液循环，还能够很好地控制呼吸。针对腹部练习的瑜伽不仅有利于顺利生产，还能帮助产后身材恢复。准妈妈能练习不同的瑜伽姿势，但是都应以个人的需要和舒适度为准。

练习准妈妈瑜伽的最佳时间应该是在怀孕 4 ~ 7 个月的时候，这个时候胎儿着床已稳定，准妈妈能根据个人的体质和以前的锻炼情况去选择适当的锻炼方式。而怀孕 1 ~ 3 个月的时候最好是静养，因为这个时候胎儿还处于胚胎阶段，运动量不宜过大，以免导致流产。下面推荐几种简单瑜伽的练习方式。

（1）山式：双脚并拢站立，伸展所有脚趾，膝盖绷直，向后用力，脊柱向上伸展，放下肩膀，颈部挺直，目视前方，向上尽量双臂、双手互扣，拉开身体。保持 1 ~ 2 分钟。

找到脚趾脚跟和身体中心线的平衡点，使身体受力均匀，改善姿态增强活力，更可调整脊柱的不适，使臀部上提，胸部开阔，双肩放松，是很好的改善疲劳的姿势，孕期保持练习，产后腰部、脚跟的不适会大大缓解。

（2）束角式：坐姿，双腿弯曲，双脚脚心相对，靠近大腿根，膝盖下沉，挺直脊柱，双眼注视前方或内视鼻尖，保持稳定呼吸。呼气身体向前弯曲，尽量放低身体靠近地面，保持 30 ~ 60 秒吸气，还原身体，放松双腿。重复 2 ~ 3 遍。

供给骨盆、腹部、背部足够的新鲜血液，使肾脏、膀胱保持健康，促进卵巢功能正常怀孕时每天做几次，可以减少分娩时的痛苦，还能够避免静脉曲张。

（3）肩倒立：仰卧，弯曲双腿提起臀部向上伸展双腿，双手支撑躯干推动向上，下巴收向锁骨，后脑勺双肩和上臂着地，尽可能向上伸展双腿，保持两分钟，如果自己不能完成，可试着把脚搭在墙上。

此姿势作用于脖子附近的甲状腺和副甲状腺，重力的变化使内脏活动自如，改善失眠、便秘、神经衰弱、情绪不稳定的情况，缓解下肢的疲劳感，放松腰部，更可改善子宫异位的情况，使身体恢复活力。

需要注意的是，孕中期，准妈妈的腹部已经凸出，胸部变得更加丰满，脂肪开始在腰线、臀部和大腿处囤积，时常感觉腰部以及腿部酸困，但是又不得不为了补充营养而继续放纵胃口。准妈妈们身材大变，可是对待胎儿又异常小心，不敢"轻举妄动"。其实，在怀孕期间大可不必中断或减少正常的锻炼，科学地安排一些运动对母体和胎儿双方都有好处。动作舒缓的瑜伽是不错的选择，在运动中与胎里的宝宝对话也算是最早的母子瑜伽形式了。

小贴士

练习了一段时间之后，你会发现你的整个肌肉组织柔韧度和灵活度大大提高了，走路平稳了，即使肚子一天天变大变沉重，你也会感觉到身体有一股平衡的力量在支撑着。你高兴极了，因为你不再为走路打晃儿不稳而担心发生意外。在练习瑜伽的同时，能够给予胎儿适当而温和的刺激和按摩，增加了胎儿对外界的反应，胎儿可以变得更加灵活敏锐、健康成长。

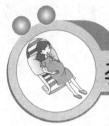

第 三 章

孕晚期，吃少吃好母婴都健康

孕晚期营养要求

在 6 个月的孕育之后，胎儿生长速度再次迅速，大脑发育达到高峰，肺部迅速发育，皮下脂肪大量堆积，体重增加较快，对能量的需求也达到高峰。在这期间准妈妈的肚子也会越来越沉重。随着子宫底的高度上升，逐渐上逼至上腹部，胎盘增大、胎儿成长、羊水增加，相对的体重也会迅速增加，行动上显得更不灵活了。除此之外，增大的子宫压迫到下腔静脉，使血回流变差，下肢静脉曲张更会突显，痔疮、便秘相应而出；睡眠也会因肚子大而受影响，腰酸背痛日渐严重，准妈妈们希望赶快"卸货"的念头自然逐日加重了。而为使生产更顺利，后期的营养及日常保健，还是相当重要。

准妈妈会出现下肢水肿现象。有些准妈妈在临近分娩时心情忧虑紧张，食欲不佳。为了迎接分娩和哺乳，孕晚期准妈妈的饮食营养较孕中期应有所增加和调整。

首先，要多吃含矿物质丰富的食物。特别是含铁和钙丰富的食物。含铁丰富的食物有动物的肝脏、菠菜和蛋黄等。动物的肝脏中含有血红素、铁、叶酸和维生素等，是孕晚期补充铁的较好选择。含钙丰富的食物有海鱼、海米和虾仁等。

其次，要增加蛋白质的摄入，以防止产后出血，增加泌乳量。

再次，要补充必需的脂肪酸和 DHA。DHA 是胎儿大脑、眼睛发育和维持正常功能所需的营养素，人体内不能合成，必须从食物中获得。鱼肉中 DHA 含量较高，准妈妈应多食用。

最后，要吃含有丰富维生素、无机盐和纤维素的食物。绿叶蔬菜如菠菜和白菜等；水果含有较多的维生素 C 和果胶。多吃蔬菜水果，有助于防治便秘。

总体来说，到了孕晚期的准妈妈，要想保证基本的营养需求，就需要每天至少要吃 20 种以上的食物。那么，就会有准妈妈不明白了，20 种食物那么多，怎么吃？其实呢，虽然 20 种食物听起来很多，但是吃起来是非常容易的。下面举个食谱，就明白了：

早上吃燕麦片，1 个鸡蛋，搭配凉拌芹菜等绿色蔬菜，再加上一包牛奶或者是酸奶。

中午吃米饭，配菜是烧茄子，排骨萝卜汤或者是肉片丝瓜汤。

下午加餐吃面包，1 个苹果或者是其他水果，1 杯酸奶。

晚上吃面条，面条里煮几棵油菜，2 个鹌鹑蛋，另外再搭配一个苹果或者是其他水果。

除此之外，油脂类，各种植物类的油脂，做菜的时候自然会用到；调料如姜，葱，蒜，花椒，大料，盐，糖等，每天的饮食中都会至少添加 4 中。另外再选一种坚果，比如花生、西瓜子、核桃等。另外，水也是一种食物，各种的水的交替，白开水，纯净水，矿泉水都可以喝。

仔细算下来，是不是很容易就达到了 20 种了。当然了，食物的种类是越多越好的，要是准妈妈每天食物的种类都能够超过 35 种的话，那么就更好了。

一些不靠谱的孕期减肥法

对于爱美女性而言，时时刻刻都保持着苗条的身材是再好不过了。但是众所周知，女性在怀孕期间极其容易长胖。且孕期随便减肥，对母婴都非常不好，具体表现如下：

❁ 缺乏能源储备，影响哺育

健康人和动物一样，妊娠期间，在内分泌系统的统一调动下都要进行能源物质的积累储备，其表现就是体重增加，脂肪积累。待生产后这些储备会转化为乳汁哺育婴儿，特别是初乳，赋予婴儿以免疫力，确保婴幼儿健康。而准妈妈减肥的话就会影响这一功能。这是儿童发育缓慢、营养不良、体弱多病的根源。

❁ 缺乏对脂肪的吸收，导致性紊乱

体内脂肪组织与性功能和生育能力有密切关系，研究证明，女性有维持正常月经周期的脂肪最小值，从而具备生育能力。对于成年女性，脂肪的过度减少会不知不觉地造成停止排卵或症状明显的闭经。准妈妈过度减肥，会造成体内性激素紊乱，可能导致胎儿性发育畸形。

❁ 断绝胎儿营养来源，影响胎儿发育

胎儿发育需要全面营养供应，蛋白质是人体的主要建筑材料，脂类同样是细胞膜、脑、神经组织不可缺少的构筑物质，各种维生素、无机盐、微量元素在胎儿旺盛的细胞分裂、组织增生、器官形成过程中，不仅是构成基建物质（钙、铁、钠、钾），还起到生化代谢的辅酶作用，都是胎儿生长发育所不可缺少的。这些物质需要源源不断地摄入和吸收。

那么准妈妈该怎么减肥呢？准妈妈在减肥的过程中又容易走进哪些误区呢？

❁ 误区一：无糖低碳减肥法，只是暂时让你变瘦了

不是所有的减肥方法都是值得学习，就像无糖低碳减肥方法，大家就要好好的认识。所谓无糖低碳减肥法就是在减肥期间绝对不可以吃主食，可以吃各种肉类，生的蔬菜，低糖水果或者是生的、硬的水果。有四样食物被称为减肥"四害"——糖、米、面、土豆，因为这些都属于高糖类，减肥之后可以吃点，但要吃粗粮，糙米。这种方法甚至还被一些人士称为永久性瘦身

方式。

这个方法在短期内减重明显，在起初 4 ~ 7 天里，体重明显下降。但是，每 1 克糖类需要结合 4 克水，以糖原的形式储存在肝脏和肌肉中，也就是说，当开始节食的几天，机体消耗量所有的储备糖原（大约 500 克），你还会失去大约 2 千克的水分。所以在减轻的 5 斤多体重里，不会有一点点脂肪。一旦恢复到正常的饮食，糖原的储备会立刻恢复，连同相应的水分。因此，体重减少也只是重量减少，而没有脂肪的减少。人们却错误地认为，他们在快速的减去脂肪。

但是，潜在的问题就出现了。一旦他们终止了减肥饮食，由于此时他们的肌肉比开始减少了很多，所以身体需要的热量其实更少了，代谢率降低了很多，当糖原和水分储备恢复以后，体重会迅速增加，而且由于身体此时不需要那么多的能量，脂肪会更快的蓄积于体内，你会发现吃同样的东西，而你更容易长胖。这样的减肥方法，准妈妈们可要考量好。

✿ 误区二：膳食纤维减肥法，易导致营养不良

有些口感细腻的食物含有的膳食纤维反而更多，比如四季豆、香菇，实际上很多吃起来口感细腻的食物，比如蘑菇、豆子、魔芋等，它们也含有丰富的膳食纤维，只不过是可溶性纤维，而像芹菜、全麦面包等吃起来感到有

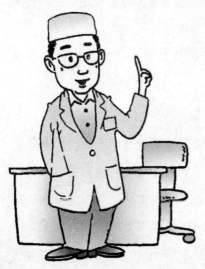

点粗糙的食物中含有的是不可溶性纤维，它们在肠道中各司其职。可溶性纤维能够减缓食物消化的速度，帮助排出多余的胆固醇；不可溶性纤维则能刺激肠道蠕动，让大便变得松软，防止便秘，帮助排出肠道中的有害物质，防止肠道不通导致的脂肪囤积，同时更降低患肠癌的风险。

过多的食用膳食纤维能束缚人体对维生素的吸收和利用。果胶、树胶和大麦、

小麦、燕麦、羽扇豆等的膳食纤维对维生素 A、维生素 E 和胡萝卜素都有不同程度的束缚能力。由此说明膳食纤维对脂溶性维生素的有效性有一定影响。而过量摄入，尤其是摄入凝胶性强的膳食纤维，如瓜尔豆胶等会有腹胀、大便次数减少、便秘等不良反应。另外过量摄入膳食纤维也可能影响到人体对其他营养物质的吸收。如膳食纤维会对氮代谢和生物利用率产生一些影响，但损失氮很少，在营养上几乎未起很大作用。

✿ 误区三：左旋肉碱减肥法，被夸大的神话

左旋肉碱是脂肪的运载工具，在脂肪代谢中不可或缺，但脂肪的消耗量并不完全取决于左旋肉碱。如果能量消耗不大，脂肪消耗不多，左旋肉碱的增加并不能有效促进脂肪的氧化功能。只有当人体处于剧烈运动时，能量消耗大，但是体内的左旋肉碱不能满足需要时，补充左旋肉碱，就可加快脂肪的新陈代谢速度。所以要通过左旋肉碱减肥，还要配合足够的有氧运动和适当的饮食，这样左旋肉碱才能发挥作用。若是单独使用左旋肉碱，可能无法有效减肥脂肪，不过它依然可以影响机体的脂肪代谢，使其消耗脂肪的速度与比例大于肌肉的流失速度，并使节食阶段的耐受力提高。

因此，左旋肉碱并不是完全的谎言，而是被夸大的神话。它的主要作用是燃烧脂肪，和减肥不是一码事。要想用左旋肉碱减肥，除了要它燃烧脂肪，还要配合大量的运动，严格控制饮食。而这些，对准妈妈来说，都是不好的。

美食加运动，告别双腿水肿

准妈妈到了孕中期，尤其是孕后期，时常会感觉到自己的两个腿脚有一种胀胀的感觉，脚肿得像大了一圈似的，以前穿着合适的鞋子也突然变得小了好多，勒得难受。准妈妈都知道这是孕期水肿，很多准妈妈都会经历的。可是孕期为什么会出现水肿呢？应该怎样才能缓解下孕期水肿带来的不舒服呢？

孕期水肿一般来说与身体的内分泌发生改变有关，怀孕后胎盘分泌大量的雌激素，促进了水分和盐分在人体内潴留的作用，所以产生了水肿的现象。而准妈妈在妊娠后，从6周开始血容量就逐渐增加，34周达到高峰，并在这个水平上一直维持到产后两周才恢复到孕前水平。血容量可比非孕期增加40%左右，所以血容量增加后，组织间液也会增加。由于血液增加时，血浆的增加比血球等的增加要多，所以，血液成分会相对稀释，血浆白蛋白的相对浓度也比非孕期时要低。而血浆白蛋白是维持血浆渗透压的主要成分。孕期血浆渗透压要比非孕期低。这样就使血流中的水分容易渗透到组织间液中，从而造成下肢水肿。

另外，到了孕中晚期的时候，准妈妈妊娠期水肿是血管内的液体成分渗出血管，积聚在组织间隙中造成的。一般来说孕期水肿容易发生在怀孕28周以后。因为准妈妈的子宫此时已大到一定程度，增大的子宫压迫了盆腔和下肢的静脉，使下腔静脉的回流受到不同程度的阻碍，因此，导致了下肢的水肿。

大概有一半的准妈妈会在妊娠晚期出现脚肿的现象，具体表现为用手指按压脚踝或小腿的前方时，可出现凹性水肿，有些严重的水肿还会延伸到大腿或腹部，甚至全身。一般来说，孕期水肿是孕晚期常见的一种反应，如果不严重的话一般不需要做特殊的治疗，但如果水肿已经超过了小腿的部位，或者经过卧床休息后，第二天水肿还是不能消失，则建议到医院去检查，看这些水肿是否属于其他疾病所发出的信号，如妊娠高血压、心脏病、肾病等。另外还有一种情况是孕期体重增长过快，每周的体重增长超过500克的准妈妈，即便没有明显的水肿，也应该到医院检查，看是否存在有钠水潴留的问题。像这些病理性的情况如果不及时处理，则可能会严重影响准妈妈及胎儿的健康，所以，准妈妈平时应该细心观察。

孕期水肿是正常的一种现象，准妈妈只要做好预防，平时多休息，就可以有效缓解了，分娩之后水肿的症状就会消失。

✿ 适当的控制水分

如果准妈妈有严重的手脚水肿的话，在平时喝水的时候一定要控制好水量。

✿ 多吃一些清淡的食物

有的准妈妈口味比较重，吃的东西味道比较喜欢刺激性的，专家提醒，准妈妈出现水肿的时候，要多吃一些清淡的食物，做菜的时候调味料也要配合好，不要太咸。

✿ 多吃青菜和水果

在生活中，很多人都不怎么喜欢吃青菜，也有些人不喜欢吃水果，其实青菜、水果含有多种维生素，对人体是非常有益的，尤其是对孕期母婴有促进吸收和保持维生素的平衡作用。所以准妈妈一定要多吃青菜、水果，这样对水肿有很大的帮助。

✿ 适当的补充蛋白质

准妈妈要适当地补充蛋白质，富含蛋白质的世无忧鱼、虾、肉、蛋还有畜禽类，另外还有牛奶、豆类以及肝脏类，这些含有的蛋白质都非常丰富。每天适当的食用可以平衡人体的蛋白质，也能帮助准妈妈调节水肿。

✿ 适当运动，缓解水肿

下半身的静脉血很难返回心脏是因为人类的心脏离脚实在太远了。静脉血是依靠肌肉的收缩和血管里的某种"阀门"而被送回到心脏的，因此平躺后把脚稍稍抬高能够使血液更容易回到心脏，水肿也就比较容易消除了。

（1）适当散步。借助小腿肌肉的收缩可以使静脉血顺利地返回心脏，因此，散步对于水肿的预防是很有效果的。

（2）游泳。游泳也是锻炼腿部的一种运动。所以在得到医生的允许之后，就试着游泳吧！

（3）台阶运动。利用台阶，双脚做上下运动，能锻炼小腿的肌肉，从而有助于预防水肿。准妈妈肚子变大很容易失去平衡，所以运动时一定要扶住柱子、墙壁或是桌子等东西。

（4）按摩。通过按摩促进血液循环对于水肿的预防也是很有效的。要记住按摩时要从小腿方向逐渐向上，这样才有助于血液返回心脏。睡前进行按摩，可以解除腿部酸痛，有助于睡眠。洗澡时按摩也是个不错的选择。

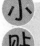 **坐着的时候，把脚稍稍垫高**

能使腿部积存的静脉血能够回到心脏，水肿就比较容易消除了。坐在椅子上的时候，可以把脚放到小台子上；坐在地板上的时候，就用坐垫把脚垫高；平躺的时候，就在脚下垫一床被子把脚抬高。

小贴士

如果通过休息、饮食和运动后水肿仍不消退，甚至还有加重的迹象，准妈妈不能麻痹大意。应该尽快到医院就诊。准妈妈要特别留意，如果出现以下几种情形，一定要去医院进行检查：水肿出现在早晨，手指肿胀，戒指难以脱下；体重在1周内增加1斤以上；感觉大腿外侧发麻、指尖刺痛或者没有感觉。总之，准妈妈要定期产检，做好血压、体重和尿蛋白的监测，注意有无贫血和营养不良。如果水肿现象严重，必要时要进行利尿治疗。

 # 呵护胸部，为身材加分

准妈妈们先来了解下整个孕期，乳房都是在发生着怎样的变化？

当怀孕至第5周左右，准妈妈通常会出现各式各样的害喜症状，此时乳房也开始改变，例如乳头变深、乳房正下方的血管越来越明显；怀孕3~4个月，大部分人的乳房已开始变大，除了些微疼痛，偶尔还会摸到一个个小肿块，这是乳腺发达以及荷尔蒙分泌增加的缘故。另外，乳房表皮正下方会持续出现静脉曲张，乳头颜色也会变的更深。这些变化是为了以后分泌乳汁所做的准备，所以不必太紧张。几乎所有准妈妈都会有肿胀的感觉，只是有些人并不会明显感觉疼痛，但有些人疼痛感甚至会持续到分娩以后。为了产后喂养宝宝，也为了产后自身形态更加优美，准妈妈一定要认真呵护乳房，做好乳房保健。

❀ 清洗乳房，防止乳腺炎

一对丰满挺拔的乳房，不但是女性曲线体形健美所不可缺少的，更是孩子出生后能够得到充分乳汁的健康保障。如果乳头已经凹陷的，怀孕后又不采取措施，分娩后乳房胀满，婴儿吮吸困难，乳汁大量积聚在乳房中，很容易引起乳腺炎的发生。因此每次在清洗完乳房和乳头后，在乳头和乳晕表面涂上一层油脂，或经常用水或干毛巾擦洗乳头，增加皮肤的坚韧性，以便以后经得起婴儿的吸吮而不易破损和皲裂，减少乳腺感染和哺乳困难的发生。

如果准妈妈的乳头为内陷型，则在妊娠晚期应该积极纠正，以利于分娩后婴儿正常吸乳。通常可以一手托起乳房，另一手手指拉住乳晕部，向外牵拉乳头，向上下左右转动或捻动。若能坚持一段时间，乳头内陷可以得到纠正。但是牵拉乳头时动作要轻柔，以免反射性引起子宫收缩，导致早产。

❀ 多吃有利于乳房健康的食物

（1）蔬菜水果类：番茄、胡萝卜、菜花、南瓜等这些蔬菜对准妈妈有好处，水果中木瓜可以丰胸，对孕期女性一样有效，对乳房也有维护作用。每天要保证足够量的水果蔬菜，对乳房的健康很有帮助。

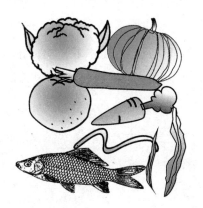

（2）鱼类和海产品：黄鱼、泥鳅、海带等，多吃鱼和海产品不仅可以保护乳房，还能促进宝宝的大脑发育，使宝宝更聪明。

（3）坚果类：杏仁、核桃、芝麻等含有丰富的蛋白质，也含有大量的抗氧化剂，还能抗癌呢。而且吃这些能让乳房变得更有弹性。

（4）牛奶类：牛奶中有大量的钙质，有益于乳腺健康，还能帮助准妈妈睡眠。

❀ 选择合适的内衣

随着怀孕月份的增加，乳房的乳腺组织逐渐发育到最完整。在此情形下，穿文胸的目的由"乳房变大"转为"给予良好的支撑"，就是要提供给日益变大、变重的乳房足够的支撑力和包容力。除了穿着时的美观外，准妈妈文胸在选择上更趋于功能取向，为乳房提供舒适的皮肤接触，便于产后哺乳，也预防了乳房的下垂，精挑细选也有一些学问。

（1）妊娠期间，准妈妈的体温较平时高，也比平时怕热，易流汗，选择穿着舒适的文胸是健康美丽的首选。建议选用质轻、吸汗、透气的材料。

（2）准妈妈的乳房变重了，乳腺组织日益发达，肩带的设计应宽一些，以加强拉力，给乳房提供足够的支撑，避免下垂。文胸的罩杯最好采用高弹性张力材质，可提供给乳房温柔无拘束的包覆。

（3）由于妊娠期间变大变重的乳房对于下胸围肌肉的压力较大，硬性钢丝的文胸容易压迫到下胸围及乳房，影响乳腺组织的发育，选择文胸的软性钢丝可以兼顾支撑性、舒适性与健康机能。

（4）妊娠后期，乳房开始少量分泌乳汁，容易在乳房上滋生细菌，产生异味；而且在生产哺乳期，乳头的卫生洁净非常重要。文胸罩杯的内里布最好采用抗菌防臭的材质，避免乳头因为细菌感染而发炎。

（5）怀孕初期还可以穿怀孕之前的文胸，在此之后，准妈妈要选择适合自己身体的内衣。通常怀孕后，准妈妈的胸部会增加2个罩杯以上，所以在胸罩的选择上，要能支撑乳房，应选择粗肩带、前系扣的胸罩，罩杯的选择要适当，太紧或太松都不好。

综上所述，购买前一定要量好三围的尺寸，测量的位置共分5处：上胸围、下胸围、腰围、臀围和身长。上胸围尺寸——乳房隆起的最高点；下胸围尺寸——紧贴乳房隆起处的下缘；腰围尺寸——上半身最细的那部分。建议，准妈妈购买文胸时基本上要选择 C～E 型的文胸尺码，下胸围尺寸选择范围在 70～90 厘米为宜，上胸围尺寸选择范围在 85～108 厘米为宜。

> 乳房是由丰富腺体组成的乳腺，由 15～25 个乳腺小叶组成，包埋在纤维组织和脂肪中。脂肪使乳房突起，乳房组织由胸壁至皮肤间的韧带支撑。自受精卵着床的那一刹那起，伴随着体内荷尔蒙的改变，乳房也做出相应的反应，比如乳腺组织增加、脂肪贮备增加等等，这本来是大自然赋予人类天性的功能，其作用是为了适应分娩后哺乳的需要，就是这样一个时期，正好与少女时代的第二性征发育期过程类似。所以，对于女人来说，孕期实际上还是丰胸美胸，让乳房再次发育的绝好时机。

产前吃巧克力，不一定对你好

据产科专家研究，临产前正常子宫每分钟收缩 3～5 次，而正常产程需 12～16 小时，总共约需消耗热量 6300 卡，这相当于跑完 1 万米所需要的能量。这些被消耗的能量必须在产程中加以进补，分娩才能顺利进行。

因此，不少营养学家和医生都推崇巧克力，认为它可以充当"助产大力士"，并将它誉为"分娩佳食"。原因是巧克力营养丰富，含有大量的优质糖类，而且能在很短时间内被人体消化吸收和利用，产生出大量的热能，供人体消耗。据测定，每 100 克巧克力中含有糖类 50 克左右，脂肪 30 克左右，蛋白质 15 克以上，还含有较多的锌、维生素 B_2、铁和钙等，它被消化吸收和利用的速度是鸡蛋的 5 倍、脂肪的 3 倍。产妇在临产前吃一、两块巧克力，就能在分娩过程中产生更多热量。因此，让产妇在临产前适当吃些巧克力，对其身体十分有益。

巧克力平日脆硬、入口即化的特殊口感来自可可脂。它是一种比猪油饱和程度还要高的植物脂肪，在巧克力中的含量为 40% 左右。但也有一些劣质巧克力用"代可可脂"掺入其中，其中含有氢化植物油，成本比真正的可可脂低多了。而氢化植物油中含有的"反式脂肪酸"对心血管的害处甚至超过饱和脂肪酸。可见，巧克力中富含饱和脂肪酸，而且劣质巧克力中可能含有反式脂肪酸，因此如果没有那么丰富的植物多酚来弥补，它们对心血管很可能具有不良影响。就我国市面上销售的绝大多数巧克力来说，其中含糖 50% 左右，蛋白质含量为 5% 左右，脂肪含量约 30%，水分含量仅 2% 左右，能量达 550 千卡以上，是粮食干制品的 1.6 倍。

其实，哪怕在平常，若问吃什么食品最能让人饱，最能抵抗饥饿，大部分人脱口而出的食品恐怕都是巧克力。人们习惯性地认为，脂肪多、糖多的食品最能引起饱感。可惜，这种说法并不怎么具有科学性。

巧克力含有 50% 的糖和 40% 的脂肪，可是，你真的需要这些物质吗？脂肪从你怀宝宝那时候起就在逐渐增加，到生宝宝的时候，你身体里的脂肪已经储备了至少十几斤，如果你不是生宝宝前还比较瘦的准妈妈，你真的还需要额外的巧克力供应吗？巧克力里的糖还会额外消耗你的 B 族维生素，而生孩子的时候你疲惫不堪，汗流涔涔，本来就会引发大量 B 族维生素的损失。因此对于脂肪含量足够的准妈妈，吃巧克力最大的好处就是让其中少量的咖啡因起到兴奋神经的作用。

要想你的胃里感受到饱，需要一定体积的食物，而巧克力体积实在是太小了，吃 180 千卡能量的巧克力，只有大约 35 克，根本不足以引起足够的饱腹感。而如果喝 180 千卡能量的牛奶或八宝粥，却有 300 克以上。喝豆浆体积就更大，在 2 个小时之内让人感觉相当饱。

然而，普通巧克力也并非一无是处。它是一种高能食物，因此更适合瘦弱的准妈妈食用，可提供一定数量的 B 族维生素和钾、钙、镁、铁等矿物质。不习惯直接吃巧克力的准妈妈可以冲泡牛奶，一同食用，使蛋白质、钙和 B

族维生素的含量增加，更有助于顺产。

除了巧克力，临产前的准妈妈还可以选择一些水果，如香蕉或橘子等，这类水果吃起来比较方便。在医院的十几个小时甚至二十几个小时的时间里，时不时吃些水果，也能为各种体型的临产妈妈补充体力。不过，还要注意粗纤维太多的蔬菜水果不宜多吃。粗纤维会产生较多的粪便，等正式开始用力屏气的时候可能把便便也一起屏出来，那会让自己相当难堪。同样的道理，辛辣或气味较重的大蒜、韭菜等的也最好少吃，不然苦了医生护士，尴尬了自己。

马上就要分娩，已经不存在宫缩或是流产的危险，所以各种食物基本上都可以吃，包括孕期不敢吃的大闸蟹等。如果是初产妇，从阵痛刚开始到正式分娩有十几二十几个小时，刚开始的痛并不太强烈，可以正常活动。因此在赶去医院前，正常得吃一顿好菜好饭好汤，再舒舒服服地洗个澡，然后收拾东西去医院。毕竟等进了产房要能再次吃到正常的普通饭菜、要好好洗个澡都不是那么容易的事情了。

 临产时的饮食原则

临近分娩，准妈妈要考虑的事越来越多。而有一项是不可忽视的，那就是分娩前的饮食。分娩是非常耗体力的活，如果饮食安排得当，不仅能补充身体需要，还能增进产力，促进产程发展，帮助产妇顺利分娩。那分娩前究竟该怎么吃才合理呢？

❀ 注意临产前营养的补给

临产之前，准妈妈为了宝宝能够平安的顺产，一定要注意临产前营养的补给，从而来为即将到来的分娩储备足够的能量，来确保在分娩过长的产程中，准妈妈有足够的力量促进子宫的收缩，顺利的生下一个健康的宝宝。因此，临产时准妈妈要吃饱喝足，对母婴双方的健康及分娩能否顺利进展，有着特殊的意义。

此时，由于阵阵发作的宫缩痛，常影响产妇的胃口。产妇应学会宫缩间歇期进食的"灵活战术"。饮食以富于糖分、蛋白质、维生素、易消化的为好。根据产妇自己的爱好，可选择蛋糕、面汤、稀饭、肉粥、藕粉、点心、牛奶、果汁、苹果、西瓜、橘子、香蕉等多样饮食。

❀ 逐日进食4~5次，少吃多餐

肌体需要的水分可由果汁、水果、糖水及白开水补充。留意既不可过于饥渴，也不能暴饮暴食。有些不懂营养学的女性以为"生孩子时应多吃鸡蛋长劲"，于是便一顿猛吃十个八个的，甚至更多。这种做法是十分愚昧的，经常适得其反。殊不知人体吸收营养并非是无穷制的，当过多摄进时，不但不能被吸收，还可能经肠道及泌尿道排出。多吃浪费是小事，由于加重了胃肠道的负担，还可以引起"停食"、消化不良、腹胀、呕吐，甚至更为严重的后果。产妇每顿吃1~2个鸡蛋足够，可再配些其他营养品。

❀ 饮食清淡、易消化

临产期间，由于宫缩的干扰及睡眠的不足，产妇胃肠道分泌消化液的能力降低，蠕动功能也减弱，吃进的食品从胃排到肠里的时间（胃排空时间）也由平时的4小时增加至6小时。因此，最好不吃不利于消化的油炸或肥肉类油性大的食品。临产时，若产妇恶心、呕吐、进食过少时，应及时告知医生。

这里推荐一些分娩前的饮食：面条鸡蛋汤、面条排骨汤、稀饭等半流质软食；牛奶、酸奶、巧克力等高能量食物。利窍滑胎食物有：冬葵叶、苋菜、马齿苋、牛乳、蜂蜜、慈姑、兔脑等。身体需要的水分可由果汁、水果、糖水及白开水补充。

再推荐几个临产前的饮食：

（1）优质羊肉350克，大枣、红糖各100克，黄芪、当归各15~20克，加1000毫升水一起煮，在煮成500毫升后，倒出汤汁，分成2碗，加入红糖。在临产前3天开始早、晚服用。这个方法能够增加准妈妈的体力，有利于顺利分娩。同时还有安神、快速消除疲劳的作用，对于防止产后恶露不尽也有一定作用。

（2）空心菜、糙米、精盐少许，清水适量，在锅内放入适量清水、糙米，煮至粥将成时，加人空心菜、精盐，再继续煮至粥成；冬苋菜、糙米、精盐少许，清水适量。在锅内放入适量清水、糙米，煮至粥将成时，加入冬苋菜、精盐，再旺火煮沸即成。准妈妈临产时食用，能滑胎易产。

除了分娩前的饮食，分娩中的饮食也应该有所注意。初产妇往往产程较长，如果不及时补充食物，很可能造成产妇体力透支，宫缩无力，严重危害到胎儿和母体健康。

要知道，自然分娩一共分为3个产程。顺产第1阶段：子宫颈扩张；顺产第2阶段：胎儿娩出；顺产第3阶段：胎盘娩出。准妈妈应该针对不同的分娩阶段安排饮食。

❀ 第一阶段：子宫颈扩张致，宫颈口张到十指

第一产程持续的时间较长，宫缩引起的阵痛让准妈妈不能好好休息，影响准妈妈的正常进食。接下来的分娩中要消耗大量体能，所以产妇必须补充能量，这个时期应选择包子，稀饭、清蛋糕这种柔软、易消化的食物。每次不必吃太多，要少食多餐。分娩过程中还会消耗水分较多，所以临产前可以吃含水分较多的半流质软食，如汤面、大米粥、鸡蛋羹等。若准妈妈宫缩很严重，太过疼痛不能进食，可以通过输入葡萄糖、维生素来补充能量。

❀ 第二阶段：胎儿娩出

第二产程子宫收缩频繁，强烈的子宫收缩会压迫胃部，引起呕吐。加上疼痛加剧、消耗增加，更需要补充一些能迅速被消化吸收的高能量食物。此阶段的产妇应尽量在宫缩间歇摄入一些果汁、藕粉、红糖水等流质食物。巧克力这种高能量的食物也能快速补充体力，帮助胎儿的娩出。

❀ 第三阶段：胎盘娩出

第三产程时间较短，一般不勉强准妈妈进食。如果产程延期，可以补充糖水、果汁等以免脱水或体力不支。

> **小贴士**　临产前只要是身体没有太大的不适，医生没有要求需要禁食，并且自己可以进食，一定要自己通过饮食来摄取足够分娩时所需要的营养。千万不要依赖医生为准妈妈输注的液体，因为任何液体的补充，都会给准妈妈带来一定的过敏反应，所以一定要注意。

孕晚期食谱秘笈

▶ **鱼肉馄饨**

食材 鱼肉 125 克，肉馅 75 克，绿叶菜、淀粉各 50 克，绍酒、熟鸡油、葱花各 5 克，味精、精盐各适量。

做 法

❶ 鱼肉剁成泥，加精盐拌匀，做成 18 个鱼丸。

❷ 砧板下铺些淀粉，把鱼丸放在淀粉里逐个滚动，使鱼丸渗入淀粉后有黏性，并用擀面杖做成直径 7 厘米左右的薄片，即成鱼肉馄饨皮。将肉馅做成 18 个馅心，用鱼肉馄饨皮卷好捏牢。

❸ 旺火烧锅，放入清水 1000 克烧沸，下馄饨，用筷子轻搅，以免黏结。用小火烧到馄饨浮上水面 5 分钟左右，即可捞出食用。

❹ 在汤中加精盐、绍酒，烧沸后放入绿叶菜，倒入盛有馄饨的碗中，撒葱花，淋鸡油、精盐即可。

营养秘笈

皮白肉红，质地滑嫩，鲜香可口。

▶ 玉米鸡蓉粥

食 材 米 30 克，玉米酱、鸡肉各 15 克，土豆 40 克。

做 法

❶ 土豆切皮，切成小丁；将米洗干净；鸡肉切成茸状备用。

❷ 将米、土豆和适量的水一起炖煮至熟烂，加入鸡肉煮至熟透。

❸ 加入玉米酱搅拌均匀即可食用。

营养秘笈

玉米含维生素 B_1、维生素 B_6 较多，能够提高准妈妈免疫力。

▶ 营养牛骨汤

食 材 牛骨 1000 克，胡萝卜 500 克，番茄、椰菜各 200 克，洋葱 1 个，黑胡椒 5 粒，精盐适量。

做 法

❶ 牛骨斩大块，洗净，放入开水中煮 5 分钟，取出冲净；胡萝卜去皮切大块；番茄切成小块；椰菜切大块；洋葱去衣切块。

❷ 烧热锅，下油 1 汤匙，慢火炒香洋葱，注入适量水煮开。加入各食材煮 3 小时，下精盐、黑胡椒调味即可。

营养秘笈

牛骨含丰富钙质，对准妈妈及胎儿都很有益，怀孕后期是胎儿骨骼形成的时候，特别需要钙质，因此建议常饮用牛骨汤。

▶ 豌豆虾丸汤

食 材 煮豌豆、虾仁、精盐、水、蛋清、胡椒粉、白糖、姜片各适量。

做 法

❶ 豌豆洗净，焯水；鲜虾去壳、洗净。将豌豆和虾仁分别剁成泥。

将虾泥和豌豆泥混合，加蛋清、精盐、胡椒粉、白糖往同一方向搅拌上劲。

❸ 开火烧水，快沸时加入姜片。用挖冰淇淋的圆勺把虾泥舀进汤里。转大火煮至虾丸浮起，调入精盐即可。

营养秘笈

豌豆营养丰富，尤其是蛋白质，蛋白质是构成人体细胞的重要组成成分，是构成人体内脏、肌肉以及脑部的基本营养素。

▶ 银鱼豆芽

食材 银鱼 20 克，黄豆芽 300 克，鲜豌豆、胡萝卜丝各 50 克，葱花、精盐各适量。

做 法

❶ 银鱼焯水，沥干；豌豆煮熟。炒锅加底油，葱花爆香，炒黄豆芽、银鱼及胡萝卜丝。

❸ 加入煮熟的豌豆，调入精盐即可。

营养秘笈

银鱼和黄豆芽都是钙质很好的来源，而且，也无须担心这样的补钙菜肴会有太多的脂肪，对准妈妈的体重造成负担。

▶ 木耳茭白

食材 茭白 250 克，水发木耳 100 克，鲜汤 20 克，泡辣椒碎 5 克，蒜片、淀粉、姜片各 10 克，葱花、精盐、味精、胡椒粉各适量，

做 法

❶ 茭白洗净，切成长 4 厘米的薄片；木耳洗净；将精盐、胡椒粉、味精、鲜汤、淀粉兑成芡汁。

❷ 锅置火上，放油烧热，下泡辣椒碎、姜片、蒜片炒香。再放入茭白片、木耳炒至断生，放入葱花及芡汁，待食材成熟收汁后，出锅装盘即可。

营养秘笈

木耳是补血、降压佳品，尤其适宜血压偏高的准妈妈食用。

▶ 奶油双珍

食材 菜花、西兰花各 200 克，粟米、胡萝卜丁、面粉、植物油、鲜奶、精盐、胡椒粉各适量。

做 法

❶ 粟米淘净沥干；菜花、西兰花掰成小朵，沸水中焯 1 分钟冲凉沥干。

❷ 将菜花、西兰花用油炒熟盛在盘中。在锅内余油中放面粉，小火炒至黄色，加入鲜奶，拌匀，再加精

盐、胡椒粉、粟米、胡萝卜丁，炒匀后淋在菜花、西兰花上。

营养秘笈

富含蛋白质、脂肪、糖类、维生素 K 等营养素，产前吃可预防生产时大出血，产后可增加母乳中维生素 K 的含量。

▶ 牛肉烩

食材 西兰花、黑木耳、瘦牛肉、洋葱、山茶油、红酒、红糖、酱油、黑胡椒粉、精盐各适量。

做 法

① 牛肉切小片用红酒、红糖、酱油、鸡精、精盐和黑胡椒腌 30 分钟；

② 用少量山茶油和洋葱炝锅，放入牛肉、西兰花。待牛肉变色，加入适量腌牛肉的调料，翻炒均匀即可出锅。

营养秘笈

红酒腌牛肉不但可以去腥，还有助于消化。不必担心酒精会影响到胎儿，因为酒精会在炒制中完全被挥发。

孕晚期运动方案

怀孕后期，也就是 8 ~ 10 个月，尤其是临近预产期的准妈妈，运动以"慢"为主，因为此时要防止早产。另外，孕晚期的准妈妈，因为体重增加，身体负担重，运动时一定要特别注意安全，运动尤其以慢为主，不能过于疲劳，凡事要注意安全。在整个妊娠期，准妈妈要根据自己的基本状况来选择何种运动，同时在运动中要根据自己感觉的舒适程度及时调整，如果身体感到不适必须立即停止运动，向医生咨询。

此时，稍慢的散步加上一些慢动作的健身体操，对于准妈妈来说就是一种很好的运动方式。这时的运动要为分娩做准备，而且胎儿也在逐步成形，要让宝宝发育得健康。可以尝试一下伸展运动：屈伸双腿；轻轻扭动骨盆；坐在垫子上屈伸双腿；平躺下来，轻轻扭动骨盆；身体仰卧，双膝弯曲，用手抱住小腿，身体向膝盖靠等简单动作都是孕后期女性可选择的运动，这会有助于肌肉的伸展和放松，减轻诸如背痛等问题，使你感觉比较舒服。做操时间无须太长，动作要慢。

在散步的同时，准妈妈还要加上静态的骨盆底肌肉和腹肌的锻炼，这不仅有利于分娩，还让宝宝发育更健全，更健康，增强宝宝的活力。所以，这个时期在早上和傍晚，做一些慢动作健身体操是很好的运动方法。

孕10月的准妈妈可以做一些临产前的准备。可以进行下蹲运动，使骨盆关节灵活，增加背部和大腿肌肉的力量和会阴的皮肤弹性，有利于顺利分娩。

准妈妈适当做运动是必要的，但也要根据自身的状况选择何种运动，同时在运动中要根据自己感觉的舒适程度及时调整。运动时要注意冷热，可能的话，最好有朋友或家人陪伴，运动量要适度，运动前后注意补充水分。任何时候都不应有疼痛、气急、虚脱、头晕等不适反应。如有上述情况发生，必须立刻停止运动，向医生咨询。

那么孕晚期应该如何进行运动呢？

❀ 方案一：散步

在妊娠末期，散步可以帮助胎儿下降入盆，松弛骨盆韧带，为分娩做准备。在产程中散步，可促使胎头由枕后位或枕横位旋转成枕前位，使分娩更顺利，加快产程进展。

但是由于肚子越来越大，身体会越来越笨拙，站立行走往往不那么灵活，所以一定要多加注意，稍有不慎，就会给宝宝造成不良影响。因此在散步的过程中，一旦感觉疲劳，马上要停下来，找身边最近的凳子坐下歇息5~10分钟。如果没有条件在公园里散步，可以选择交通状况不太紧张的街道，以避免过多吸入有污染的汽车尾气。在走路的姿势上身体要注意保持正直，双肩放松。散步前要选择舒适的鞋，以低跟、掌面宽松为好。心情要尽可能愉快、放松。

❀ 方案二：呼吸运动

分娩过程呼吸是很重要的，可以帮助产妇在分娩过程中正确用力，保证分娩的顺利进行。因此，掌握正确的呼吸方法对准妈妈来说很重要。

第一产程早期宫缩很轻微，你可以在整个宫缩期间做深度均匀的呼吸。不要紧张，每次宫缩都要均匀而缓慢地呼气。当宫缩过后深吸一口气松弛一下。宫缩消失的时候，仅用口呼吸，不要换气过度，以免身体缺乏二氧化碳，导致接下来的生产乏力。第二产程开始后，作深吸气并忍住，使气往下压，使得骨盆底往外膨出，使推力长而平稳。如宫缩仍强烈，再重复1次，宫缩过后要宫缩过后要慢慢地、轻轻地躺下。腹式深呼吸具有稳定情绪的效果。反复地做，可减弱因子宫收缩而引起的强烈刺激。此外，腹式深呼吸还可防止胎儿氧气补给功能的低落，借此项运动，可松弛产道周围肌肉的紧张，促进子宫口扩张。

✤ 方案三：准妈妈助产休操

（1）跪坐调息：跪坐，脚背贴地，两膝盖、两脚尖并拢，脚跟分开。双手手心向下，分别置于大腿上，上身挺直，闭眼，感受呼吸，平静思想。根据自己的身体情况决定运动时间，最好是在饭后进行，这样有助于消化，练习时间由短至长，以舒服为度。这种运动可以锻炼大腿和小腿肌肉，使下肢更有力量，有助于顺利生产。注意事项：患严重关节炎、静脉曲张的准妈妈忌做。

（2）坐姿展髋式：坐下，双脚向趾骨方向拉近，脚掌合对，脚跟尽量接触会阴部。屏住呼吸6秒钟，躯干和脖子挺直，两膝尽量贴近地面展开，双手抱住脚趾，或放在膝盖上。呼气3秒钟，还原。这种运动伸展下肢，可以加强大腿内侧和骨盆区域的肌肉，为生产做好充足准备。注意事项：患严重关节炎、痔疮、下腹部炎症的准妈妈忌做。

（3）平蹲式：吸气2秒钟，手心向下，伸直双臂从体前抬起至与地面平行，同时跷起脚跟（如不能保持平衡，可以采用双手扶住椅子或窗台的方法做跷起动作）缓慢向下蹲。呼气2秒钟，保持手臂平伸及跷脚下蹲的姿势，大腿压在小腿肚上。吸气2秒钟，保持跷脚姿势慢慢站起。呼气，还原。这种运动加强大腿和骨盆肌肉，使生产更加顺利。注意事项：如果感觉踮脚吃力，可采用不踮脚的方式来做。有眩晕、严重关节炎的准妈妈忌做。

❀ 方案四：准妈妈局部体操

（1）腰部运动：以双手扶椅背面慢慢吸气，同时手臂用力，脚尖立起，使身体向上，腰部挺直，使下腹部紧靠椅背，然后慢慢呼气，手臂放松，脚还原，早、晚各做 5～6 次。这样做可以在生产时加强腹压及会阴部弹性，使宝宝顺利产出。

（2）腿部运动：以双手扶椅背，右腿固定，左腿做360°转动，做完还原，换腿继续做，早晚各做 5～6 次。这样做可以加强骨盆附近肌肉及会阴部弹性。

（3）腹式呼吸运动：平卧在柔软的地垫或床上，腿稍屈，闭口，用鼻吸长气，使腹部凸起，肺部不动，吸气越慢越好，然后慢慢吐出，使腹部渐平。每天早晚各做 10～15 次即可。如此做在生产前阵痛时可以松弛腹部肌肉，减轻痛苦。

（4）闭气运动：平躺深吸两大口气，立即闭口，努力把横隔膜向下压如解大便状（平时在家练习时勿真的用力），每天早晚各做 5～6 次。这个动作平时可练习，在生产时子宫口全开之后做，可加强腹压帮助宝宝较快产出。

小贴士

准妈妈最好每天都能保持一定的运动量，增加血液循环，加强心肺功能。运动时配合呼吸法一起进行，有助于生产顺利之余，平时练习则可减轻腰痛、痔患及产后小便失禁的情况。

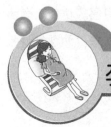

第四章

孕期疾病不用慌，对症饮食有妙方

妊娠期咳嗽

妊娠期间久咳不已，甚或五心烦热，入晚咳嗽尤剧，胎动不安者。前人称为"子咳""子嗽"。《诸病源候论》有"妊娠咳嗽候"的记载，"子嗽"则见于宋代《女科百问》一书。《妇人大全良方》谓："其嗽不已，则传于腑，妊娠病久不已，则伤胎也。"现代临床上本病较为多见，且易反复发作，患者颇感痛苦，应予及时治疗，以防发生变证。以上说的就是"妊娠咳嗽"。

怀孕期间咳个不停，是许多准妈妈曾有的惨痛经验，捧着肚子，不敢用力咳，生怕宝宝会提早报到；若一不小心咳到尿失禁，更是令人困窘。所以，怀孕咳嗽是令准妈妈及产科医生苦恼的症状，若咳得太多或太过激烈，使腹压增加，会导致流产或早产。

为什么准妈妈会咳个不停呢？可能的原因之一是感冒引起，所以其治疗方法就如同治疗一般的感冒一样。但是千万别自作聪明，乱服成药（中药、西药都一样），因为有些治疗咳嗽的中药、西药对胎儿会有影响。要治疗，一定要到医院找医生诊治，这样才不会祸及胎儿。也有的准妈妈咳嗽却不是感冒引起的。依照中医的说法，这些准妈妈原本体质就比较阴虚，只要一怀孕就会咳嗽，一直咳到胎儿出生为止，大大损害了胎儿健康。这时的治疗方法就不同于感冒所引起的咳嗽，必须着重于止嗽、养阴润肺。

妊娠期咳嗽，准妈妈们又不能吃药，因此就要靠饮食调理。主要包括这些膳食原则：禁食辛辣温燥等刺激性食物，戒烟、酒，包括远离二手烟环境；饮食应清淡，宜多食米粥、汤面等半流质食物；多食新鲜蔬菜、水果等，这不仅能补充多种维生素和无机盐，而且具有清痰、祛火、利便等功能。忌食油腻、黏滞、酸腥的食物；应多食止咳化痰、润肺止咳的食物，如秋梨、枇杷、银耳、莲子、冰糖、蜂蜜等。

▶ 西瓜露

食材 西瓜 750 克，白糖 450 克，湿淀粉 75 克。

做法

① 将西瓜瓤用刀铲出，弃掉瓜子，将瓜瓤切丁。

② 将锅洗干净，注入沸水，放入白糖，待溶解后用湿淀粉打芡，加入西瓜瓤丁搅匀，倾入汤盆里即成。

营养秘笈

生津止渴，润肺化痰。适宜于妊娠咳嗽者食用。

▶ 萝卜杏仁猪肺汤

食材 白萝卜 500 克，苦杏仁 15 克，猪肺 250 克，生姜 10 克，精盐、大蒜、大葱、酱油、味精各适量。

做法

① 猪肺洗净放沸水中烫过，汆去血水，切成块备用；白萝卜洗净去皮切片；生姜切碎。

② 白萝卜片、生姜与猪肺块一起在食油热锅中煸炒后，加适量清水，置砂锅中武火烧沸，改用文火煨炖，至熟烂后加入调味品服食。吃猪肺、白萝卜，饮汤。每日 1 剂，分 3 次食完，连续服 5～7 日。

营养秘笈

清热化痰，止咳安胎。适用于痰火扰肺之妊娠咳嗽者。

▶ 浙贝百合汤

食材 浙贝母 10 克，百合 15 克，荸荠 50 克，大鸭梨 100 克，冰糖末适量。

做法

① 将荸荠洗净切碎；鸭梨洗净去皮、核，切成片。

② 上述材料与浙贝母一同放锅中，加入适量清水和冰糖末，用文火

煮沸 20 分钟即可服用。吃梨、荸荠饮汤。每日 1 剂，分 2 次服完，连服 3 ~ 5 日。

营养秘笈

清热化痰，生津润肺，止咳安胎。适用于痰火扰肺之妊娠咳嗽者饮用。

▶ 香油藕丁

食 材 白嫩莲藕 200 克，白糖 20 克，生姜、香油各 10 克，米醋、精盐、红辣丁各适量。

做 法

❶ 姜洗净，切成丝；藕洗净，削去边皮成一个长筒形。横刀将藕切成很薄的片且不散开，装入盘中，放精盐、凉开水浸泡。

❷ 将白糖、米醋、姜丝、红辣丁撒在藕上，腌一段时间淋上香油即可食用。

营养秘笈

此菜色白脆嫩，润甜清香，营养全面，含有蛋白质、脂肪、钙、磷、铁、维生素 A、维生素 B_1、维生素 B_2、维生素 C、烟酸，是准妈妈夏令佳品。适宜于妊娠咳嗽者食用。

▶ 凉拌桔梗

食 材 鲜桔梗根 300 克，香油、精盐、米醋、大蒜泥、葱丝、生姜丝、白糖、熟芝麻各适量。

做 法

❶ 将桔梗洗净，剥去皮，撕成条，撒上精盐揉搓片刻，在清水中漂洗，反复揉搓漂洗几遍，洗干净后，再用少许精盐腌上。

❷ 将腌好的桔梗挤去水后，放入干净盆中，加入香油、米醋、大蒜泥、葱丝、生姜丝、白糖、熟芝麻，拌和均匀，入味，装入盘中，即可佐餐随意食用。

营养秘笈

散寒解表，宣肺止咳。适用于妊娠咳嗽者食用。

▶ 虾酱拌苏叶

食 材 紫苏嫩叶 300 克，虾酱、精盐，味精、香油、白糖、米醋、蒜泥各适量。

做 法

❶ 紫苏叶择洗干净，沸水焯熟，

清水浸洗，沥去水，改刀成段。

❷ 将紫苏叶放入盆中，加入虾酱、精盐、味精、香油、白糖、蒜泥、米醋，调拌均匀，装入盘中，即可佐餐，随意食用。营养秘笈：疏风散寒，止咳定喘，理气安胎。适用于外感风寒之妊娠咳嗽者。

妊娠期感冒

因为妊娠期的特殊性，原本常见的感冒也会让准妈妈感觉如临大敌，担心感冒对胎儿有影响不敢轻易吃药。其实多数女性在妊娠期间比平时更容易感冒，由于妊娠期间抵抗力减弱，身体容易疲劳，所以更易导致感冒。只要弄清楚感冒的病因和对宝宝的影响及时处理防治，就不必过分担忧。

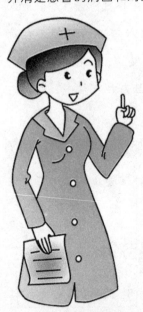

中医认为，感冒需要辨证治疗，分风寒感冒和风热感冒治。风寒性感冒表现是明显受凉，比如淋雨、吹空调等，患者有恶寒发热、头痛、关节疼痛、打喷嚏以及流清鼻涕等。而风热性感冒表现多是轻微的发热、头痛、咽痛以及咳嗽等。很多情况下，风寒性感冒会转化成风热性的感冒。此外，风热性的感冒还包括一些流感，传染性的感冒。

一般的感冒，症状较轻，如流清涕，打喷嚏等，对胎儿影响不大，也不必服药，休息几天就会好。但妊娠早期（5～14周）是胎儿胚胎发育器官形成的时期，若患流行性感冒，且症状较重，则对胎儿影响较大，此间服药对胎儿也有较大风险。目前已知与人类有关的流感病毒有300多种，其中有13种病毒在感染母体后可影响到胎儿的生长发育，出现低能、弱智及各种畸形。

另外，妊娠后，准妈妈体内酶有一定的改变，药物不易解毒和排泄，可有蓄积性中毒，在孕早期胎儿器官形成时，药物对胎儿有一定的影响，故感冒最好不吃药。但一些疾病本身对胎儿、母亲的影响远远超过药物的影响，这时，就应权衡利弊，在医生指导下，合理用药。

准妈妈在轻微感冒期间，还可以运用以下方法提高抵抗力，治疗感冒：感冒初起喉头痒、痛时，立即用浓盐水每隔 10 分钟漱口及咽喉 1 次，10 余次即可见效；喝鸡汤可减轻感冒时鼻塞、流涕等症状，而且对清除呼吸道病毒有较好的效果。经常喝鸡汤可增强人体的自然抵抗能力，预防感冒的发生；在保温茶杯内倒入 42℃ 左右的热水，患感冒者将口、鼻部置入茶杯口内，不断吸入热蒸气，1 日 3 次。无论采取哪种方法，多喝水是不可少的。多喝水，多排尿，体内新陈代谢所产生的废物就可及时排出体外，有助于准妈妈感冒的痊愈。

对于孕期需要补充营养的准妈妈来说，食疗防治感冒也是不错的选择。

▶ 葱姜汤

食 材 生姜 3 片，生葱 3 段，红糖适量。

做 法

先把生姜，红糖加一碗清水用慢火煎开，然后加入葱段再煎 5 分钟即可。

营养秘笈

本汤有辛热解表的作用，适合准妈妈感冒初期饮用。

▶ 葱豉豆腐汤

食 材 豆腐 2 块，葱白 3 根，淡豆豉 10 克。

做 法

把豆腐放到油锅中煎至淡黄色，然后加入淡豆豉加入适量的清水煎至大半碗，再加入葱段即可。

营养秘笈

对于感冒初期的准妈妈而言，只要趁热喝下这碗葱豉豆腐汤就可起到解表散寒的作用。喝完之后一定要特别注意保暖，才能使其发挥出最好的功效。

▶ 腐竹白粥

食 材 腐竹 10 克，大米 50 克，精盐适量。

做 法

将洗干净的腐竹同大米加入适量的水一起熬成粥，等粥稠后加入精盐和葱花进行调味，然后趁热食用就可以了。

营养秘笈

准妈妈在易感冒的季节食用，可预防感冒。

▶ 姜丝萝卜汤

食材 姜丝 10 克，萝卜 30 克，红糖适量。

做 法

先将萝卜切成片，然后加入水煮开，等萝卜片煮好了，在加入生姜丝在煮 15 分钟，然后加入适量的红糖就趁热饮用。

营养秘笈

姜中的姜辣素、姜油酮可以发汗，赶走体内蓄积的热气，尤其是水分较少的老姜，促进血液循环效果更好，添加红糖则可补充热量。但姜汤只适用于外感风寒。

▶ 红萝卜马蹄粥

食材 红萝卜、马蹄各 200 克，大米 50 克

做 法

先将红萝卜切成片，把马蹄拍裂，然后加入适量的水一起放入锅中煲成粥，等粥好了之后加入适当的调味品即可。

营养秘笈

适用于准妈妈风热感冒。

▶ 葱蒜粥

食材 葱白 10 根，大蒜 3 瓣，大米 50 克。

做 法

将葱白、大蒜切碎，加水和大米一同煮成粥，趁热服下。

营养秘笈

感冒时多喝热粥，有助于发汗、散热、祛风寒，促进感冒的治愈。同时，感冒后胃口较差，肠胃消化系统不好，喝粥可以促进吸收。另外，喝粥可以起到保护胃黏膜的作用。

妊娠期呕吐

妊娠呕吐分为妊娠普通呕吐和妊娠剧烈呕吐。

大部分女性妊娠期间都会出现早孕的反应，大约从第5周开始（也有更早些开始的）会发生孕吐，8～10周达到高峰，孕12周左右自行消失。特别在早、晚会出现恶心，没有任何原因就发生呕吐。本来正在安稳地吃饭，可一闻到味道就恶心。食欲彻底消失了，体重也下降了，大都伴有各种类型的头痛。这些都是普通的妊娠早孕反应；妊娠剧吐是指准妈妈妊娠5～10周频繁恶心呕吐，不能进食，排除其他疾病引发的呕吐，体重较妊娠前减轻不小于5%、体液电解质失衡及新陈代谢障碍，需住院输液治疗。发生率为0.5%～2%。妊娠剧吐与普通呕吐有所不同，主要表现为频繁恶心呕吐，不能进食，以至于发生体液失衡及新陈代谢障碍，甚至危及准妈妈生命。

怀孕了为什么会出现恶心、呕吐的现象呢？这主要是由于增多的雌激素对胃肠内平滑肌的刺激作用所致。轻微的恶心呕吐可以不必进行治疗，更不要禁食或少吃。虽然恼人的妊娠呕吐让你苦不堪言，但这也是腹中小宝宝告诉你他的存在。因此，在这段时间，准妈妈可以用按摩和饮食来缓解孕吐。

✿ 足部按摩缓解法

用手拇指按揉足部冲阳（足背最高处，当拇长伸肌腱和趾长伸肌腱之间，足背动脉搏动处）、太白穴（位于足内侧缘，足大趾本节——第1跖骨关节——后下方赤白肉际凹陷处）各10分钟，每日1～3次；轻轻按揉足部胃、肝脏、生殖腺、甲状腺反射区各3～5分钟，揉足腹腔神经丛、肾脏、输尿管、膀胱、肾上腺反射区各3分钟，每日1～2次；揉按足部内庭穴（足背第二三趾的趾缝纹头后凹陷中）10分钟左右；按压足部厉兑（足第2趾末节外侧，距趾甲角0.1寸）、隐白（足大趾内侧，趾甲角旁开0.1寸）两穴10～25分钟。对于症状严重者，在足部按摩治疗的同时，可揉按手食指指甲旁的商阳穴（手食指末节桡侧，距指甲角0.1寸）3～5分钟，每日1次。

❀ **饮食缓解法**

孕吐期间平时应该以清淡、易消化的食物为主，尽量摄入一些糖类及含维生素丰富的食物，以保证准妈妈身体的基本需要，如烤面包干、苏打饼干、酸奶、豆浆、胡萝卜汁、鲜果汁及西瓜等各种新鲜水果。

一般孕吐以早晨和饭后较重，起床前准妈妈可吃些干的食物，如烤馒头片或水果。孕吐较轻者，可适当吃些鸡蛋、鱼、虾及豆类制品，如煮鱼片、盐水虾、拌南豆腐、土豆、鸡蛋、沙拉等少油清淡且含蛋白质丰富的食品。如果准妈妈对甜食能耐受，可吃些巧克力、果酱、蜜饯等，以提高热能摄入。

值得注意的是，我国民间历来有用酸性食物来缓解孕期呕吐的做法，甚至有用酸性药物止呕的做法。这些方法其实是不可取的。大量的酸性食品可使体内碱度下降，容易引起准妈妈疲乏、无力。长时间的酸性体质，不仅容易使母体罹患某些疾病，更重要的是会因此而影响胎儿正常、健康地生长发育，甚至可导致胎儿畸形。因此，孕期呕吐最好不要过多食用酸性食物。

▶ **陈皮卤牛肉**

食材 瘦牛肉、酱油、陈皮、葱、姜、糖、酱油各适量。

做法

❶ 陈皮用水稍微泡软；葱洗净切断；牛肉洗净切成薄片，加酱油拌匀，腌10分钟。

❷ 腌好的牛肉一片一片放到热油里，油炸到稍干一些，爆香陈皮、葱、姜，然后加入酱油、糖、水和牛肉稍炒一下。

❸ 取出牛肉，其余小料炖至卤汁收浓，浇到牛肉上即可食用。

营养秘笈

瘦肉类含有丰富的 B 族维生素，可助减轻怀孕早期的呕吐症状，还可减轻精神疲劳等不适。姜和陈皮也有助于减轻准妈妈的恶心感。

▶ **椰汁奶糊**

食材 椰汁 1 杯，鲜奶 2 杯，白糖 200 克，栗粉 5 汤匙，大枣 3 枚，清水 3 杯。

做法

❶ 大枣去核；栗粉调成浆。

❷ 将白糖、鲜奶和大枣一起煮开，

慢慢加入栗粉浆和梛汁，同时不停搅拌成糊状，一直到开，然后盛入碗中即可。

营养秘笈

孕吐常常会影响准妈妈对营养的吸收，富有蛋白质和高热量的椰汁奶糊则可帮助孕早期的妈咪吸收营养。

▶ 乌梅姜汁

食材 乌梅、姜各10克，红糖30克。

做法

将乌梅肉、生姜、红糖加水200毫升煎汤。每次100毫升，每日2次。

营养秘笈

生姜具有解毒杀菌的作用。生姜中分离出来的姜烯、姜酮的混合物有明显的止呕吐作用。

▶ 砂仁藿香粥

食材 砂仁5克，藿香10克，大米100克，白糖适量。

做法

❶ 把砂仁研成细末备用；把藿香择净，放砂锅内加水浸泡10分钟后，水煎取其汁。

加入大米熬成粥，粥熟时加入砂仁末和白糖，再煮1~2沸即成。每日1剂，连续服3~5天。能和中止呕，适用于女性妊娠呕吐。

营养秘笈

和胃、止呕。

▶ 山药炒肉片

食材 鲜山药100克，瘦猪肉50克，生姜丝5克，精盐、植物油、葱、黄酒各适量。

做法

❶ 将山药洗净、去皮切片；猪瘦肉洗净切成肉片，拌入黄酒、葱段。

❷ 炒锅内放入植物油，待油烧热时，放入肉片和山药片，煸炒至将熟时，加入精盐、姜丝，加开水少量，焖盖2~3分钟，炒熟即可。

营养秘笈

健脾胃，温中止呕。适用于脾胃虚弱所致的妊娠呕吐。

▶ 拌二笋

食材 净春笋150克，净莴笋250克，酱油30毫升，香油25毫升，白糖5克，姜、味精、精盐各适量。

做　法

❶ 姜洗净，切成末；春笋切成4厘米左右的段，一剖两片，再切成手指粗的条块；莴笋切成条形滚刀块。

❷ 锅上旺火，放入清水，下入笋条烧沸，改用小火熬几分钟，捞出沥水，放入盘内。莴笋放入碗内，加入精盐拌腌几分钟，挤去盐水，也放入盘中与笋条拌匀。

❸ 酱油、白糖、味精、姜末同放入一小碗内调匀，浇在二笋上，淋入香油拌匀即成。

营养秘笈

清香脆嫩，味美爽口，有利缓解妊娠呕吐。此菜含有丰富的胡萝卜素和维生素C、维生素B_1、维生素B_2等，适合准妈妈食用。

妊娠期水肿

孕期水肿是不少准妈妈都会面对的问题，有的准妈妈不但腿部水肿，整个身体都是肿胀的，用手一按一个坑。水肿发生的原因有很多，妊娠子宫压迫下腔静脉，使静脉血液回流受阻；胎盘分泌的激素及肾上腺分泌的醛固酮增多，造成体内钠和水分滞留；体内水分积存，尿量相应减少；母体合并较重的贫血，血浆蛋白低，水分从血管内渗出到周围的组织间隙等。

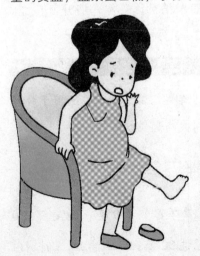

孕期水肿常见部位有以下几种。脚：脚是最容易出现水肿的部位，你会发现原本凸出来的脚踝已经快要成为一个平面了，而且孕期的水肿是不分左右的，通常都是左右两边同时水肿；腿：如果水肿症状有所加剧，就会导致小腿也肿起来，用手按的时候会出现一个涡。另外，如果小腿肿胀还伴有疼痛时，就应该及时就医，排除患有其他疾病的可能，比如血栓；手、脸、背，水肿还可能会出现在手上、脸部和后背下方，如果不仅仅是手指有水肿迹象，并且手背和手腕都有这样的状况，这就是由于水肿进一步阻碍了手腕的神经管，准妈妈就会出现腕管综合征的症状。

孕期水肿并不是产后立马能恢复的，要一周以后才能够慢慢开始恢复，而且在产后几天时间里面，水肿还可能会加重。这是因为产后多余的组织液、血液等都需要经过肾脏的作用才能够排出体外，这会给肾脏带来很大的负荷。当肾脏一时处理不了这么多的问题时，就会积累很多的液体在身体里面，加重水肿。

面对孕期水肿的困扰，准妈妈可以通过饮食和运动的方法来调理和改善。

✿ 运动调理法

屈膝坐在地上或坐在椅子上，用两只手捏住左脚，两手的大拇指触到脚背。将两个大拇指并齐，沿两根脚趾骨的骨缝向下按摩。按摩 2 ~ 3 分钟后换另一只脚；盘腿坐在地上或坐在椅子上，抬起左脚，将右手的 4 根手指（除大拇指外）从左脚的脚底方向全部插进脚趾缝里，刺激脚趾缝。做 1 分钟左右，换另一只脚；休息时候把腿部抬高，帮助血液回流，减轻水肿的症状。

✿ 饮食调理法

多吃蛋白质，保证每天要摄入含有丰富的优质蛋白质的畜、禽、肉、鱼、虾、蛋、奶等动物类食物及豆类食物；蔬菜水果不能少，蔬菜和水果中含有人体必需的多种维生素和微量元素，可以提高机体抵抗力，加强新陈代谢，还具有解毒利尿等作用；不要吃过咸食物，水肿时要吃清淡的食物，以防止水肿加重；水肿较严重时，还需适当控制水分的摄入；不要吃难消化和易胀气的食物，如油炸的糯米糕、白薯、洋葱、土豆等，以免引起腹胀，使血液回流不畅，加重水肿。

▶ 冬瓜海米汤

食 材 冬瓜 250 克，大海米 200 克，

香菜 30 克，葱、姜、精盐各 5 克。

做 法 ●●●●●

❶ 大海米用水泡几个小时，泡海

米的水留用无杂质的部分。

❷ 冬瓜去皮切片，放葱姜炝锅，加入冬瓜片煸炒。

❸ 锅中加入泡海米水和适量清水，再放入大海米，大火熬开后，放香菜末，加精盐调味即可。

营养秘笈

冬瓜含钠量很低，有利水消肿，是孕期水肿的理想食疗蔬菜。

▶ 冬瓜利水汤

食材 冬瓜 300 克，菠菜 200 克，羊肉 30 克，姜、葱、精盐、酱油、味精、湿淀粉各适量。

做法

❶ 将冬瓜去皮、瓤，洗净切成方块；菠菜择好洗净，切成 4 厘米长的段；羊肉切薄片；姜切薄片；葱切段。

❷ 炒锅放火上，加油烧热，投入葱花，放羊肉片煸炒，接着加入葱段、姜片、菠菜、冬瓜块，翻炒几下，加鲜汤，煮沸约 10 分钟。加入精盐、酱油、味精，最后倒入湿淀粉汁调匀即成。

营养秘笈

本汤羹味美可口，具有补虚消

肿，减肥健体的功效，适用于女性妊娠水肿、形体肥胖者食之。

▶ 墨鱼卷烩杂蔬

食材 墨鱼 200 克，芦笋 100 克，红椒、黄椒各 1 个，精盐、姜、白胡椒、橄榄油各适量。

做法

❶ 将芦笋尖斜切成段；红，黄椒切成三角形片状；姜切丝备用；整块墨鱼洗净，快刀呈 45°，在整块鱼肉身上先等距离斜着切出长条的刀痕，注意不要切太深，以免切断掉，再将墨鱼身翻转，继续用刀斜切，最后将切好花刀的墨鱼片切成三角形的片状。

❷ 锅中将水煮沸，放入姜丝，将墨鱼放入烫至卷起，马上捞起放入冷水保持弹性。将芦笋尖余烫。锅内放入橄榄油，将红、黄甜椒放入翻炒，接着放入烫好的芦笋。最后倒入墨鱼卷。撒上精盐、胡椒粉，拌炒均匀即可出锅。

营养秘笈

墨鱼对于缓解孕期水肿有帮助。不仅如此，准妈妈吃墨鱼有滋肝肾、补气血、清胃去热等功能，能养血、明目、通经、安胎、利产、止血、催乳等功能。不过孕妈吃墨鱼要适量，以免造成消化不良。

▶ 南瓜鸡丝米粉

食材 鸡腿半个，米粉40克，香菇2朵，胡萝卜、南瓜各50克，卷心菜80克，葱、虾米各10克，洋葱20克，橄榄油1小匙、太白粉2小匙，精盐、胡椒、酱油各少许。

做 法

❶ 鸡腿洗净去皮去骨切条状；香菇、卷心菜洗净切片；胡萝卜、南瓜、洋葱洗净切丝；葱洗净切段；米粉、虾米用热水泡软。

❷ 热油锅，油爆香葱、洋葱、虾米，加入鸡腿条、香菇、卷心菜、胡萝卜、南瓜拌炒至八分熟，加入精盐、酱油、胡椒粉调味，最后加入米粉拌炒至熟。

营养秘笈

南瓜含有丰富的膳食纤维、维生素A、茄红素，有降血压、抗氧化功能。此外，南瓜也含有丰富的钾离子，是准妈妈保持体液平衡的最佳选择。鸡腿含有丰富的优质蛋白质，与

南瓜搭配消水肿效果更加明显，是营养师推荐的食材。

▶ 洋葱鸡柳

食材 鸡腿半个，洋葱1个，胡萝卜70克，葱、橄榄油、精盐、黑胡椒各适量。

做 法

❶ 鸡腿洗净去皮切条状；洋葱、胡萝卜洗净切丝；青葱洗净切段。

❷ 热油锅，加入洋葱爆香后，然后加入鸡柳条、胡萝卜拌炒，用黑胡椒粒、精盐调味，最后加入葱段快速拌炒即可起锅。

营养秘笈

洋葱含有丰富的B族维生素、矿物质，可促进体内能量和多余水、钠及废物的代谢，利于水肿的消除。此外，洋葱中也含有丰富的钙质，有助于胎儿的骨骼发育，对于预防准妈妈产后钙质流失也有一定作用。高蛋白的鸡肉中含有丰富的色氨酸、B族维生素，与洋葱搭配可有效改善孕期忧郁的状况。

▶ 蒜香芦笋

食材 芦笋、蒜头各2瓣，橄榄油、

蚝油各适量。

做 法

① 芦笋洗净切段，以滚水汆烫；蒜头去膜切末。

② 热油锅，加入蒜末、蚝油拌炒，蒜末成黄金色即起锅，淋至芦笋上，即完成。

营养秘笈

清脆爽口的芦笋含有丰富 β-胡萝卜素、维生素A、膳食纤维、钾、钙、镁等，有益于心血管健康，对于消除水肿及预防癌症有一定的功效；芦笋中含有丰富的叶酸，准妈妈应多吃，能有效预防贫血，也能预防神经缺陷儿的出生；芦笋中含有丰富的蛋白质，能提高体内氮的代谢，还能有效消除疲劳。

妊娠期便秘

女性怀孕后，在内分泌激素变化的影响下，胎盘分泌大量的孕激素，使胃酸分泌减少、胃肠道的肌肉张力下降及肌肉的蠕动能力减弱。这样，就使吃进去的食物在胃肠道停留的时间加长，不能像孕前那样正常消化。由于食物在肠道停留时间加长，食物残渣中的水分又被肠壁细胞重新吸收，致使粪便变得又干又硬，难以排出体外。加上怀孕之后，准妈妈的身体活动要比孕前减少，致使肠道肌肉不容易推动粪便向外运行。增大的子宫又对直肠形成压迫，使粪便难以排出，加之准妈妈腹壁的肌肉变得软弱，排便时没有足够的腹压推动。因此，准妈妈即使有了便意，也用力收缩了腹肌，但堆积在直肠里的粪便仍很难排出去。

到了妊娠晚期，便秘会愈来愈严重，常常几天没有大便，甚至1~2周都未能排便，从而导致准妈妈腹痛、腹胀。严重者可导致肠梗阻，并发早产，危及母婴安危。曾有患者在妊娠38周时因便秘、肠梗阻导致小肠坏死而切除大部分小肠。如果孕期长期肠道毒素堆积，可发生肠源性内毒血症，对机体造成极为严重的后果，对胚胎发育中的婴儿造成极为严重的影响，甚至导致胎儿畸形的发生。长期便秘的准妈妈还会影响到分娩。便秘的准妈妈在分娩时，堆积在肠管中的粪便会妨碍胎儿下降，引起产程延长甚至难产。而产后，由于长期便秘使肠道毒素堆积吸收并进入乳汁，引起宝宝腹泻，影响生长发育。

那么，面对孕期便秘，准妈妈该怎么做呢？

（1）每天起床后空腹喝一杯温开水，有刺激肠蠕动的作用。

（2）通过运动缓解便秘，但应注意方法。孕中期可以通过散步、游泳、骑单车等不激烈的运动缓解便秘。孕晚期建议只散步，并且以不疲惫为前提，如有异常出血或早产、流产病史，运动方式应在医生指导下选择。

（3）多吃富含粗纤维素的瓜果、绿叶根茎蔬菜以及谷薯类，如奇异果、香蕉、梨、葡萄、菠菜、海带、黄瓜、芹菜、红萝卜、马蹄、白菜、红薯、玉米等，可以促进肠道的肌肉蠕动，软化粪便，从而起到润肠滑便的作用，帮助准妈妈排便。

▶ 地瓜小点心

食材 地瓜 1 个，银耳 3 朵，蜂蜜适量。

做法

❶ 地瓜去皮切块；银耳泡软切碎。

❷ 两者一起加水煮烂，加入蜂蜜调味，当点心吃。一日 2 次，可作为两餐之间的点心吃。

营养秘笈

地瓜富含膳食纤维，能刺激肠道蠕动，引发强烈便意，是通便的特效食物。不过，地瓜属淀粉类食物，食用后容易产生胃酸，因此胃酸过多的准妈妈请勿食用。

▶ 香蕉水果汁

食材 香蕉 1 根，凤梨原汁 300 毫升，木瓜半个。

做法

凤梨榨汁，再将香蕉切小段、木瓜削皮去子。共用果汁机搅拌均匀。一日 2 次，可作为两餐之间的点心。

营养秘笈

香蕉富含寡糖，可增加肠内好

菌，并含有丰富果胶，有助润肠通便，改善便秘。不过这种作用只有熟透的香蕉才具有，生香蕉可能会起到反作用。

▶ 海带木耳

食材 干海带半条，黑木耳 3 朵，香菇 5 朵，橄榄油、粗盐各适量。

做 法

海带、黑木耳、香菇分别泡软切丝再加橄榄油、粗盐下锅煮熟即可。

营养秘笈

海带含丰富的胶质及褐藻氨酸，能润滑肠道，有助于通便。

▶ 芦荟大枣饮

食材 芦荟 3 片，大枣 15 粒，寡糖 20 毫升，水 3000 毫升。

做 法

芦荟削去边刺，连皮带肉切小块。和大枣一起用大火滚后，小火续煮 20 分，滤渣加入寡糖调味。可当作一天的解渴饮料。

营养秘笈

芦荟含有芦荟米秦与芦荟素，具

有健胃整肠，促进肠胃蠕动的功效，故有助于清肠排便。

▶ 醋熘白菜

食材 白菜 250 克，醋 20 克，白糖、精盐、酱油、葱、油各适量。

做 法

将白菜帮洗净，先切成 2 厘米宽的长条，再切成 3 厘米长的斜方片，用清油炒至八分熟，放入酱油、白糖、醋、精盐，炒拌均匀后出锅盛盘后食用。

营养秘笈

少量的醋能够起到刺激肠胃、促进肠道蠕动的作用。白菜中有大量的粗纤维，可以促进肠壁蠕动，帮助消化，防止大便干燥，保持大便通畅。

▶ 蜜汁红薯

食材 红心红薯 250 克、冰糖、蜂蜜各适量。

做 法

❶ 将红薯洗净去皮，切去两头，再切成约 1 厘米粗的寸条。

❷ 锅里加水 200 克，放入冰糖并

将其熬化，然后放入红薯和蜂蜜，烧开后，弃去浮沫，用小火焖熟。

❸ 待汤汁黏稠时，先夹出红薯条摆在盘内成花朵状，再浇上原汁即可食用。

营养秘笈

蜂蜜具有润肠通便的作用。蜂蜜

进入人体胃肠后激活体内益生菌，益生菌开始活跃，合成并释放各种转化酶，分解各种食物同时促进胃肠蠕动。红薯含有较多纤维素，能在肠中吸收水分增大粪便的体积，引起通便的作用。

 # 妊娠期腹痛

孕期腹痛是指女性在妊娠期中，因为子宫的不规则收缩引起。从孕早期开始，一直到孕晚期，大部分准妈妈都会有肚皮硬起来的感觉。其实这是子宫的一种不规则收缩。间隔时间、子宫收缩时间都有长有短，相对来说孕早期的子宫收缩时间会短一些，到孕晚期可能时间会越来越长。一般来说是不会感觉到疼痛的，但也有一部分准妈妈能明显地感觉到。到孕中期以后，子宫迅速增大，子宫四周的韧带由原来松弛状态变为紧张状态，尤其是位于子宫前侧的一对圆韧带被牵拉，由此也可引起牵引胀痛。孕期腹痛主要分为两类：生理性腹痛和病理性腹痛。

先来说说生理性腹痛。最常见的是由于正常妊娠子宫增大，同时伴随着子宫圆韧带的被牵拉而引起，一般在妊娠 3~5 个月时常见。疼痛部位多在下腹部子宫一侧或双侧，呈钝痛、隐痛或牵拉痛，大多发生在体位变动或远距离行走时，而卧床休息后则能缓解。有的则是胎儿在母腹中踢腿引起母亲的疼痛。也有妊娠晚期，在夜间休息时子宫收缩而引起腹部阵痛，但仅持续数秒钟，间歇时间长达数小时，不伴下坠感，白天腹部阵痛症状缓解。有的准妈妈因子宫增大不断刺激肋骨下缘，也可引起肋骨钝痛，这些都属于生理性腹痛，适当的体位变化则有利于疼痛的缓解，无须特殊治疗。

值得引起重视的是病理性腹痛。孕期病理性腹痛的原因复杂，常见有以下几种：

🍀 宫外孕

宫外孕典型表现是有停经史，下腹部隐痛、坠胀感，尤其是出现一侧撕裂样疼痛之后，突然晕倒，伴明显乏力、心慌、头晕、恶心、呕吐、四肢冰冷、面色苍白等休克症状。

🍀 葡萄胎

葡萄胎是指表现出怀孕症状，但实际上子宫内并未孕育胎儿。症状为腹部多明显增大，妊娠月份与停经时间不符，腹部呈钝痛或胀痛，常伴阴道流血及明显的妊娠呕吐、贫血等，B超检查便能确诊。

🍀 流产或早产

流产或早产时，腹痛呈阵发性或持续性，下腹部有明显的下坠感，阴道流血且伴有烂肉样组织排出。

🍀 胎盘早剥

胎盘早剥常发生在妊娠晚期3个月内，多有妊娠高血压综合征、慢性高血压病、腹部外伤，也有发生在仰卧睡眠中或无明显诱因。腹痛程度受早剥面积大小、子宫肌层是否破损等综合因素的影响，严重者腹部呈板状硬，可伴阴道流血、胎动感消失、烦躁、头晕、恶心、呕吐、重度贫血、休克等征象。

🍀 子宫先兆破裂

子宫先兆破裂时指由于各种原因所致的胎儿下降，在临产后因子宫上段肌层强烈收缩而子宫下段被牵拉、伸展，变薄易破。先兆破裂时，准妈妈感到下腹部持续疼痛、极度不安、甚至昏厥、伴随面色潮红、呼吸急促。子宫破裂瞬间感剧痛，破裂后疼痛减轻，陷于休克状态。

🍀 妊娠合并阑尾炎

因妊娠时，阑尾向上外方移位，临床表现多不典型，但仍有腹痛、肌紧张、体温渐升高、感染血象、腹膜刺激征多阳性，常有慢性阑尾炎病史。由于妊娠盆腔充血，炎症发展迅速、容易坏死、穿孔导致急性弥漫性腹膜炎，炎症刺激极易发生流产或早产。

由于孕育期间的腹痛有很多原因，且病症腹痛与因妊娠而引起的腹部不适难以区别，根据腹痛的部位、时间、疼痛程度等，不经检查很难知道腹痛的原因。生理性腹痛虽不需要治疗，但也必须排除病理性疾病的因素。所以为了使母婴平安，一旦准妈妈感觉到异样，应及早去医院诊治。

这里为准妈妈提供一些缓解生理性腹痛的食谱，准妈妈可参考食用。

▶ 糯米阿胶粥

食 材 阿胶 30 克，糯米 60 克，红糖少许。

做 法

阿胶捣碎，用糯米加水煮成稀粥，待粥将熟时，放入捣碎的阿胶，边煮边搅匀，再稍煮 2 ~ 3 分钟即可。

营养秘笈

滋阴补虚，养血安胎。可用于妊娠腹痛，属血虚型，小腹作痛，面色萎黄，少寐心悸，也可用治胎动不安之腹痛。

▶ 枸杞鲫鱼

食 材 枸杞 20 克，活鲫鱼 3 条，香菜 10 克，葱花、生姜末、精盐、料酒适量。

做 法

① 鲫鱼去鳞洗净，切花刀，在滚开的沸水中烫一下；枸杞子洗净。

铁锅中置猪油，武火烧热，依次投入葱花、生姜末、精盐、料酒、已烫过的鲫鱼，已洗净的枸杞，加水，旺火煮开。

③ 文火炖 20 分钟，加香菜起锅。

营养秘笈

温中益气，止痛补肾。可用于妊娠腹痛，属虚寒型，妊娠后小腹隐痛，腰部酸楚不适，神疲乏力。

▶ 糯米炖鲤鱼

食 材 鲤鱼 250 克，糯米 200 克，大枣 5 枚（去核），姜 1 片，精盐适量。

做 法

① 鲤鱼剖好，去鳞及肠脏，放锅

中煎透，蘸酒；糯米、大枣、姜分别用清水洗净。

将糯米放入炖盅内，再放入鲤鱼及大枣和姜，加适量滚水，盖好，隔水炖3小时，精盐调味即可。

营养秘笈

补血益气，温暖脾胃。可用于妊娠腹痛，属血虚型，小腹绵绵作痛，心悸少寐，气短乏力，腰腹坠痛。

▶ 椒面羹

食材 川椒10克，面条100~150克，豆豉、精盐各适量。

做法

将川椒炒后研末。面条放入开水锅内煮，加入精盐、豆豉适量，将熟时再加入川椒末调味即成。

营养秘笈

温胃散寒，镇痛止呕。可用于妊娠腹痛或因寒伤脾胃引起的心腹结痛、呕吐等症。

▶ 紫苏生姜煲鸡蛋

食材 鲜紫苏叶、鲜藿香各50克，鸡蛋3个，生姜5片，精盐适量。

做法

鸡蛋下油锅煎成荷包蛋，加适量清水，放入生姜用大火煮滚约10分钟，下紫苏叶、藿香叶再煮10分钟，下精盐调味即可。

营养秘笈

和中止呕，暖宫止痛。可用于妊娠腹痛，属虚寒型，妊娠期小腹隐隐冷痛，手足不温，恶心欲吐。

▶ 石榴姜茶饮

食材 鲜石榴2个，生姜、茶叶各适量。

做法

将石榴去皮捣烂绞汁，与姜、茶叶一起加水同煎。每次50毫升，每日2次，连饮1~2周。

营养秘笈

生津止渴，涩肠止痛，杀虫止泻。可用于虚寒腹痛，肠炎、久痢久泻及妊娠腹痛。多食损肺气、伤牙齿，助生痰湿，宜少食。

妊娠期贫血

贫血是准妈妈在妊娠期常见的一种并发症。妊娠后，由于准妈妈体内对氧的需求量增多，新陈代谢加快，同时子宫中，胎宝宝、胎盘发育增长使血容量增加。在增加的血液中血浆增加要比红细胞多，因此形成了孕期血液稀释的现象，这属于正常的生理过程，医学上称为生理性贫血，且较多为缺铁性贫血，但长期的贫血如不及时发现和治疗，会导致脑供血不足，血中含氧量不足就容易导致晕倒。同时贫血可造成胎宝宝营养供应不足，轻者使胎宝宝发育缓慢，重者可发生早产、胎儿宫内窘迫。

很多人都知道，准妈妈比较容易贫血，这是怎么回事呢？让我们先了解什么是贫血——贫血是指单位容积血液内红细胞数和血红蛋白含量低于正常。那么准妈妈为什么易贫血呢？

随着胎宝宝一天天长大，需要从准妈妈体内"掠夺"好多营养素，才能满足生长发育的需求。因此，准妈妈很容易缺乏各种营养，孕期贫血就是常见的营养缺乏症。贫血不仅影响准妈妈自身的健康，更重要的是使胎宝宝的生长发育受到影响。

贫血对准妈妈和胎儿来说威胁尤其要大，如严重的贫血会导致胎儿缺氧，引起胎儿宫内发育迟缓、早产甚至死胎。考虑到后果严重，准妈妈一定要提防贫血的发生，如在出现疲倦、乏力、头晕、耳鸣、食欲不振、消化不良、烦躁不安、注意力不能集中、口唇、口腔黏膜苍白等情况，就该考虑是否是贫血了。等到连指甲都变薄变脆、呈现苍白色、缺少光泽，可能就已经是重度贫血了。有很多准妈妈会说"只要不贫血就不用吃补铁食物或者补充剂了吧？"其实这种想法是错误的。铁元素在确保向胎儿正常供氧方面起着十分关键的作用，还能促进胎儿的正常发育和生长以及防止准妈妈早产。特别是孕中期的准妈妈，不管是否贫血，都要注意补铁。

❀ 在医生指导下服用补铁制剂

补铁制剂主要是针对出现贫血较为严重的准妈妈，一般以口服酸亚铁为主，如硫酸亚铁、乳酸亚铁等，服用铁剂时，要谨遵医嘱。另外，为了增加铁的吸收和在体内的利用率，在补充铁制剂时，多吃一些富含维生素C的食物，或者同时补充维生素C的补充剂，当然也别忘了吃一些富含优质蛋白的食物。

❀ 可多吃富含铁的食物

富含铁的食物一般是动物性食物，如瘦肉、动物内脏（肝脏等）、动物血（鸡血、鸭血等）、鱼类等，这些食物中的铁为血红素铁，极易被机体吸收利用，可说是铁的最佳来源。另外，富含铁的食物还有黑木耳、海带、紫菜、菠菜、鸡蛋以及豆制品中。不过这些食物中的铁一般为非血红素铁，吸收利用较动物性食物难。如果想要从这些蔬菜水果中补铁时，记得要多吃一些富含维生素C的食物，有助于非血红素铁转变为血红素促进吸收。

▶ 菠菜海米面

食材 面粉100克，肉丝、海米各50克，水发木耳20克，菠菜200克，酱油、精盐、味精、香油各适量。

做法

① 面粉和成面团，用擀面杖将面团擀成薄片，用刀切成长条。

② 肉丝炒熟，下海米、木耳，放入菠菜，加入酱油、精盐、味精煸炒，勾成汤汁。

③ 锅开时下入面条，煮熟捞出，盛入大腕内，浇汁在面条上即可。

营养秘笈

菠菜中含有大量的β胡萝卜素和铁，也是维生素B_6、叶酸、铁和钾的极佳来源。其中丰富的铁对准妈妈缺铁性贫血有明显改善作用。

▶ 黄芪鸡汁粥

食材 肥母鸡1只，黄芪15克，大米100克。

做法

将母鸡剖洗干净浓煎鸡汁，将黄芪煎汁，加入大米100克煮粥。

营养秘笈

益气血、填精髓。适用于体虚、气血双亏、营养不良的贫血患者。

▶ 大枣黑木耳汤

食 材 黑木耳 15 克，大枣 15 个，冰糖适量。

做 法

将黑木耳、大枣用温水泡发放入小碗中，加水和适量冰糖，再将碗置于蒸锅中，蒸 1 小时。

营养秘笈

清热补血，适用于贫血患者。

▶ 牛乳粥

食 材 粳米 100 克，鲜牛奶 200 克。

做 法

粥将煮熟时，加入鲜牛奶食用。

营养秘笈

可辅助防治妊娠贫血。

▶ 香酥鸽子

食 材 净鸽子 2 只，生姜、葱白、肉桂、花椒、大茴香、小茴香、绍酒、精盐、植物油各适量。

做 法

❶ 鸽子先用精盐、绍酒揉搓，再加葱白、生姜、肉桂、花椒、大茴香、小茴香，上笼蒸烂，拣去香料、生姜、葱白。

❷ 锅上火放油烧热，投入鸽子炸至表皮酥脆，捞出，改刀装盘即成。

营养秘笈

鸽肉味咸性平，入肝、肺、肾经，有滋阴益气、祛风解毒、补血养颜等功效，尤其适宜孕晚期贫血的准妈妈经常食用。

▶ 豆腐猪血汤

食 材 豆腐 250 克，新鲜动物血 400 克，大枣 10 枚。

做 法

将大枣洗净，与豆腐、动物血同放入锅中，加适量水，煎煮成汤。饮汤，食枣。15 日为 1 个疗程。

营养秘笈

补血，适用于女性产后贫血。

妊娠期高血压

妊娠高血压是发生在妊娠期间的高血压的症状，引起妊娠高血压的原因主要是妊娠期间的一些突发事情导致准妈妈受到了刺激导致高血压的发生。也有的女性是在孕前就患有高血压，怀孕后更易出现妊娠高血压综合征。因此患有此病的女性怀孕前应该积极治疗，保持血压的稳定，自觉症状基本消失，在医生指导下再怀孕。而在孕期患上妊娠高血压的病因和原因尚未完全明确，目前认为主要有以下因素可致准妈妈患上该病：

（1）遗传因素。调查显示，40%的妊娠高血压有家族史。

（2）初产妇年龄 <18 或 >40 岁。

（3）有慢性高血压、肾炎、糖尿病、抗磷脂综合征等病史的准妈妈。

（4）初次产检时 BMI≥35。BMI（体重指数）= 体重（kg）／身高的平方（m^2）。

（5）营养不良的准妈妈。

（6）准妈妈子宫张力过高，如出现羊水过多、双胎、糖尿病巨大儿等情况。

（7）寒冷和气温的变化带来的不仅仅是感冒，也增加了准妈妈患上妊娠高血压的概率。

（8）血钙的降低也是妊高征易发的因素之一。

妊娠高血压根据其表现特点又分为三个阶段：轻度妊娠高血压、中度妊娠高血压和高度妊娠高血压，这三个阶段呈递进关系，一个阶段接着一个阶段而来。一旦发展到重度妊娠高血压，就会出现血尿、蛋白尿等明显的肾脏损伤症状。当水肿加剧时，准妈妈甚至会出现神志不清乃至危及孕期母婴安全的情况。

因此，准妈妈患妊娠高血压期间一定要注意日常护理。

❀ 注意产检

每 1～2 周做 1 次产检，注意观察水肿，有无头痛等不适症状。一旦有异常应提早就诊。自行监测血压，可每天早、晚各量 1 次，并做记录。

❋ 左侧卧卧床休息

保证充足睡眠，睡姿选择左侧卧位，每天休息不少于 10 小时。左侧卧位可减轻子宫对腹主动脉（人体大动脉）和下腔动脉的压迫。使回心血量增加，改善子宫胎盘的供血，有利于血压恢复。

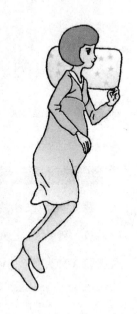

❋ 适量运动

建议做适量的运动，可预防孕期疾病。但如果病情严重则需要在医生指导下进行。除非是医生要求准妈妈绝对卧床保胎，其他的情况都可以做一些轻度的体力活动，如散步和简单的家务劳动能使准妈妈精神放松并有助于控制体重。

❋ 保持心情愉快

准妈妈平时精神放松，可以适当听喜爱的轻柔音乐。心情愉快对于预防妊娠期高血压疾病也有很大作用。

❋ 合理饮食

控制食物的摄入总量，补充蛋白质、含钙以及锌、维生素 C 和维生素 E 的食物，减少动物脂肪的摄入，控制钠盐的摄入，每天摄入的盐分应限制在 3 ~ 5 克以内。

▶ 黄豆焖香菇

食 材 黄豆 50 克，海带、香菇各 20 克，酱油、红糖、红辣椒各适量。

做 法

❶ 黄豆浸泡 2 ~ 4 小时，用小火加香菇一起炖煮。

❷ 海带泡开，切成小段与黄豆一起小火炖煮，煮至入味加柴鱼酱油、红糖、红辣椒慢慢煮至收干即可。

营养秘笈

海带中褐藻酸钠具有降压作用，

海带淀粉具有降低血脂的作用。这道菜冰凉了更好吃，不妨多煮一些，每餐食用一些。

▶ 天麻猪肉汤

食材 猪瘦肉100克，首乌、天麻、钩藤各15克。

做法

❶ 将猪瘦肉切块，首乌、天麻洗净，放入砂锅内，加清水适量，武火煮沸后，文火煮2小时。

❷ 把钩藤洗净，加入天麻猪肉汤里，再煮沸15分钟，调味，随量饮用。

营养秘笈

此汤养血柔肝，息风止眩晕。钩藤对治疗高血压有较好效果，并有一定的降血脂作用，但无风热和实热者慎用。

▶ 芹菜粥

食材 芹菜、粳米各100克。

做法

❶ 将芹菜去根，择洗干净，切成碎末。

❷ 将粳米淘洗干净，放入锅内，加入开水适量，用旺火烧开，再改用小火煮至半熟时，放入芹菜末，煮至粥熟后出锅即可。

营养秘笈

芹菜含有较多的镇静降血压的成分，可降低血压，同时还有养神益气、平肝清热、消肿减肥的功效。此粥适合妊娠水肿并发妊娠高血压的患者食用。

▶ 奶香瓜球

食材 冬瓜、胡萝卜、牛奶、鸡汤、精盐、味精、绍酒，湿淀粉、花生油各适量。

做法

❶ 冬瓜、胡萝卜分别去皮洗净，用挖球刀挖取圆球，焯熟捞出。

❷ 锅中倒入牛奶、鸡汤烧沸，加精盐、味精、绍酒，湿淀粉勾芡，倒入瓜球翻匀，淋入花生油，装盘即成。

营养分析：补虚损、益肺胃、生津润肠、清热利水、消肿解毒、去脂降压。特别适宜患有高脂血症、高血压的准妈妈食用。

▶ 鲫鱼蒸蛋羹

食材 鲫鱼 1 条，鸡蛋 4 个，清汤 300 克，料酒 15 克，葱、姜、精盐、味精、麻油各适量。

做 法

❶ 将葱、姜洗净，切成末。

❷ 鲫鱼去磷、去鳃，开膛去内脏，洗净，下入开水锅中煮过，沥去水分，用净布擦干。

❸ 将鸡蛋打入大碗内，打散搅匀，加入精盐、味精、清汤、料酒、葱、姜，再搅匀，将鲫鱼放入蛋液中，一同蒸 10 ~ 15 分钟，待蛋羹呈豆腐脑状时取出。食用前淋入少许麻油即可。

营养秘笈

鲫鱼和鸡蛋含有丰富的优质蛋白质，同时富含钙、磷、铁等，且极易消化。鲫鱼有健脾利湿、温中下气、益五脏、通血脉、消水肿之功效。此菜既可增加妊高征患者的营养，又能消除其水肿。

▶ 菊茉鸡片

食材 鸡脯肉 250 克，鸡蛋清 40 克，杭菊花 3 朵，茉莉花 7 朵，茶叶 15 克，菜心 200 克，清汤、精盐、味精、绍兴黄酒、淀粉、橄榄油各适量。

做 法

❶ 鸡脯肉去筋膜，切成薄片，加精盐、绍酒、味精、鸡蛋清、淀粉拌匀上浆；菜心洗净；杭菊花、茉莉花、茶叶放入大碗，沸水冲泡，取花茶汁 500 克。

❷ 花茶汁烧沸，倒入鸡片余熟，捞出。原锅复上火，加入清汤烧沸，加精盐、味精、鸡片、菜心再烧沸，淋上油装盘即成。

营养秘笈

菊花中的有效成分能明显扩张冠状动脉，增加血流量和毛细血管抵抗力，对妊高征的头胀、头痛、眩晕尤有食疗功效，对高血压和冠心病也有防治作用。

妊娠期糖尿病

一些女性有时会有这么一种状况，以前身体其实是非常健康的，但是怀孕后却发现血糖升高，有轻微糖尿病的症状出现，去医院检查也发现确实是糖尿病，因而疑惑不解。怀孕了为什么会得糖尿病？专家介绍，这其实妊娠糖尿病。

妊娠糖尿病是女性在怀孕妊娠期间才会出现的糖尿病，主要表现为血糖高，出现这种现象的原因可能和许多因素有关，例如准妈妈食量加大不节制或者准妈妈激素内分泌紊乱等因素导致。

妊娠糖尿病是糖尿病的一种特殊类型，是指确定妊娠后，若发现有各种程度的糖耐量减低或明显的糖尿病，不论是否需用胰岛素或仅使用饮食治疗，也不论分娩后这一情况是否持续，均可认为是妊娠糖尿病。

一方面，在妊娠期，体内拮抗胰岛素的激素水平增高，内分泌变化都会对糖代谢产生一系列影响，尤其当准妈妈胰岛功能储备不足或胰岛素分泌降低时，将会发生妊娠糖尿病。另一方面，不少准妈妈吃得多且精，又偏好甜食，尤其是含糖量较高的水果，再加上活动量少，这是妊娠期得糖尿病的重要原因。除此之外，具有下面几种高危因素的准妈妈群更需警惕：

（1）年龄超过 30 岁。

（2）肥胖，妊娠前体重超过标准体重的 20%，或者妊娠后盲目增加营养，进食过多，活动过少，体重增加太多。

（3）直系亲属中有人患糖尿病。

（4）以往妊娠时曾出现妊娠糖尿病。

（5）生育过巨大胎儿（体重大于 8 斤）妇。

妊娠糖尿病对胎儿的影响有哪些呢？

❀ 易导致胎宝宝死亡

研究认为，胎儿的死亡率增高主要与准妈妈的血糖水平升高有关。妊娠期糖尿病患者若能严格地控制血糖，并在妊娠的晚期加强对胎儿的监测，是可以降低胎儿死亡率的。

易导致胎儿先天性畸形

妊娠期糖尿病患者所孕育的胎儿容易出现神经系统和心血管系统的畸形，如脊柱裂、脑积水、先天性、肛门闭锁等。

易形成巨大胎儿

妊娠期糖尿病多发生在妊娠的中晚期，此时胎儿的器官已经形成，因此对胎儿的影响主要是可导致其过度发育，从而形成巨大胎儿。

因此，如果准妈妈患有以下5个症状中的2种或2种以上者，应该去医院确认下是否得了妊娠糖尿病。

（1）阴道假丝酵母菌感染反复发作。

（2）准妈妈体重大于90公斤，或超过正常体重20%以上。

（3）本次妊娠伴有羊水过多或巨大胎儿。

（4）两次空腹晨尿尿糖阳性。

（5）伴有呕吐。

准妈妈患上妊娠糖尿病了怎么办呢？

首先，在孕晚期你要坚持天天数宝宝的胎动，如果每个小时少于3～5次，或者宝宝由异常活跃变得活动次数骤减，你都要立即去医院就诊。

其次，定期做胎心监测，以避免宝宝因宫内缺氧发生危险。

最后，大部分患有妊娠期糖尿病的准妈妈在生完宝宝后就不存在糖尿病了，可是仍有一小部分女性在分娩后还存在糖尿病。所以，你需要在产后6周内做血糖的检查。而且，得妊娠期糖尿病的女性中，大约有三分之二的人再次怀孕时还会得妊娠期糖尿病。有的人会在年龄大的时候更容易发展成为2型糖尿病。所以，分娩后仍然需要警惕，应当合理饮食、适量运动。

饮食控制

营养需求与正常准妈妈相同，热量、蛋白质、钙质、铁质、叶酸、B族维生素等，都不可少。在总热量不变的情况下，最好少量多餐，并注意质与量的分配，如此可使血糖较平稳。此外，应避免甜食及高油食物的摄取，并增加膳食纤维。具体有以下几大原则：

（1）增加热量需求。妊娠初期不需要特别增加热量，中、后期增加300大卡/天。

（2）建议少量多餐。一次进食大量食物会造成血糖快速上升，且母体空腹太久时，容易产生酮体，所以建议少量多餐，将每天应摄取的食物分成5～6餐。睡前要补充点心。

（3）控制甜食。应尽量避免加有蔗糖、砂糖、果糖、葡萄糖、冰糖、蜂蜜、麦芽糖等含糖饮料及甜食，可避免餐后快速的血糖增加。

（4）多选粗粮。以面包为例，白面包的GI（血糖生成指数）为70，但掺入75%～80%的大麦粒的面包的GI为34，所以提倡用粗制粉带碎谷粒制成的面包代替精白面包。

（5）简单为主。蔬菜能不切就不切，谷粒能整粒就不要磨。

（6）应少食或忌食食物如下：

①甜食类：巧克力、甜饼干、甜面包、果酱、蜂蜜等。

②高淀粉食物：土豆、山芋等。

③油脂类：花生类、瓜子、核桃仁、松子仁等。忌动物性脂肪油（奶油、猪油、黄油等）。

④熬煮时间过长或过细的淀粉类食物，如大米粥、糯米粥、藕粉等。

❀ 运动控制

适当参加室外活动，尤其是餐后散步。

▶ 砂仁鳝鱼丝

食材 鳝鱼250克，砂仁5克，鹌鹑蛋6个，葱、姜、蒜末、精盐各适量。

做法

❶ 鹌鹑蛋煮熟去皮；把砂仁用布包好放在锅里煮开，取汁备用。

将鳝鱼切成丝放在碗里，加上葱丝、姜丝、料酒、精盐等搅拌均匀后，放在蒸锅里用大火蒸 15 分钟，取出鳝鱼丝里的葱、姜丝。

❸ 再把鳝鱼丝盛在盘中后，爆炒蒜末，再加入准备好的砂仁汁、白胡椒粉和水淀粉，待汤收好后浇在鳝鱼丝上，最后将鹌鹑蛋放在盘子周围即可食用。

营养秘笈

具有健脾胃，补肝肾，调气血的功效，适合于各型妊娠糖尿病。

▶ 枸杞炖兔肉

食材 枸杞 10 克，兔肉 150 克，精盐适量。

做法

将枸杞，兔肉加适量的水炖熟，再加入精盐调味即可。

营养秘笈

兔肉肌纤维细腻疏松，水分多，肉质细嫩，易于消化吸收，有止渴健胃、凉血解毒的功效。枸杞有滋补肝、肾、肺，清肝去火等功效。对腰酸背痛、糖尿病、头昏耳鸣、双目模糊有一定的治疗作用。

▶ 玉竹炒藕片

食材 玉竹、莲藕各 200 克，胡萝卜 50 克，精盐、味精、姜汁、胡椒粉、植物油各适量。

做法

❶ 玉竹洗净，去根须，切段，焯熟，沥干；莲藕洗净，切片，焯水；胡萝卜去皮，切片。

❷ 锅上火放油烧热，倒入藕片、玉竹段、胡萝卜片炒至断生，加精盐、姜汁、胡椒粉翻炒均匀，加味精即可装盘。

营养秘笈

莲藕健脾开胃、益血生肌、止泻；玉竹养阴润燥、生津止渴，两者同烹，适用于各型糖尿病准妈妈常食。

▶ 韭菜煮蛤蜊肉

食材 韭菜 250 克，蛤蜊肉 150 克，料酒、姜、精盐各少许。

做法

❶ 韭菜择洗干净，切成段；蛤蜊肉洗干净。

❷ 将锅内放水烧开，放入蛤蜊

肉，加入料酒，姜，精盐。将蛤蜊肉煮至九成熟后，加上切好的韭菜段，煮熟后喝汤吃肉即可。

营养秘笈

适用于孕期糖尿病引起的肾阴不足者。

▶ 糖醋山药块

食材 山药 500 克，白砂糖、醋、小麦面粉各 50 克。

做法

❶ 将山药洗净，去皮，切成滚刀块。

❷ 炒锅烧热，加植物油适量，烧至六成热时，将山药块放入，炸至起皮呈金黄色捞出，沥油。

❸ 炒锅控净油，加醋及糖水，烧开后再倒入山药块，用面粉 80 克（面粉 50 克加水）使汁收浓，裹匀山药块，即成。

营养秘笈

山药含有黏液蛋白，有降低血糖的作用，可用于治疗糖尿病，是糖尿病患者的食疗佳品。山药中大量的黏液蛋白、维生素及微量元素，能有效阻止血脂在血管壁的沉淀，预防心血疾病，取得益志安神、延年益寿的功效。

▶ 苦瓜蚌肉汤

食材 苦瓜 250 克，蚌肉 100 克，精盐适量。

做法

活蚌用清水养两天，除泥味后取肉，同苦瓜一起煮，以精盐调味。

营养秘笈

喝汤吃苦瓜和蚌肉，食用天数酌情而定，适用于消渴型糖尿病患者，具有养阴清热，润燥止渴的作用。

产后瘦身黄金期，是指新妈妈产后6个月时的黄金期，是减肥最好的时间，如果这时能够减到产前状态，则8~10年后，体重平均增加2.4千克；如果产后体重无法下降，则8~10年后，平均体重会增加8.3千克。因此，这时减肥是一个关键的黄金期。在这种时刻，应该多试几种有效的减肥方法，如控制饮食法，运动锻炼法，但不管哪种方法，都需要掌握科学性才能达到效果。

Part 3 产后

瘦身黄金期，让你比孕前更迷人

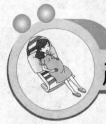

第一章

产后巧补食，不留月子病

产后出血饮食调养

产后出血包括胎儿娩出后至胎盘娩出前、胎盘娩出至产后 2 小时以及产后 2 ~ 24 小时三个时期，多发生在前两期。产道出血的临床表现为几小时血液就浸满整块垫子，或者产后一周了恶露还呈鲜红色，尤其是止血时仍不见减慢。重者可发生休克。同时可伴有头晕乏力、嗜睡、食欲不振、腹泻、水肿、乳汁不通、脱发、畏寒等。

产后出血的原因依次为子宫收缩乏力、胎盘因素、软产道裂伤及凝血功能障碍。这些因素可互为因果，相互影响。

❀ 子宫收缩乏力

（1）全身因素。产妇精神极度紧张，对分娩过度恐惧，尤其对阴道分娩缺乏足够信心；临产后过多使用镇静剂、麻醉剂或子宫收缩抑制剂；合并慢性全身性疾病；体质虚弱等均可引起子宫收缩乏力。

（2）产科因素。产程延长、产妇体力消耗过多或产程加快，均可引起子宫收缩乏力。前置胎盘、胎盘早剥、妊娠期高血压疾病、宫腔感染等产科并发症是子宫肌层水肿或渗血引起子宫收缩乏力。

（3）子宫因素。子宫肌纤维发育不良，如子宫畸形或子宫肌瘤；子宫纤维过度伸展，如巨大胎儿、多胎妊娠、羊水过多；子宫肌壁受损，如有剖宫产、子宫穿孔等子宫手术史；产次过多、过频均可引起子宫收缩乏力。

🍀 胎盘因素

（1）胎盘滞留。胎儿娩出后，胎盘应在 30 分钟内娩出体外。若仍不排出，影响胎盘剥离面血窦的关闭，导致产后出血。

（2）胎盘粘连。指胎盘全部或部分粘连子宫壁不能自行剥离。多次人工流产、子宫内膜炎或蜕膜发育不良等是常见原因。若完全粘连，一般不出血；若部分粘连则部分胎盘剥离面血窦开放而胎盘滞留影响宫缩造成产后出血。

（3）胎盘植入。指胎盘绒毛植入子宫肌层。部分植入血窦开放，出血不易止住。

（4）胎盘胎膜残留。多为部分胎盘小叶或副胎盘残留在宫腔内，有时部分胎盘剥离面血窦开放导致胎盘滞留影响宫缩造成产后出血。

🍀 软产道裂伤

（1）外阴组织弹性差。

（2）急产、产力过强、巨大儿。

（3）手术或助产操作不规范。

（4）会阴切开缝合时，止血不彻底，宫颈或阴道穹窿的裂伤没能及时发现。

🍀 凝血功能障碍

（1）与产科有关的并发症所致，如羊水栓塞、妊娠期高血压疾病、胎盘早剥及死胎均可并发弥散性血管内凝血（DIC）。

（2）产妇合并血液系统疾病，如再生性障碍性贫血等。由于凝血障碍，可造成产后切口及子宫血窦难以控制的流血不止，特征为血液不凝结。

产后出血的治疗原则是迅速止血、纠正失血性休克及控制感染，必要时手术治疗。产妇应卧床休息，以减轻疲劳感。

①产后出血的饮食可多吃些鸡肉、猪瘦肉、蛋类、奶类和豆类、豆类制品等。②由于身体较虚弱，常易出汗，补充水分宜少量多次，汗液中排出水

溶性维生素较多，尤其维生素 C、维生素 B$_1$、维生素 B$_2$，因此，应多吃新鲜蔬菜、水果。这也有利于防止便秘。③产后出血的饮食在正常饮食的基础上，适当限制脂肪。术后一星期内脂肪控制在每日 80 克左右。行经紊乱者，忌食刺激性食品，如辣椒、酒、醋、胡椒、姜等，这类食品均能刺激性器官充血，增加月经量。也要忌食螃蟹、田螺、河蚌等寒性食物。④产后出血的女性不可过早参加体力劳动，否则，易落下子宫脱垂的病根。在生活方面，应少洗头、勿喝冷饮、衣物要保暖，预防着凉和感冒，使身体尽快恢复正常，做好产后出血护理措施。

▶ 红糖桃仁粳米粥

食材 桃仁 35 克，粳米 100 克，红糖 50 克。

做法

❶ 将粳米淘洗干净，待用；把桃仁去皮尖，清水洗净，待用。

❷ 将粳米与桃仁一起放入洗净的煮锅中，加清水适量，置于炉火上煮，待米烂汁黏时离火，加入红糖搅化调味即可食用。

营养秘笈

化瘀止血，养血益胃。对女性瘀血内停所致的产后出血较为有效。

▶ 大枣花生桂圆泥

食材 大枣、花生米各 100 克，桂圆肉 15 克，红糖少许。

做法

❶ 将大枣去核，清水洗净，待用；把花生米、桂圆肉清洗干净，待用。

❷ 将大枣、花生米、桂圆肉放入大碗内，共捣为泥，加入红糖搅匀后，上笼蒸熟即成。

营养秘笈

清气醒脾，调中开胃，补血止血。适用于女性产后子宫出血和缺铁性贫血等症。

▶ 三七炖鸡蛋

食材 鸡蛋 3 个，三七粉 3 克，红糖 20 克。

做法

将鸡蛋打出，放入三七粉，再放少许红糖。将上述用料一起放入碗中，加水，调匀后，将碗放到锅中，隔水蒸制约 20 分钟，蛋煮熟后直接吃蛋饮汤。

营养秘笈

化瘀止血，养血活血，能络止痛。此方重在化瘀而止血，故对瘀血内停所致的女性产后出血甚为适宜。

▶ **乌蛋酒**

食 材 乌鸡蛋 3 个，醋、酒各 1 杯。

做 法

乌鸡蛋去蛋皮，与醋、酒搅在一起，煮成 1 杯。分 2 次服食，每天 1剂，连服 5~7 剂。

营养秘笈

养血活血，补血止血。

▶ **生地益母汤**

食 材 黄酒 200 毫升，生地黄 6 克，益母草 10 克。

做 法

将上面材料同放瓷杯中，隔水蒸20 分钟后服药汤，每次温服 50 毫升，连服数天。

营养秘笈

益母草、生地黄、黄酒都具有活血调经、利尿消肿的功效，用于月经不调、痛经、经闭、恶露不尽、水肿尿少、急性肾炎、水肿等症状。

▶ **人参粥**

食 材 大米 50 克，人参末、姜汁各10 克。

做 法

大米煮粥，加入人参末、姜汁搅拌均匀；供早晚餐服食。

营养秘笈

人参对血液系统的作用，主要体现在抗溶血的作用，具有止血的作用。

产后恶露不净饮食调养

产妇分娩后随子宫蜕膜特别是胎盘附着物处蜕膜的脱落，含有血液，坏死蜕膜等组织经阴道排出称为恶露。恶露持续的时间因人而异，平均约为 21天，短者可为 14 天，长者可达 6 周。

分泌恶露可以分为 3 个阶段。

🍀 血性恶露

色鲜红，含大量血液，量多，有时有小血块。有少量胎膜及坏死蜕膜组织。血性恶露持续 3～4 天，子宫出血量逐渐减少，浆液增加，转变为浆液恶露。

🍀 色淡红含多量浆液

少量血液，但有较多的坏死蜕膜组织，宫颈黏液，宫腔渗出液，且有细菌。浆液恶露持续 10 天左右，浆液逐渐减少，白细胞增多，渐变为白色恶露。

🍀 白色恶露

黏稠，色泽较白。含大量白细胞，坏死组织蜕膜，表皮细胞及细菌等。白色恶露持续 3 周干净。

正常恶露有血腥味，但无臭味，持续 4～6 周，总量 250～500 毫升，个体差异较大。通过对恶露的观察，注意其质和量、颜色及气味的变化以及子宫复旧情况，可以了解子宫恢复是否正常。

为什么有的新妈妈总是恶露不净呢？

恶露不净是指产后 6 周恶露未净或伴有不规律子宫出血，也称为恶露延长。顺产和剖宫产均有可能发生，与产妇产后休养好坏、是否母乳喂养有关。剖宫产后的产妇尤其容易出现恶露延长。其危害包括：产后恶露延长会导致局部和全身感染，严重者可发生败血症；恶露延长还会引起切口感染裂开或愈合不良，甚至需要切除子宫；恶露延长最要注意，也是最易发生的是晚期产后出血，甚至大出血休克，危及产妇的生命。所以，提倡自然分娩好。

恶露不尽的原因一般有以下三点。

第一是子宫还没恢复好。胎盘从子宫内剥落时，会留下较大的创面。如果子宫收缩不全，这个创面就会难以愈合，流血情况就会持续，表现就是血性恶露不断出现，形成了恶露不尽。

第二是子宫内膜发炎。子宫内膜发炎，锐膜组织断续排出，从而造成恶露不尽。

第三是宫腔感染：产后若没有定时按照正确的方法保持外阴清洁，就有可能造成宫腔感染，引起子宫内膜或者宫颈发炎。在恶露没有结束前，清洗外阴不当、进行盆浴、同房，都会使细菌进入子宫造成子宫感染，从而导致恶露不尽。

那么，该如何怎样区别恶露和月经？

正常恶露有血腥味，不臭。血性恶露是产后第 1 ~ 4 天内排出的分泌物，量多，色鲜红，含血液、蜕膜组织及黏液，与月经相似，或稍多于月经量，有时还带血块。浆液性恶露是产后第 4 ~ 6 天左右排出的，色淡红，含少量血液、黏液和较多的阴道分泌物，并有细菌。白色恶露是在产后一周以后排出的较白或淡黄色的恶露，含大量白细胞、蜕膜细胞及细菌，状如白带，但较平时白带多。每个产妇虽然都有恶露，但各人排出的量不尽相同，平均总量为 500 ~ 1000 毫升。各产妇持续排恶露的时间也不相同，正常产妇约 3 周左右干净。

产后月经的来潮与产后是否哺乳、哺乳时间的长短、产妇的年龄及卵巢功能的恢复能力有一定的关系。产后月经的复潮个体差异也很大，有的产妇产后月经复潮时间在产后一年。一般说来不哺乳者，产妇通常在产后 6 ~ 10 周月经复潮，平均在产后 10 周左右恢复排卵。哺乳的产妇月经复潮延迟，有的在产褥期月经一直不来潮，平均在产后 4 ~ 6 个月恢复排卵。

▶ 核桃仁藕汁瘦肉汤

食材 核桃仁、莲藕各 100 克，瘦肉 50 克，枸杞子、葱各 5 克，生姜 10 克，花生油 8 克，精盐 6 克，白糖 1 克，玫瑰露酒 2 克，熟鸡油适量。

做 法

❶ 将核桃仁、枸杞泡透；将莲藕去皮，切成末，将瘦肉切成肉末；将生姜去皮，切成末，葱切成葱花。

❷ 烧热油锅，放入姜粒、莲藕末、瘦肉末，炒散，加入清汤、玫瑰

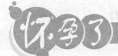
露酒，用中火煮。

❸ 待汤煮出味，下枸杞子，调入盐、白糖、核桃仁，用大火滚透，撒上葱花即可。

营养秘笈

此汤有活血、散瘀的功效，可治产后恶露排不出的情况。

▶ 阿胶鸡蛋羹

食材 阿胶 30 克，米酒 100 克，鸡蛋 2 个，水适量。

做法

将适量水和阿胶熬成胶状，打入鸡蛋搅拌均匀，隔水蒸熟后食用。

营养秘笈

促进子宫收缩，帮助恶露排除。也可以将藕打成汁，加点白糖饮用。糖藕饮同样可以帮助子宫伤口愈合。

▶ 益母木耳汤

食材 益母草 50 克，黑木耳、白糖各 30 克。

做法

❶ 将益母草用纱布包好，扎紧口；黑木耳水发后去蒂，洗干净，撕成碎片。

❷ 将处理好的材料放入锅中，放入适量的清水，煎煮 30 分钟，取出益母草包，放入白糖，略煮即可。

营养秘笈

益母草是妇科用药，不论胎前、产后都能起到生新血、去瘀血的作用；木耳则有凉血止血的作用。此汤能够养阴清热、凉血止血。可用于防治产后血热、恶露不尽。

▶ 鸡蛋大枣汤

食材 鸡蛋 2 个，大枣 10 枚，酒、醋各 30 克。

做法

❶ 将大枣洗干净，去核。

❷ 将鸡蛋打入瓦盅内，加入酒、醋，搅匀，再放入清水，搅匀，之后再放入大枣。

❸ 在将锅放置在火上，放入盛蛋汁的瓦盅，隔水蒸 20 分钟，离火即可食用。

营养秘笈

这道鸡蛋大枣汤有补气养血、收敛固涩的功效，可用于治疗产后气虚、恶露不尽，当产妇出现产后恶过期不止，淋漓不断，色淡，血量多，质稀薄，无臭味，小腹重坠时，可以适当饮用这款汤品。

▶ 大枣阿胶粥

食材 大枣 20 枚，阿胶粉 10 克，粳米 100 克。

做法

❶ 将大枣洗干净，去核。

❷ 将粳米淘洗干净，然后将锅放在火上，加入清水、大枣、粳米，用文火煮粥。

❸ 粥成后调入阿胶粉，溶化即成。

营养秘笈

此粥有益气固摄、养血止血的作用。可用于防治产后气虚、恶露不尽。

▶ 山楂红糖饮

食材 新鲜山楂、红糖各30克。

做法

❶ 清洗干净山楂，然后切成薄片，晾干备用。

❷ 在锅里加入适量清水，放在火上，用旺火将山楂煮至烂熟；再加入红糖稍煮一下，出锅后即可给产妇食用，每天最好食用2次。

营养秘笈

山楂不仅能够帮助产妇增进食欲，促进消化，还可以散瘀血，加之红糖补血益血的功效，可以促进恶露不尽的产妇尽快化瘀，排尽恶露。

产后腹痛饮食调养

产后腹痛，是由于女性下腹部的盆腔内器官较多，出现异常时，容易引起产后腹痛，包括腹痛和小腹痛，以小腹部疼痛最为常见，又以新产妇多见。是指产后子宫收缩时引起的收缩痛，又称"产后痛""宫缩痛"。轻者不需治疗，腹痛可逐渐消失。

产后腹痛的原因是由于子宫收缩所致，子宫收缩时，引起血管缺血，组织缺氧，神经纤维受压，所以产妇感到腹痛。当子宫收缩停止时，血液流通，血管畅通，组织有血氧供给，神经纤维解除挤压，疼痛消失，这个过程一般在 1~2 天内完成。

初产妇因子宫纤维较为紧密，子宫收缩不甚强烈，易复原，且复原所需时间也较短，疼痛不明显。经产妇由于多次妊娠，子宫肌纤维多次牵拉，复原较难，疼痛时间相对延长，且疼痛也较初产妇剧烈些。

妈妈生产后的腹痛一般都是小腹痛，常常伴有恶露不下或者恶露不畅的症状，手按小腹还能摸到硬块，其实这是收缩中的子宫。引起产后小腹痛的原因通常有两个——宫缩和气血淤滞。

✿ 宫缩

妈妈在生产过后，留在子宫内的胎盘、胎膜、子宫内膜锐膜、瘀血都需要借助宫缩陆续排出，每当宫缩时妈妈就会感觉到小腹疼痛，这种疼痛是阵发性的，多出现在产程较短或者生育次数较多的妈妈身上。不过这种产后腹痛一般都会自行消失，不需要特别处理。

✿ 气血淤滞

气血淤滞造成的产后腹痛，同时还会伴有小腹坠胀的感觉。如果妈妈在产后受凉、生气或者太久不运动都容易导致气血淤滞，淤滞的气血无法排出，就引起了小腹疼痛，这种疼痛需要妈妈好好调理气血，疏通气血才能消除。

那产后腹痛该怎么办呢？

宫缩带来的小腹疼痛在宫缩停止后就会自动消失，一般会持续 2~3 天的时间，妈妈不必太担忧。如果腹痛剧烈，难以忍受，可以在医生的指导下服用一些止痛药。为缓解气血淤滞带来的腹痛，建议准妈妈要注意以下这几个方面。

（1）避免受寒着凉。产后妈妈要注意保暖，尤其是腹部保暖，不要让腹部长时间晾在外面，裤腰最好能盖住肚脐，睡觉时在腹部多搭一条毛巾或者毛毯。

（2）多活动。医生如果说可以下床的话，妈妈最好多下床走走，如果不能下床，也应该在床上多翻身，帮助气血运动，以免身体僵硬，气血淤滞体内。

（3）避免生气。妈妈要保持乐观开朗的心情，不要随便乱发脾气或者生气，不然也容易气血淤滞。

（4）按摩。小腹疼痛时，妈妈可以对小腹进行热敷或轻柔地按摩，帮助血液循环。

▶ 大补当归酒

食材 当归、续断、肉桂、川芎、黄芪、干姜、麦门冬各40克，芍药60克，吴茱萸、干地黄各100克，甘草、白芷各30克，大枣20颗，酒2000毫升。

做法

❶ 将上面这些材料一起磨碎，用布包好，用酒浸于干净容器中。放置一宿，再加水1000毫升，煮取1500毫升。

❷ 于饭前温饮15~20毫升，每日3次。

营养秘笈

按时服用，有助于减缓腹痛。但是，如果腹痛还是很严重，最好去医院诊治。

▶ 荠菜汤

食材 鲜荠菜、红糖各60~90克。

做法

将鲜荠菜洗净切碎，放入锅内，加红糖用微火炒香，加水煎十余分钟即可食用。

营养秘笈

养血活血，清肝调脾，和血利水。对产后瘀血内阻所致的腹痛较为适宜。又因其有利水之功，可用于治疗小便不利，淋漓涩痛等。

▶ 姜楂茶

食材 焦山楂12克，生姜片3片，红糖30克。

做法

将山楂、生姜及红糖放入茶杯中，倒入开水，盖上茶杯，浸泡约30分钟后开始饮汁。

营养秘笈

温经散寒，化瘀止痛，养血活血。适用于寒凝血淤所致的产后腹痛，还可治疗产后血淤所致的恶露不下或恶露不净等。

▶ 田七炖鸡

食材 母鸡肉300克，田七15克，姜、葱各3克，料酒5克，精盐2克，

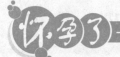

味精1克。

做 法

❶ 母鸡肉洗净，切块；田七烘干，研成粉末（或直接用粉末）。

❷ 将鸡肉放入锅内，加清水约1000克，置旺火上烧开后，撇去浮沫，加姜、葱、料酒，移至小火上炖至鸡肉熟烂，再加田七粉、精盐及味精，稍煮片刻即可离火食用。

营养秘笈

益气养血，生精补脏，化瘀止痛。对产后兼有气血虚弱者亦为适宜。此外，还可治疗产后恶露不下、恶露不止等。

山药羊肉汤

食 材 羊肉500克，山药150克，精盐、味精各5克，料酒20克，葱15克，姜10克，胡椒粉0.5克。

做 法

❶ 剔去羊肉筋膜，洗净，略划几刀，再入沸水锅内，除去血水；姜、葱洗净后拍软待用。

❷ 山药切成0.2厘米厚的长斜片，与羊肉一起置于锅中，注入适量清水，加入姜、葱、胡椒、料酒，先用旺火烧沸后，撇去浮沫，移小火上炖至烂熟，捞出羊肉晾凉。

❸ 将羊肉切成片，装入碗中，再将原汤除去姜、葱，略加调味，连山药一起倒入羊肉碗内即可食用。

营养秘笈

养血虚气，暖肾温中，健脾开胃。产后血虚、经脉失养所致的小腹疼痛甚为适宜。亦可用于治疗血虚乳少、恶露不尽、腰膝酸软、虚冷腰痛等。

当归煮猪肝

食 材 当归15克，胡椒、红花、肉桂各9克，猪肝1具。

做 法

❶ 将4味中药碾成粗末。

❷ 将猪肝上切挖数孔，装入药末，放入锅中，加入清水约2500克，上炉煮约1小时左右，食肝饮汤。

营养秘笈

温经散寒，暖肾回阳，养血活血，化瘀止痛，养肝明目，对产后寒凝经脉所致的腹痛有较好的治疗作用。

产后便秘饮食调养

生完宝宝后，很多女性会发现有1~2天会不排便，这种现象也比较正常，日后将逐渐恢复。但也有20%的女性感到产后便秘的情况越来越严重，这该怎么办呢？产后便秘吃什么好？应如何预防产后便秘？

女性生产过后，在饮食正常的情况下，如果大便连续若干天异常或者排便干燥并伴有疼痛，难以排出，这种现象即称之为产后便秘，或者叫作产后大便困难，是产妇常见的疾病之一。产后便秘的主要原因在于女性生子后失血伤津，肠道失润，或者是产妇本身气虚，产后阳气大伤，身体无力输送大便，从而使大便堆积在肠中，长期滞留而难以排出。一般情况下，产后便秘是受以下因素影响：

🍀 孕期遗留

怀孕时期遗留下来的便秘现象。

🍀 肠胃功能减退

产褥期肠胃功能减退，肠子蠕动较慢，肠内物驻留时间过长，从而使水分被吸收掉而引起大便干结，这也是产后便秘的主要原因。

🍀 分娩时用药

准妈妈分娩时常会使用镇痛药剂，比如哌替啶，这些药物会使产妇肠道蠕动的速度低于正常情况。

🍀 生产次数过多

生产次数越多，越容易患上产后便秘。因此如果不是初次生产，很可能会患上产后便秘。

🍀 妊娠期腹胀

准妈妈妊娠期腹部隆起，导致腹部过度膨胀，致使产妇盆底组织以及腹部肌肉松弛，使排便力气减弱。

❀ 产后身体虚弱

准妈妈生产后身体虚弱，从而减弱了排便力量，容易导致便秘。

❀ 饮食不合理

不合理的饮食习惯，比如新鲜水果和蔬菜吃得少等也会导致便秘。过于追求高营养，而忽略了纤维素等的补充，使存留的食物残渣减少，从而减少了排便机会。

❀ 服用药物

产妇服用了抗抑郁药物或者补铁剂等药物，这些药物会导致产后便秘。

❀ 分娩侧切

准妈妈分娩过程中医生做了会阴侧切，且有缝线，也会间接导致便秘。

如何防治产后便秘呢？以下几种方法推荐给产妇试用。

❀ 饮食多样化

在做剖宫产之前，为了防止病毒细菌感染，医生往往会给准妈妈注射抗生素之类的药物，从而会致使肠道内菌群存在环境的变化。所以需要保持饮食的多样化，且含有丰富的益生菌。

❀ 调节饮食结构

合理的饮食结构，可以有效防治便秘。多吃一些含有丰富纤维素的食物，如水果，蔬菜。但是要注意不能食用未成熟的香蕉，因为没有完全熟透的香蕉对人体的肠道会产生收敛作用，从而会加重便秘。

❀ 适度锻炼

生产过后要进行适度的锻炼，绝不能卧床一个月，这样容易降低新陈代谢速度，是便秘的一个诱因。产后适当运动，做些翻身活动，或者轻按腹部，在室内缓慢走动，还可以在床上做产后体操，练习缩肛运动及骨盆底部肌肉运动，使肛门部位血液回流。

❀ 药物辅助

如果大便秘结，且产妇无法排出时，可以使用开塞露等，帮助产妇顺利排便。

❀ 多喝汤水

一些汤水营养丰富，催乳的汤水中一般含有油分，可以润滑产妇的肠道，从而促进排便。

产后便秘出血怎么办呢？

如果产妇有便秘出血的情况，则说明便秘已经相当严重。便秘出血不但能够引起肛肠疾病，而且肠道内部毒素聚集量增加，还可能引起腹胀，导致体型变形肥胖，还会有色斑、痤疮、皮肤粗糙等状况发生。因此一旦发现有产后便秘出血的情况，应及时就医检查，查清楚便秘出血的原因，并根据产妇的具体需求对症治疗，以免耽误病情。

▶ 香油蜂蜜茶

食材 香油 35 毫升，蜂蜜 65 克。

做法

❶ 将香油和蜂蜜倒在一起，搅拌均匀。

❷ 加入开水冲服。早、晚共 2 次。

营养秘笈

润滑肠道，促进排便顺畅，可缓解产后肠道津枯患者的便秘。

▶ 葱香牛奶

食材 蜂蜜 60 克，牛奶 250 毫升，葱汁少量。

做法

将蜂蜜，葱汁倒入牛奶中烧开。小火煮 10 多分钟服用。

营养秘笈

润肠通便，可缓解习惯性便秘。

▶ 炖海参大肠

食材 猪大肠、海参各 200 克，葱、姜各 5 克，黑木耳、料酒各 50 克，酱油 10 克。

做法

❶ 将海参洗净，切成条焯一下；大肠也焯一下。

❷ 将大肠放入锅内加水煮至五成

熟，加入葱、姜、海参、料酒、酱油。

③ 将海参，大肠煮烂后放入木耳，直至木耳熟后即可食用。

营养秘笈

清火养阴，用于阴血虚弱、大便干结的患者。

▶ **麻仁紫苏粥**

食材 麻仁，紫苏子各 20 克，粳米 200 克，白糖 30 克。

做法

将麻仁，紫苏子捣碎后加水搅拌。取出汁液放进锅中，加入洗净的粳米熬粥服用。

营养秘笈

益气健胃，润肠通便，对有腹中胀气的患者更适合。

▶ **姜糖番薯汤**

食材 红薯 500 克，姜 1 块，红糖 150 克。

做法

① 红薯去皮洗净。切块，用清水浸半小时，浸时要时常换水。

把 3 杯水及生姜放入锅内烧开，然后放番薯。

③ 用慢火煮酥后再放入红糖烧开后小火熬煮 30 分钟即可。

营养秘笈

姜糖番薯汤有益气生津、和血润肠的作用，便秘的产妇可以适当食用。

▶ **茭白芹菜汤**

食材 新鲜茭白 100 克，旱芹菜 50 克。

做法

水煎服，每日 1 剂。

营养秘笈

可辅助治疗便秘。

 产后水肿饮食调养

有的新妈妈在生产后会出现全身的水肿，同时还要照顾宝宝，新妈妈就显得疲惫不堪。产后水肿需要积极治疗，以免病情加重，威胁母婴健康。新妈妈水肿严重时还经常出现四肢酸麻、头晕、心悸、频繁咳嗽等症状。需要注意区别产后水肿和肾虚、功能异常等导致的病态水肿。产后水肿是因皮肤内积聚水分而产生的，所以严格说不是水肿而是"水气"。产后的水肿无法通过排尿缓解，而是要通过出汗才能消肿，所以需要产妇保持身体温暖。

分娩后产妇消化能力下降，挑选食品时应考虑是否易消化。尽量避免进食冷饮、寒性食品以及方便面等速食品。饮食上要注意均衡摄取营养，少吃高热量食物有助消除水肿。食物不能太咸，以清淡为宜，少食多餐等习惯都有助于预防产后水肿。哺乳期适当进行运动可促进全身血液循环，增加母乳量，对产后消肿也有很好的效果。

新妈妈为何易出现水肿呢？

在怀孕后期，有的准妈妈会因子宫变大，压迫下肢回流的静脉，影响了血液循环而引起水肿，有些在产褥期（坐月子期间）水肿还不会消退；还有一些新妈妈内分泌系统会受到怀孕的影响，身体代谢水分的功能出现变化，出于一种生理特殊需要，而保留部分多余的水分，表现为水肿，典型症状就是下肢的水肿；中医理论则认为，产后水肿是因为某些脏腑的功能障碍造成的，一般会涉及肺、脾和肾三脏。怀孕期准妈妈多吃少动，脏腑功能本身就被抑制，加上分娩后气血的伤损，运化水分的功能进一步下降，这时多余的水分就停留在腿部不能被代谢出去。

▶ 红豆薏米姜汤

食材 红豆、薏米各 50 克，老姜 5 片，白糖适量。

做法

① 红豆和薏米用冷水浸泡 3 小时以上。

② 将老姜与红豆、薏米同煮，大火煮开后转小火继续煮 40 分钟，待红豆薏米煮熟软后，再酌加少量白糖即可食用。

营养秘笈

红豆和薏米相配具有利水渗湿、健脾消肿的功效。

▶ 泥鳅钻豆腐

食材 泥鳅 200～250 克，豆腐 750 克，油、精盐各适量。

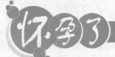

做 法

① 鲜活的泥鳅用水冲洗干净，用清水养着，放两片生姜，加一、两滴生菜油（泥鳅喝进生油后，就会陆续排出肠子里的脏物，这样就不带泥腥味了）。

② 在锅中放适量凉水，加入活泥鳅，再加入豆腐，用文火焖着。随着水温升高，泥鳅耐不住高温，会往凉豆腐里钻。当泥鳅不再动了，加入适量油、盐等调料，再用大火急速将泥鳅焖熟，撒上姜末葱花，装盆上桌。

营养营养秘笈：营养丰富，滋补身体。对产后虚弱，下肢小腿浮肿有显效。

▶ 红糖生姜汤

食 材 生姜、红糖各适量。

做 法

① 生姜连皮用水洗净，拍成粒。

② 姜与红糖一起放入瓦煲，用适量水，猛火煲至汤沸。改用慢火续煲45 分钟，即可趁热饮用。

营养秘笈

此汤祛风散寒、活血祛瘀、可加速血液循环，刺激胃液分泌、帮助消化、健胃、开胃，生姜连皮有行水消肿的效果。

▶ 豆瓣鲤鱼

食 材 带骨鲤鱼肉 250 克，豆瓣酱30 克，葱、姜、蒜各 10 克，湿淀粉15 克，调味料各适量。

做 法

① 将色拉油入锅，旺火烧至油热时下鱼块，炸至金黄捞出。

② 锅中留少许油，下葱末，姜末、蒜末、豆瓣酱，加酱油、料酒、白糖、鱼块、鲜汤入味，加味精，用湿淀粉勾芡即成。

营养秘笈

鲤鱼味甘、性平，可利水消肿、下气通乳，特别适合虚弱体质、痰湿体质以及准妈妈水肿和产后食用。

▶ 大豆汤

食 材 大豆 100 克，白术 20 克，鲤鱼 1 尾（约 500 克）。

做 法

① 鲤鱼去鳞，剖腹去肠杂，洗净。

② 大豆、白术洗净，放入砂锅

内，将鲤鱼放入同煮（加水约 1500 克），先用大火烧开，再改小火慢煮，至豆、鱼熟即可。空腹食鱼、豆，饮汤。

营养秘笈

益气健脾，利水消肿，益养脏腑。本品既能治病，用于产后水肿，又可养体，为产后母体康复良好的食谱。

▶ 龙眼姜枣汤

食材 龙眼肉 15 克，生姜 10 克，大枣 10 枚。

做 法

❶ 生姜洗净，切片。

❷ 以上材料放入砂锅中，加水约 150 克，先用大火烧开后改中小火，共煮约 40 分钟左右即可，去姜，食龙眼肉、枣、饮汤。

营养秘笈

健脾开胃，益气养血，养心安神。对产后脾胃虚弱所致水肿有一定疗效；对于产后失血过多，脾虚泄泻、心悸失眠等亦有较好的疗效。

产后发热饮食调养

产妇在产后 1 ~ 2 日内，由于身体阴血骤虚，经常会有轻微发热的症状，2 ~ 3 天后身体会自然调和。除此之外的发热，都应视为异常。但首先我们要清楚什么是正常发热和异常的发热，然后才能对症下药。

❀ 正常发热

在产褥期，产妇体温一般是正常的。如因产程过长，体力消耗过大，产妇极度疲劳或精神紧张等，在产后一天内体温可有轻度升高，但一般不超过 38℃，而且经过充分休息，体温多在 24 小时内恢复正常。产后 3 ~ 4 天，产妇开始大量分泌乳汁时，由于乳房的血管和淋巴管扩张充盈、乳房膨胀，体温可略有升高，一般仅持续数小时就下降。

❀ 异常发热

如产后第 2～10 天，连续两次体温达到或超过 38℃ 以上是不正常的，应该考虑是否为产褥感染。异常发热主要可能有以下情况：

（1）外阴、阴道、宫颈、会阴切开或裂伤缝合处这些部位是常见的发炎部位，常伴有局部红肿热痛，伤口开裂，有异常分泌物，甚至带有腥臭味，有时会全身发热，白细胞升高。

（2）子宫内膜炎或子宫肌炎多发生于产后 3～5 天，恶露臭或不臭。轻者可以有低热、恶露增多有臭味、腹胀、下腹疼痛及压痛。重症者伴发热、寒战，有下腹压痛或疼痛，白细胞升高。

（3）盆腔感染常于产后 5 天左右出现寒战、高热、下腹痛、盆腔深部压痛。可引起盆腔脓肿，甚至高热不退。盆腔腹膜炎表现可为寒战、高热、全腹剧痛、呕吐、腹胀、腹肌紧张、压痛与反跳痛明显，可引起肠粘连、腹泻、里急后重、排尿困难等症状。

（4）血栓性静脉炎常发生在产后或手术后 7～10 天，长期卧床，年龄大且肥胖者易患此病。患者呈周期性发热，持续性腹痛可向腹股沟、上腹部及肋脊角放射。下肢血栓性静脉炎表现为下肢疼痛，由于血流受阻，可引起下肢水肿，皮肤发白，可摸到下肢静脉呈索条状压痛，患肢温度高于对侧，病程较长。

（5）由急性乳腺炎引起的发热，可伴有乳房局部红肿、疼痛、硬结，甚至破溃。

对此应该做好产前检查及孕期卫生指导，产前患有贫血、营养不良、急性外阴炎、阴道炎和宫颈炎的，应及时治疗。妊娠两个月后禁止性生活和盆浴。尽量避免不必要的阴道检查。

临产时应尽量进食和饮水，宫缩间隙抓紧时间休息，避免过度疲劳，接生者应严格执行无菌操作。对于有胎膜早破、产程延长、软产道损伤和产后出血者，除对症治疗外，还应给予抗生素预防感染。

产后要注意卫生，保持会阴清洁，尽可能早地下床活动，以促进子宫收缩和恶露的排出。产褥期加强营养以增强身体抵抗力。

发热期间应多饮水，高热时要吃流质或半流质食物。必要时可采用酒精擦体降温，但不能随意用退烧药，以免掩盖病情而延误治疗。

▶ 大枣赤豆羹

食材 赤小豆 1 小碗，枣（干）1 小碗，冰糖 2 块、糖桂花适量。

做法

① 红豆洗净后浸泡 4 小时左右。

② 将浸泡好的赤豆加入适量水大火煮开，转中小火加盖煮至豆子表皮裂开，加入大枣继续煮约 20 分钟。加入冰糖煮至溶化，关火后加入适量糖桂花，搅匀即可。

营养秘笈

赤豆不仅营养丰富，而且具有除湿清热、散血消肿之功效，适合于产后发热的妈妈们食用。

▶ 瓜皮炒山药

食材 西瓜皮 100 克，山药 300 克，精盐少许。

做法

① 将西瓜皮外面的青色果皮和里面的红色果肉去掉，切成小丁，放入盆中，加少许盐腌一会儿；山药削去皮，切成小块。

锅中加少量植物油烧热，下入瓜皮，山药，大火爆炒 2 分钟左右。

加入盐调味，即可食用。

营养秘笈

每天 1 次，可清热除烦、生津止渴、补脾健胃，对产后发热可以起到很好的辅助治疗作用。

▶ 黑木耳煮桑葚

食材 桑葚 30 克，黑木耳 10 克，大枣 8 个。

做法

煮熟食用。

营养秘笈

清热解毒，补脾健胃。适用于产后发热。

▶ 爆炒苦瓜

食材 苦瓜 1 根，葱 1 小段，姜 1

片，精盐适量。

做 法

❶ 将苦瓜剖成两半，除去子和内膜，洗净，切成细丝备用；将葱、姜洗净，切细丝备用。

❷ 锅中加油烧热，下入姜丝、葱丝爆香，下入苦瓜丝，加盐，煸炒片刻即可。

营养秘笈

清热解毒，帮妈妈预防和缓解产后发热。

▶ 猪肾汤

食 材 猪肾、豆豉各15克，葱10克，粳米50克。

做 法

将前述诸物一同煮粥食用。

▶ 银耳莲子汤

食 材 大米100克，银耳10克，莲子、枸杞各20克，冰糖适量。

做 法

❶ 将银耳泡水，待发后，去粗蒂，切小块备用；大米洗净浸泡30分钟。

❷ 将莲子及枸杞洗净后，连同处理过的银耳、大米，加水，以大火煮开，再以小火煮约40分钟。加入冰糖调味即可。

营养秘笈

银耳润肺养元气，疗效比同燕窝；莲子去心火，养心气，解烦助眠；枸杞滋阴生血，是一道非常适合产妇服用的粥品。

产后盗汗饮食调养

怀孕以后，体内血容量增加，使得大量水分在准妈妈体内积聚。分娩以后，产妇的新陈代谢活动和内分泌活动显著降低，机体也不需要如此多的循环血量了，积聚的水分就显得多余，必须排出体外，才能减轻心脏负担，有利于产后机体的全面康复。所以，产妇在产期不仅尿量增多，而且，支配汗腺活动的交感神经兴奋性也占优势，汗腺的分泌活动增强，这就使得产妇无论是在冬天还是在春秋季节，皆是全身汗涔涔的。

实际上，产后盗汗是非常常见的。论气温高低、天热与否，在产后最初几天，新妈妈总是出汗较多，特别是在睡眠时和初醒时，衣服、被子常常会被汗水浸湿。新妈妈之所以如此多汗，是因为在怀孕以后，体内激素发生变化，特别是雌激素在体内的含量随孕期的延长而逐渐增加，可使组织中较多的钠、钾及氯潴留，因此体内有水分潴留；分娩后，体内雌激素水平会很快下降，身体其他各系统及内分泌功能都逐渐恢复到非孕状态，体内多余的水及电解质也随之排出体外，其排泄的主要途径是肾脏和皮肤，而皮肤排泄功能特别旺盛，就表现为出汗增多。医学上将此种生理现象称为褥汗，所以说新妈妈在产后多汗并非病态，也不是身体虚弱的表现，而是一种生理性的自我调节，只是排泄体内多余水分的方式之一。

但如果假如盗汗持续时间比较长，甚至长达几个月，就应该考虑产妇体质是否过于虚弱。中医上认为是阴虚造成的，属于病理性产后盗汗。多因为女性产时或产后失血过多，阴血骤失不能敛阳，阳气外浮，津液随之而泄；或因产时气血耗损，气随血耗，卫外不固，也就是中医所说的阴虚造成的。

▶ 黄芪羊肉汤

食材 黄芪、淮山药各15克，羊肉90克，桂圆肉10克。

做法

❶ 将羊肉用沸水稍煮片刻，捞出后即用冷水浸泡以除膻味。

❷ 用砂锅将水煮开，放入羊肉和3味药同煮汤，食时调好味，可饮汤吃肉。

营养秘笈

补气固表，适用于气虚产后自汗。

▶ 黑豆小麦粥

食材 黑豆、浮小麦各30克、粳米100克、大枣5颗。

做法

❶ 将黑豆、浮小麦洗干净后加水煮熟，然后捞去黑豆、小麦。

❷ 取汁水与粳米、大枣一同熬煮

成粥。也可以将浮小麦、黑豆、大枣、粳米一同煮成粥，每天服 2~3 次。

营养秘笈

黑豆小麦粥可以滋阴止汗，适用于产后阴虚盗汗症状。

▶ 猪肉蜜

食材 猪肉、生姜、白蜜各 100 克，黄精 50 克。

做法

❶ 将生姜捣蓉，煎取浓汁 100 克。

❷ 与猪肉、黄酒、白蜜同煎熬膏，每次服 10 克，每日 3 次。

营养秘笈

止汗，补充营养。

▶ 糯稻根泥鳅汤

食材 糯稻根 30 克，泥鳅 90 克。

做法

❶ 将泥鳅宰杀洗净后，煎至金黄。

❷ 用清水 2 碗，煮糯稻根，煮至 1 碗汤时，放入泥鳅煮汤。吃时调好味，连汤带鱼同吃。

营养秘笈

益气固表止汗，适用于气虚产后汗出。

▶ 小麦糯米粥

食材 小麦仁 60 克，糯米 30 克，大枣 15 枚，白糖少许。

做法

将材料洗净作粥，加入白糖。每日 2 次。

营养秘笈

养阴益气，适用于阴虚之产后盗汗。

▶ 贝母甲鱼

食材 甲鱼 1 只，川贝母 5 克，鸡清汤 1000 克。

做法

将甲鱼切块，放蒸钵中，加入贝母、盐、料酒、花椒、姜、葱，上笼蒸 1 小时。趁热佐餐服食。

营养秘笈

养阴清热，适用于阴虚产后盗汗。

产后关节痛饮食调养

女性产褥期间，出现肢体酸痛、麻木重着者，称"产后身痛"，或称"产后关节痛"，亦称"产后痛风"。本病特点是产后肢体酸痛、麻木重着，局部无红、肿、灼热，临床上应与风湿热相鉴别。中医认为本病因产后气血俱虚所致，虽夹外邪，但治疗当以调理气血为主。

临床可分为：①血虚型，症见遍身关节疼痛，肢体酸楚、麻木，头晕心悸，舌淡红、少苔，脉细无力。治宜益气养血，温经通络。②风寒型，症见周身关节疼痛；屈伸不利，或痛无定处，或疼痛剧烈，宛如锥刺，或体肿、麻木重着，步履艰难，得热则舒，舌淡、苔薄白，脉细缓。治宜养血祛风，散寒除湿。③肾虚型，症见产后腰脊酸痛，腿脚乏力，或足跟痛，舌淡红、苔薄，脉沉细。治宜补肾，强腰，壮筋骨。

产后关节痛是因为产后体质虚弱，外感风寒所导致，例如被冷风吹，用冷水洗手，洗脚等。怀孕的时候的母亲身体内会造成一种关节松弛的物质，从而造成了产后关节的疼痛，而疼痛却主要表现为腕关节，指关节与踝关节，因产后这些关节的活动最频繁。

产后关节痛怎么办？一些女性之所以会出现关节痛，有很大一部分原因与自身有关，比如产后过早、过多地从事家务劳动；过久地抱孩子；接触冷水等这些都会导致关节、肌腱和韧带负担过重，从而引起手腕部及手指关节痛现象，且经久不愈。因此要想产后关节痛得到缓解，首先就要适量的减轻产后的体力劳动，对于一些大耗体力的农活以及工作都应该禁止，以免增加关节的负担。

在了解产后关节痛的同时，我们还应该对足部做好护理工作。平时我们的足跟部有较充实坚韧的脂肪垫，对任何体重的压力以及行走活动时所产生的震动都能起到缓冲的作用，所以不会出现关节痛的情况。但产妇在"坐月子"期间，由于活动减少，甚至很少下床行走，从而导致足跟部的脂肪垫发生失用性退化而变得薄弱，当产妇满月下床活动时，足跟部脂肪垫的薄弱就使之对体重的支持和运动时震动的缓冲作用大为减弱，脂肪垫也会因此而产生充血，水肿等非特异性炎症，以致造成足跟部的疼痛。因此产妇在生产后，千万不要整天在床上休息，适量的运动对身体恢复可以起到促进的作用。如果每天都躺在床上休息，不但会导致足部关节痛，同时还会影响恢复的进度，导致肥胖。产后关节痛怎么办？产后关节痛在经过一阵子营养的加强，钙的补充，合理的休息和活动，通常是可以恢复的。

▶ 香酥鲫鱼

食材 活鲫鱼 1 条（约 250 克）。

做法

将鱼切成 2 寸长小块，不去鳞肠，用香油炸焦。服后饮黄酒 200 克，服后取微汗。

营养秘笈

温经通络，补血益气。产后关节痛，属血虚型，产后四肢抽筋，肢体酸楚、麻木。舌红、少苔，脉细无力。

▶ 鱼鳔散

食材 桂枝、木瓜各 15 克，鱼鳔 30 克。

做法

将鱼鳔炒成珠状，与各味药共研为末，早、晚各服 1 次，每次 15 克，黄酒送服。

营养秘笈

通络止痛。产后关节痛，属风寒型，周身关节疼痛，得热则减。舌淡、苔薄白，脉细缓。

▶ 蛇肉胡椒汤

食材 蛇肉 250 克，胡椒 50 克。

做法

上 2 味放砂锅内加水适量，炖汤淡调味服食。每日 1 次，空腹服食，连服数剂。

营养秘笈

祛风，散寒，通络。治疗产后关节痛，属风寒型，周身关节疼痛，得热痛舒，舌淡、苔薄白，脉细缓。

▶ 焙丝瓜藤

食材 霜后丝瓜藤 500 克，红糖水少量。

做 法

将丝瓜藤焙焦研成细末，取 3 克，红糖水送服，每日 3 次。

营养秘笈

通络止痛。产后关节痛，属血虚型，全身关节筋骨疼痛，肢体麻木，舌淡少苔，脉细无力。

▶ 羊肾杞子粥

食 材 羊肾 1 对，枸杞、小米各 50 克，葱白 1 段。

做 法

将羊肾洗净去内切细，与枸杞、小米、葱共煮成粥。

营养秘笈

补肾强骨。产后关节痛，属肾虚型，产后腰脊疼痛，下肢无力，心慌气短，舌红苔薄，脉沉细。

▶ 羊骨髓汁粥

食 材 羊髓适量，羊脊髓 1 副，粳米 100 克。

做 法

先将羊脊髓打碎水煮取汁，入粳米及五味佐料煮成粥，熟后入羊髓搅拌。空腹食用，每日 1 剂。

营养秘笈

补肝肾，益气血，强筋骨。

产后抑郁症饮食调养

怀孕对准妈妈来说是幸福的，然而孕产期内都会有心理和生理上的变化。研究指出，十个准妈妈中有两个会出现抑郁。从妊娠期开始，尤其是妊娠晚期到产后一年，这段特殊时期孕产妇的抑郁情绪称为围产期抑郁。随着现代女性工作压力渐增和生活节奏加快，围产期抑郁症的发病率逐年增高。

产后抑郁症一般在生完小孩后的几周内发生，一般持续一周或更短的时间。产后抑郁症可能与产后荷尔蒙水平的变化有关。此外，过度紧张，身体疲惫，睡眠不足，身体不适，以及对自己现状不满，缺少他人关怀和支持，对作为母亲这个新角色既新鲜又恐惧等心理问题也是导致产后抑郁的重要原因。

大多数患此病的人都是普通人，她们具有一定的责任心和能力，但是产后抑郁症使她们感到无能为力，而且对自己有不切实际的要求。多数产后抑郁症患者症状并不十分明显，不容易被觉察，也不会严重影响其照顾婴儿或做家务。如果产后抑郁症状非常明显，并足以能引起周围其他人注意的话，那么你的问题可能就比较严重了。

对于大部分患者来说，产后抑郁症的症状经过一段时间将会自然消失，一切恢复正常。以下这些建议可以帮助你平稳度过产后沮丧时期：

（1）接受别人的帮助，或主动寻求他人帮助。

（2）在婴儿睡觉的时候，母亲尽量休息或小睡一会儿。

（3）和丈夫一起出去吃晚餐或看电影，使身心尽量得到放松。和好朋友一起吃饭，聊天。

（4）不要给自己提过高的要求，降低对自己的期望值。

（5）把自己的感觉和感受向丈夫，家人，以及朋友倾诉。

（6）与其他新妈妈聊天，谈各自感受。

（7）锻炼身体（如果医生允许的话）。

（8）学会在宝宝睡觉的时候让自己放松——读书，洗澡，看影碟，或找点其他你感兴趣的事情做。

（9）坚持健康的，有规律的饮食。

虽然产后抑郁症很常见，据一些专家估计大约有50%到90%的女人会患不同程度的产后抑郁症。但有些严重的不能自行恢复而需要专家的帮助。有一些产妇甚至很快发展到产后精神病，所以如果发现某个产妇有严重的产后抑郁症，一定要建议她去找心理专家进行咨询和治疗。

如果发现以下严重产后抑郁症状，务必立即向专家寻求帮助和治疗。

（1）抑郁症状明显，严重干扰日常生活和无法照看婴儿。

（2）感觉极度疲倦和严重失眠。

（3）感到绝望和无助。

（4）感到失落，没有动力，对自己和家庭失去兴趣。

（5）有想要伤害婴儿的冲动或不想照看婴儿。

（6）自杀倾向。

▶ 百合捞莲子

食材 水发百合 100 克，莲子 50 克，水发黄花菜数根，冰糖适量。

做法

❶ 将发好的百合和黄花菜用水洗净。

❷ 莲子去皮、去心、洗净，一同放入大汤碗内，汤碗内放入适量清水，上笼用武火蒸熟，放入冰糖再蒸片刻即成。

营养秘笈

此方能清心除烦、安神宁志，可用于神情抑郁、不思饮食、多梦易惊者。

▶ 猪肉苦瓜丝

食材 苦瓜 300 克，瘦猪肉 150 克。

做法

❶ 苦瓜切丝，加清水急火烧沸，弃苦味汤。

❷ 瘦猪肉切片，油煸后，入苦瓜丝同炒，加调味品食用。

营养秘笈

清泻肝火，可用于烦躁性急者。

▶ 香菇豆腐

食材 水发香菇 75 克，豆腐 300 克，糖 10 克，酱油 20 毫升，味精 1 克，胡椒粉 0.5 克，料酒 8 毫升。

做法

❶ 豆腐切成 3.5 厘米长、2.5 厘米宽、0.5 厘米厚的长方条，香菇洗净去蒂。

❷ 炒锅上火烧热油，逐步下豆腐，用文火煎至一面结硬壳呈金黄色。

❸ 烹入料酒，放入香菇和所有调味品后加水，用旺火收汁、勾芡，翻动后出锅。

营养秘笈

香菇虽然不稀缺、珍贵，但其中的营养并未贬值，它含丰富的锌、硒、B 族维生素，加之豆腐中的蛋白质和钙，会使这道菜的营养很完善，有助于孕产妈咪摆脱郁闷心情。

▶ 小炒虾仁

食材 鲜虾仁、西芹、白果仁、杏仁、百合、盐、油、味精各适量。

做法

❶ 西芹切段或片，与白果仁、杏仁、百合等一同焯水。

❷ 虾仁上浆，并放在油锅里过一下。

❸ 取出后与西芹等一同炒制即成。

营养秘笈

多准备几种配料与虾仁一起炒，让来自海洋的营养变得更丰富。这道鲜脆、爽口、靓丽的菜肴，会让准妈妈看见它变得高兴起来。

▶ 拔丝香蕉

食材 香蕉 3 根，鸡蛋 2 个，面粉 1 碗，糖，纯麦芽，植物油各适量。

做法

❶ 香蕉去皮切块；鸡蛋打匀，与面粉拌匀。

❷ 糖、纯麦芽加清水在锅中煮，待糖溶化，用小火慢慢熬至呈黄色。

❸ 糖快好时，另取一只锅加油烧热，香蕉块沾上面糊投入油中，炸至金黄色时捞出，倒入糖汁中拌匀。

营养秘笈

香蕉中含有蛋白质、抗坏血酸、粗纤维等营养成分，对产后抑郁症有抑制作用。适当吃些甜食可以帮助哺乳妈妈妈妈赶走抑郁，缓解压力。

▶ 玫瑰蜂蜜茶

食材 玫瑰花 6 朵，红茶 1 小包，蜂蜜 1 大勺，柠檬片 1 小片，纯净水 550 毫升。

做法

❶ 将水倒入锅中煮沸后放入红茶包，冲泡约 6 分钟。

❷ 将玫瑰分朵放入红茶液内拌一拌，继续用小火煮沸。

❸ 关火放置温热后加入柠檬片、蜂蜜即可。

营养秘笈

玫瑰花味甘微苦、性温，最明显的功效就是理气解郁、活血散瘀和调经止痛。此外，玫瑰花的药性非常温和，能够温养人的心肝血脉，舒发体内郁气，起到镇静、安抚、抗抑郁的功效。

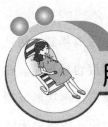

第二章

月子期，新妈妈要多爱自己

产后生理变化

产妇经历了妊娠和分娩以后，进入产褥期。此时，母体又将发生一系列生理变化，尤其是产后前 3 天会出现一些不适症状，建议新妈妈及时了解产后身体会发生哪些变化，以便能够正确面对，从而减轻不适感。

✿ 生殖器官的恢复

（1）子宫宫底、子宫腔、重量的变化：分娩一结束，妈妈的身体就开始朝孕前水平迅速地恢复。其中子宫和阴道等性器官的变化是最明显的。分娩开始时，为了将宝宝生出来，子宫会加速收缩，而这种收缩，即使在分娩结束之后也是不会马上停止的。此时的子宫收缩主要是为了防止发生大出血以及促进恶露的排出。我们将此称为"子宫的恢复"。一般来说，子宫要恢复到孕前的大小，还需要6~8周的时间。

（2）宫底的高度：平常时期位于骨盆内，无法摸到。分娩后不久，在肚脐下方5~6厘米处能触摸到子宫底（子宫的最上面）在分娩后12~24小时之后，返回到肚脐的高度，这是骨盆肌肉的张力得到恢复以及膀胱内充满尿液所引起的，是正常的。产后第 3 天，又降到与分娩后不久时相同的高度；产后第 4 天，位于肚脐和耻骨之间；产后第 6 天，位于耻骨上方2~3厘米处；产后第 8~9 天，与耻骨处于同等高度，之后进入骨盆之中，此时从肚子上就无法触摸得到了。

（3）子宫的重量：平常时期重约 50 克。分娩后不久，子宫的重量约为 1000 克。产后 1 周，为之前的一半，大约 500 克；产后 2 周，约为 350 克；产后 5 周，约为 200 克；产后 6～8 周，恢复到孕前的重量，大约 60 克。

（4）阴道：分娩后不久的阴道壁呈青紫色，有些肿胀，没有褶皱。阴道也是在分娩之后就开始恢复，肿胀日益缓解，阴道壁的松紧度也将恢复。在产后 1 周左右，阴道内恢复到分娩前的宽度，在产后 4 周左右，再次形成褶皱，基本上恢复到原来的状态。但是，一旦之前有过分娩经历，阴道则无法完全恢复，要比分娩前略微宽一些。

（5）外阴部：外阴部也是自分娩后不久就开始恢复，肿胀也开始缓解，并恢复到原来的松紧度。聚积的色素在产后 6～8 周内慢慢消退，最后略微有些残留的痕迹。骨盆底部肌肉群的恢复需要较多的时间。一般需要 4～6 周才能恢复到孕前的状态。

轻度的撕裂往往在产后 1 周左右得到恢复，而比较深的会阴撕裂或较大的裂痕则需要较长的时间才能痊愈。

❀ 全身的生理变化

（1）恶露：分娩结束后，阴道会像月经时一样，有出血现象。我们称之为"恶露"。它是由分娩时产道、子宫和阴道因受伤而流出的血液、淋巴液中的黏液以及脱落的细胞等混合而成的。分娩后不久，恶露的成分大部分为血液，颜色为红色，而且量也非常多。产后第 2～3 天，基本仍是红色的血液，但排出量大幅减少；产后第 4～5 天，颜色渐渐变浅成褐色，排出量变少；产后 1 周，从褐色变为浅浅的黄褐色，排出量进一步减少；产后第 10～21 天，颜色变为浅黄色的浆状，排出量更少了；产后 4～6 周，则变成了浅浅的白色排泄物。

（2）月经的恢复：新妈妈没有喂奶，月经通常在产后 6～8 周内会来。"第一次"月经，受哺乳影响最大不哺乳的新妈妈，一般在产后 6～8 周内月经就能复潮；而哺乳的新妈妈，月经复潮的时间有极大的变动性，可能在产后第 2 ~ 18 个月内的任何时候恢复，平均为 6 ~ 8 个月，甚至有的新妈妈在哺乳期间月经一直不来潮；母乳喂哺宝宝的新妈妈，排卵及月经恢复较迟，有的要在一年后才来月经。哺乳次数也与月经复潮的时间有着密切的关系。一般来说，每天哺乳的次数越多、吸奶的时间越长，月经复潮时间越晚。

（3）体重：分娩后不久，由于胎儿、胎盘、羊水等被排出体外，体重会减少 5 千克左右。之后由于还有恶露的排出，尿量的增加、出汗或母乳分泌等原因，体重还会慢慢下降。但是，之后体重的下降速度会缓慢下来，在产后 4 ~ 6 周时，就差不多会停在一定的重量水平。

分娩后，由于分娩挫伤，子宫颈会由未产时的圆形变成横裂口，呈现松弛、充血、水肿状态。产后大概 1 周左右，宫颈外形和内里可以恢复原形。子宫恢复的快慢与产妇的年龄、产程长短、健康状况、分娩方式、是否哺乳以及分娩次数有关。一般来说，由于胎儿的娩出和胎盘的剥离，在子宫内膜表面形成创而，需要大概 6 周才能完全愈合，这时子宫也基本上能恢复到非孕期状态。

避免月子误区，更利身体康复

坐月子可是女人的大事，传统观念认为：女人生产耗费了大量元气，因此坐月子要多躺着，少动；除此之外，不能见风、不能洗头洗澡、不能吃生冷食物，连水果都要煮熟了才能吃。这些观念其实于现代科学坐月子相悖，一起来破解这些旧观念，别走进这 4 大误区。

❀ 误区 1：多躺，分娩伤了元气，坐月子就是要多躺着

许多人认为产妇体质虚弱，需静养，让她们长期卧床，甚至连饭菜都端到床上吃，其实这对于产后的康复是非常不利的。

长期卧床，会增加子宫脱垂风险。因为膀胱肌张力降低，对膀胱内压的敏感性降低，加上外阴切口的疼痛等影响，产妇容易并发慢性尿潴留。这时如果长期卧床，在重力的作用下，充盈的膀胱会向后推挤子宫。再加上分娩结束后一段时间，子宫尚未恢复正常的前倾位，因此便更容易处于后位。这时子宫轴与阴道轴方向一致，当腹压增加（如咳嗽、用力排便）时，子宫会沿阴道方向下降而发生脱垂。

产后长期卧床，还会使得肠蠕动减弱。一些月子习俗常常使得产妇的饮食里缺乏纤维素。这些都容易造成产妇便秘。便秘时用力排便的动作会导致腹压的升高，增加发生子宫脱垂的风险。

自然分娩后，6~8小时即可起来，自己下地大小便，24小时后可下地轻微活动；会阴侧切者于产后3天便可以下床活动；剖宫产24小时后就可以下床简单活动，术后10天左右，身体恢复好的情况下可以进行轻微健身锻炼。

❀ 误区2：多捂，不能出门，不可对着风吹，且门窗紧闭

密闭的污浊环境是产褥感染的"温床"。清洁的环境和清新的空气对产妇和新生儿都非常重要。住房条件比较好的家庭，每天早晨开窗通风30分钟，保证充分的空气对流和充足的光照。只要母婴不置身于对流风中，不直接对着风吹，通风时适当保暖，不会受"风寒"。

外出不是禁忌，但要做好保暖措施，尤其是头颈部围围巾，可预防"月子病"。坐月子期间不要直接对着风扇吹风，冷气风口不要直接对着新妈妈和婴儿，温度在25~28℃；坐月子期间如果排汗多而导致衣服湿，要立刻更换，如果是冬天坐月子，要准备睡袍在床边，半夜起床喂奶应立刻穿上，就不会受风着凉了。

不论是外出，还是室内通风，只要产妇衣着合适都于健康有利，可防止发生体温过高、中暑或热痱。

❀ 误区3：不能洗头洗澡，否则就会留下病根

女性产后汗腺很活跃，容易大量出汗，乳房还要淌奶水，下身还有恶露，

形成全身发黏，几种气味混在一起，身上的卫生状况很差，极容易生病。这就要求产妇比平常更需要注意卫生，多洗澡、洗头、洗脚。

从科学道理上讲，产后完全可以洗澡、洗头、洗脚。只有及时洗澡，才可使身上清洁促进全身血液循环，加速新陈代谢，保持汗腺乳能畅，有利于体内代谢产物由汗液排出。还可以调节自主神经，恢复体力，解除肌肉和神经疲劳。

如果会阴部没有伤口，而且疲劳已经恢复，随时都可沐浴，但不宜用盆浴，每次洗浴时间不要太久，每次 5 ~ 10 分钟，以 20℃ 的室温、34 ~ 36℃ 的水温最为适宜，洗后赶快擦干身体，及时穿好衣服，以免受凉感冒。

产后洗澡、洗头有益于产妇的健康。至于何时开始，依据自己的身体状况，所处地域气温来选择以上两种方法。勿让水温太凉，以防身体受冷引起诸多不适。

❀ 误区 4：不吃生冷食物，水果也要煮热了吃，否则会伤脾胃和牙齿

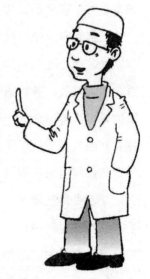

老人总是不断的提醒并监督产妇不能吃凉吃生的东西，即使是水果也不行。乳汁分泌的营养和饮食有着很大的关系，若不吃水果，乳汁中的维生素等营养从哪里来呢？而加热或烹煮过的水果，不仅没有了新鲜的味道，营养成分也流失了很多。其实，产后可以吃蔬菜、水果等生冷食物。因为身体的恢复以及乳汁的分泌都需要更多的维生素，尤其是 VC 具有止血和促进伤口愈合的作用，而蔬菜和水果中都含有大量的各种维生素。而且它们还含有较多的食物纤维，其可促进肠蠕动，有利于产后通便，但吃时需注意食物是否清洁卫生。

只要产妇胃肠无不适，食品又卫生，吃新鲜蔬菜和水果大有好处，尤其是对便秘的产妇。但若产妇胃肠较虚弱，宜从少量开始吃。

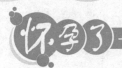

 # 月子期调理好体质的原则

"十月怀胎，一朝分娩"，胎儿、胎盘娩出后，新妈妈身体的各系统尤其是生殖系统会发生较大的生理变化，需要慢慢去调养，以恢复或接近未孕的状态。民间有一种说法是，"坐月子期间，是女人一生中改善体质的最好时机"，这句话并不是没有道理，产后调养，关乎着产妇以后的健康问题，如果未调养好，则可能在产妇的身体里埋下各种健康隐患。那么，产后如何调出一个好体质呢？

❀ 恢复体力，循序渐进地缓慢进补

准妈妈分娩时大量液体排出，产褥早期的皮肤排泄功能也比较旺盛，出汗较多，新妈妈需要注意进补高热量易消化的流质或半流质食物。而很多新妈妈在生完宝宝后，为了补充分娩时的消耗及为宝宝提供量多质优的乳汁，往往在宝宝刚落地时就开始大量进补浓汤，如广州地区产妇进补的猪脚姜醋、客家地区产妇进补的娘酒鸡汤等，她们认为这种浓汤营养丰富，最有补充营养效果。其实，新妈妈刚生完宝宝，消化系统还比较弱，马上就大量进补油腻的汤水，容易造成产妇腹痛或拉肚子，或是乳房过度充盈而引起胀痛甚至并发乳腺炎，而且妈妈进食一下子太过于丰富油腻的话，还可能会让宝宝吃了这些奶水后出现胃肠不适。在刚生完宝宝的第一周，新妈妈只需在正常饮食的基础上适当增加一些清淡的汤水，如鱼汤、蛋花汤等即可，同时喝汤时要注意把上面过多的油脂层撇去，或者也可以做一些调养粥，如小麦粥、黑芝麻粥、桑葚粥、大枣莲子粥、猪肝瘦肉粥等，而进补浓汤则一般在二周后才开始，而且要根据自身的体质，循序渐进地缓慢进补。

❀ 养血益气、温经通络

产后元气、津血俱伤，因此，当务之急是补血益气，中药里的当归、黄芪、枸杞、何首乌、人参、桂圆等均有较好的补血益气功能，可以添加少许在炖品中，不过具体配方须咨询医生，医生会根据个人体质来定，比如人参是滋补的上品之选，但如果刚生完便迫不及待地服用，这种过早、过多地服用人参汤后会加重产后出血，甚至诱发大出血，而且参类补品中含有的某些成分具有强心及兴奋作用，也不利于产妇早期的休息，人参汤一般建议是产后两周再服用。鹿茸虽然具有益精养血之功效，对子宫虚冷等阳虚病症具有较好的作用，但是产妇则不同，她们容易阴虚亏损、阴血不足、阳气偏旺，服用鹿茸反而会致阳气更旺，阴气更损，造成血不循经等阴道不规则流血症状。此外，中药沐足、艾灸疗法、耳穴贴压疗法等，也可起到疏通经络、运行气血的作用。

🍀 排出恶露，促进子宫复原

产妇在分娩时会失血耗气，当血虚而又寒邪乘虚而入时，容易使寒凝血瘀，导致恶露不能通畅，中医认为，恶露是一种瘀血，瘀血凝滞则会引起产妇小腹冷痛，应当及时清除，否则会影响到子宫的复原和气血的运行。而生化汤具有补虚、化瘀、祛寒的功效，能够促进恶露排出、调节子宫收缩，帮助子宫复原。因此产妇在生完孩子 3 天后可在医生的指导下服用生化汤。需要提醒的是，有凝血功能障碍、产后大出血的产妇，则不建议服用。在服用生化汤期间，如果出现发热、感染等情况时，也必须暂停服用，并请中医师重新调整药方。对于刚分娩的产妇，也可以喝红糖水煮鸡蛋，它不仅有助于产妇摄取足够的蛋白质以恢复体力，还可以补充产妇因分娩所丢失的大量体液，促进子宫收缩和恶露的排出，但是，喝红糖水应以产后 10 天为限，否则会导致产妇阴道流血淋漓不尽而引起贫血。此外，经常在腹部上按摩，也可以促使恶露的排出，促进子宫尽早复原。

🍀 适当补充膳食纤维，预防便秘

顺产的产妇一般会有侧切伤口，剖宫产的产妇腹部也有好几厘米长的刀口，因此，排便时都不可太过于用力，以免伤口开裂，但又因为产后出汗较多，津亏液耗，大肠失于濡润，容易出现便秘。所以，产后新妈妈应注意多补充膳食纤维，保证每天都有新鲜蔬菜和水果的供给，以保持大便通畅，但寒性的蔬菜水果，如西瓜等，则要尽量避免食用。

产后调理，最重要的是先通过体质的辨识后再给予个性化的调理方案和饮食指导，并遵循这些科学的调理方案来把体质调好，这样才能避免日后留下各种"月子病"。不过也要注意，在月子期间亦不能享用太多高油脂和高糖分的高热量滋补品，那也会给日后的减肥加重负担。

产后吃什么有利于恢复

产后 1 个月的调养食法，应避免水和盐，和平时煮菜完全不同。

首先，第一周一点儿冷水也不能进，更别说是喝凉水了。在此期间，不但是禁止喝生水，还包括生菜、水果、果汁、牛奶等水分多而冷的食物，都在禁食之列。除了水以外，盐也尽量少用，包括酱油、味精等含盐的调味料，也不宜多用。而酸梅、柠檬、醋等酸味食物也不宜吃。产后的调养食法虽不使用水和盐，但可以用米酒、姜、麻油等，同样可使饭菜味香可口。米酒、姜、麻油对于产后身体复原，是不可或缺的，它们是这些调养食法的基本材料。产后第一个星期所吃的炒猪肝，第二个星期所吃的炒腰花，接下来半个月所吃的麻油鸡，所用材料都是用麻油炒成浅褐色的姜丝与米酒烹调成的。这些基本的烹调法，都有利于乳母分泌优良乳汁，所以应引起重视。适合产妇的食物：产妇由于在生产过程中消耗大量的能量，产后大量出汗、恶露，也要损失一部分营养，并且马上又要哺乳婴儿，所以对产妇进行适当的营养补充是极为重要的。

下面介绍几种适合给产妇进补的营养食物。

❋ 鸡蛋

鸡蛋含蛋白质丰富并且利用率高，还含有磷脂酰胆碱、维生素 B_2 及多种维生素和矿物质，其中含有的脂肪易被吸收，有助于产妇恢复体力，维护神经系统的健康。鸡蛋可以做成煮鸡蛋、蛋花汤、蒸蛋羹或打在面汤里等，牛奶和鸡蛋一起食用效果更佳。传统习俗中，产妇坐月子时，每天至少要吃 8 ~ 10 个

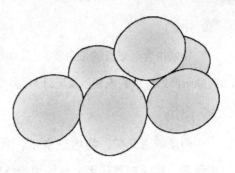

鸡蛋，其实每日进食两三个即可，吃得太多吸收不了，不但浪费，而且容易引起消化不良。

❀ 红糖

红糖含铁量比白糖多 1 倍，含钙量比白糖多 2 倍，并含有胡萝卜素、维生素 B、烟酸及微量元素锰和锌等，这些成分都是十分重要的营养素。另外，红糖还能帮助子宫收缩，促进恶露排出，并有止血的作用，可治疗产后出血。产妇在两餐之间饮用适量红糖水，对身体复原很有益处。但应注意的是，食用红糖不宜过量。一般饮用红糖水不能超过 10 天，时间过长将会增加血性恶露，并且在夏天会使产妇出汗更多而体内少盐。

❀ 小米粥

小米中的维生素 B、胡萝卜素、铁、锌含量比一般的米和面高。可单煮小米或将其与大米合煮，有很好的滋补效果。要注意小米粥不宜太稀薄，而且在产后也不能完全以小米为主食，以免缺乏其他营养。

❀ 面汤

产妇在产褥期可多吃挂面汤或手工切面汤，加上两个鸡蛋或瘦肉丝，再配上适量的西红柿或其他青菜。这样既可为产妇补充营养，又有促进泌乳的功效，对母子均有益。

❀ 芝麻

芝麻富含蛋白质、铁、钙、磷等营养成分，滋补身体，多吃可预防产后钙质流失及便秘，非常适合产妇食用。选用黑芝麻要比白芝麻更好。

❀ 牛奶

牛奶中含有丰富的蛋白质、钙、维生素 A、维生素 D，且易被人体吸收利用，有助于产妇健康的恢复以及乳汁分泌。产妇每日饮用牛奶 250～500 毫升为宜。

❀ 肉汤

肉汤味道鲜美，能增进食欲，且汤水多，可使乳汁分泌增多。牛肉汤、排骨汤、鸡汤都可选用。最好用肉汤做面汤、蛋汤，这样营养更全面丰富。

❀ 蔬菜

蔬菜含有丰富的维生素 C 和各种矿物质，有助于消化和排泄，能增加食欲。西芹纤维素含量很高，多吃可预防产妇便秘。胡萝卜含丰富的维生素 A、维生素 B 和维生素 C，是产妇的最佳菜肴。另外可多吃些黄豆芽、藕、海带、黄花菜。

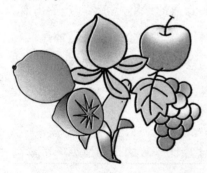

❀ 水果

水果含维生素和矿物质较多，能帮助消化，促进排泄，增加乳汁分泌。水果不同于冷饮，不伤脾胃，也不会影响子宫收缩，产后吃水果有利于身体恢复和增加抗病能力以及分泌乳汁。各类水果都可以吃，但由于此时产妇的消耗系统功能尚未完全恢复，不要吃得过多，每日可吃各种水果 200～250 克。冬天如果水果太凉，可以先在暖气上放一会儿或用热水烫一下再吃。

❀ 花生

花生能养血止血，可治疗贫血、出血症，具有滋养作用。

❀ 大枣、红小豆等红色食品

此类食品富含铁、钙等，可提高血色素，帮助产妇补血、祛寒。但要注意红糖是粗制糖，杂质较多，食用时应将其煮沸。

鱼

鱼类营养丰富，通脉催乳，味道鲜美。可首选鲫鱼和鲤鱼，可清蒸、红烧或炖汤，喝汤吃肉。鲤鱼富含蛋白质、钙、磷、铁和 B 族维生素等。研究表明，鲤鱼能促进子宫收缩，去除恶露，还有滋补、健胃、利水、利尿、消肿、通乳、清热解毒等功效，是产妇身体康复和催乳的理想食物。

小贴士

也可多食用一些炖汤类食品：猪蹄炖黄豆汤是传统的下奶食品，猪蹄能补血通乳，可治疗产后缺乳症。营养丰富，易消化吸收，可以促进食欲及乳汁的分泌，帮助产妇恢复身体。莲藕排骨汤可治疗月子期间的贫血症状，莲藕具有缓解神经紧张的作用。将不同品种的汤轮换着吃，对产妇产后身体的恢复大有裨益。

  # 产后饮食要有禁忌

产妇在坐月子时，正是分娩后的恢复期，体质比较虚弱，应忌食一些不利健康的食品。

 ## 忌食寒凉生冷食物

产后身体气血亏虚，应多食用温补食物，以利于气血恢复。若产后进食生冷或寒凉食物，会不利于气血的充实，容易导致脾胃消化吸收功能障碍，并且不利于恶露的排出和瘀血的去除。

不要吃巧克力

产妇整天在嘴里嚼着巧克力，会影响食欲，使身体发胖，而必需的营养素却缺乏，这当然会影响产妇的身体健康。所以产妇最好不要吃巧克力。产后妈妈们如果食了过多的巧克力，那么对于哺乳期的新生儿的发育会产生不良的影响的，这主要是因为巧克力中所含有的可可碱，是会渗入到母乳并在婴儿体内蓄积，能损伤神经系统和心脏，并使肌肉松弛，排尿量增加，结果会使婴儿消化不良、哭闹不停、睡眠不稳。

❖ 忌食过咸食物

过咸的食物，如腌制品，其含盐分多，盐中的钠可引起水潴留，严重时会造成水肿。但也不可忌盐，因产后尿多、汗多，所以排出的盐分也增多，需要补充一定量的盐来维持水电解质的平衡。

❖ 忌食辛辣刺激性食品

食用辛辣食品，如辣椒，容易伤津、耗气、损血，加重气血虚弱，并容

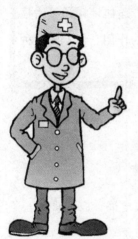

易导致便秘，进入乳汁后对婴儿也不利。而且准妈妈产后气血虚弱，若进食辛辣发散类食物，如辣椒，可致发汗，不仅耗气，并可伤津损血，加重产后气血虚弱，甚至引发病症。刺激性食品，如浓茶、咖啡和酒精，会影响睡眠及肠胃功能，对婴儿也不利。

❖ 忌食酸涩收敛食品

准妈妈产后，瘀血内阻，不宜进食酸涩收敛类食品，如乌梅、莲子、柿子、南瓜等，以免阻滞血行，不利于恶露排出。

❖ 忌食过硬、不易消化的食物

产妇本身胃肠功能较弱，加上运动量又小，坚硬、油炸、油煎和肥厚味的食物，不利于产妇消化、吸收，往往还会导致消化不良。

总之，新妈妈一定要多吃一些含钙丰富的食物，每天要从食物中获得2800千卡以上的热量，以满足自身和哺乳的需要。为了恢复体形，可以适当增加活动量，做些健美操，以消耗多余热量，切不可盲目节食。否则，后果难以设想。

小贴士

女性在生育后，体重会增加不少，跟怀孕前大不相同。因此，有些人为了尽早恢复生育前苗条的体形，分娩后便立刻节食。这样做是有害身体健康的。因为产后女性虽然身体发胖，但产后所增重量主要为水分和脂肪，如哺乳，这些脂肪根本就不够用，况且，产妇本身恢复健康也需要营养，所以不可节食。

产后多久才能恢复产前生活

虽然，在生下宝宝之后的生活发生了翻天覆地的变化，但是曾经的生活习惯仍是新妈妈惦记的事儿。产后多久可以恢复锻炼？多久才能有性生活？多久能自己开车？

✿ 产后多久可以散步

顺产的妈妈，产后马上就可以在房间里散步，剖宫产的妈妈产后第二天也可以下地走动了。医生新妈妈从医院会到家后，要尽可能快地开始进行一些温和而轻缓的运动，散步无疑是最好的选择。任何运动都会提高"快乐激素"的分泌，并有效地促进睡眠，散步当然也不例外。除此之外，散步还可以有助提升你自信心。你可以从短距离的散步开始，比如到路程不超过10分钟地方转转，或者到商店去转转。剖宫产的妈妈散步后要注意伤口是否有渗血。如果只是轻微渗血就不用担心，这是正常的，但如果流血过多，就要停止散步，并去医院检查。

✿ 产后多久可以做家务

产后42天内的家务最好交由别人来做。对于新妈妈来说，做家务的确是消耗脂肪的好办法。但新妈妈产后更需要多休息，特别要学会在宝宝睡着之后尽可能地补充睡眠。所以顺产的妈妈，产后42天内的家务最好交由别人来做。如果你已经有固定的清洁工，可以增加他的工作时间，如果还没有，可以临时请一名。此外，你还可以请求或者接受亲朋好友的帮助。

如果你是剖宫产，产后 2~3 个月内的家务工作最好交给其他人来做。尤其不建议剖宫产后的新妈妈使用吸尘器，因为所有的用力点都集中在你的腹部。

❀ 产后多久可以跑步

顺产的妈妈，如果孕期时一直坚持跑步，那么在产后 42 天的检查结果无异常时，就可以恢复跑步的习惯了。剖宫产的妈妈则要等到产后十周的检查无异常时再恢复。但是，在跑步的过程中，尽可能保持平稳。因为在生产过程中分泌的松弛激素会令你变得比较容易拉伤。母乳喂养的妈妈要注意跑步锻炼的强度不要太高，因为高强度的运动可能会影响乳汁。在跑步的过程中，身体分泌出的乳酸会渗入喂养宝宝的乳汁之中，从而影响到乳汁的味道。

如果在此之前，你并没有慢跑的习惯，只是在生产之后想有所改变。那么，先尝试快走 4~6 个月，然后开始慢跑。任何有氧活动都需要循序渐进地增加强度。

❀ 产后多久可以开车

大多数新妈妈都希望能在产后 3~6 个星期之内就可以重新开车。但重点是，你的感觉和状态能否胜任这件事情。产后何时能开车并没有特别的规定，每个人都有所不同。在这件事情上，不要强调时间，这取决于你的身体条件，以及你的反应，毕竟机警、灵活的应变能力才是最为重要的。剖宫产的妈妈在决定开车之前，一定要去医院做相关的检查，看看是否需要再等一段时间。

❀ 产后多久可以游泳

游泳的确是一个非常棒又非常安全的锻炼方式。但是，新妈妈应该等到伤口完全愈合之后才可以开始。如果你十分在意你的身材，那么你可以通过游泳尽可能地塑型。不过，不要对自己太过苛刻。产后一年之内开始体型恢复锻炼都能达到很不错的效果。

✿ 产后多久可以有性生活

一般来说，产后 42～56 天就可以恢复性生活了。但是，很多新妈妈会因为担心缝合的伤口而对做爱产生恐惧感。其实，你完全必要有这种负担。有些新妈妈会因为生产时的使用的催产素而影响性欲望，以至于在产后几个月内都毫无"性"趣。对此，你要多多留意，并多和你的另一半沟通，以免这样的状态影响到你们的关系。

新妈妈在产后第一次性行为的过程中，往往会经历一些不舒服。比如母乳喂养的新妈妈，血液里的雌性激素水平会降低，导致阴道里黏液的分泌减少。这时，可以适当地使用一些润滑剂来帮助。如果你在每次做爱时都有强烈的疼

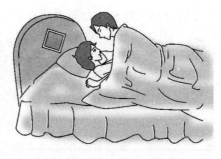

痛，不妨去医生那里检查一下，看看是否需要延时性行为或者做其他治疗。

医学研究表明，对于顺产的产妇，产后子宫恢复大约需要 6 周左右的时间，才能恢复到正常大小。

在怀孕期间，准妈妈的子宫随着腹中胎儿的不断生长发育而逐渐地膨胀变大，待分娩时，准妈妈的子宫要比怀孕之前大数倍，因此，其恢复的过程也较为漫长，大致需要 42 天。而产妇的子宫内膜则要更长的时间来恢复，大致需要 8 个星期的时间来恢复，待卵巢功能基本恢复之后，也就是等月经来潮之后，才能完全恢复。

所以，从上述分析来看，顺产的新妈妈一般在产后的 8 周之内是不能同房的。当然了，这些都是医学上的研究结果。具体顺产后多久可以同房，在现实生活中，也主要看女性的自身身体素质情况。如果有的新妈身体较弱的、产后恢复不好，则要延迟同房的时间，为了产妇的健康，做丈夫要多忍耐一段时间。而对于产后恢复好的，身体素质较好的，顺产后同房的时间是可以相对提早一些，但不能早于产后 6 个星期。

剖宫产后多长时间可以同房，医学研究认为，最好在剖宫产后 3 个月后才能同房，因为剖宫产是有手术伤口的，伤口恢复自然需就需要更久的一段时间，所以剖宫产多长时间可以同房，要同房必须要在剖宫产伤口愈合后才能进行。一般女性在剖宫产后的第六周，都需要到医院做一次全面的母婴体检，经过检查医生认为，产妇的产后子宫恢复情况较好，没有其他不适，则可以在产后 2 个月之后逐渐开始过性生活。但动作不宜太过剧烈，避免影响到伤口的愈合速度，每周次数也不宜太多。

小贴士

有的新妈妈会问，为什么不可以在大夫检查后立即恢复同房。是因为女性的生殖器官要 8~9 个星期才能逐渐的恢复，而伤口需要更长时间恢复，所以不能立即同房。过性生活时也一定要采取避孕措施，产后月经不准也不稳定，有些新妈妈在产后 3~4 个月就来月经了。如果没有有效的避孕促使，会很快再次怀孕，对于剖宫产来说这是件伤害极大的事。

亲喂母乳，对宝宝最好，对你也好

母乳喂养对婴儿有哪些好处呢？

✿ 提供足够营养

（1）母乳含有最天然的营养成分。母乳喂养比奶粉新鲜，容易消化，任何奶粉的营养都比不上母乳。母乳蛋白质中，乳蛋白和酪蛋白的比例，最适合新生儿和早产儿的需要，保证氨基酸完全代谢，不至于积累过多的苯丙氨酸和酪氨酸。

（2）母乳成分随婴儿月龄增加而变化，以适应婴儿的需求。母乳中所含蛋白质组成部分合理，其成分及比例还会随着宝宝的生长和需要呈相应改变，与宝宝的成长同步变化，以适应宝宝不同时期的需要，是其他代乳品所无法取代的。

✿ 保护婴儿健康

（1）保护婴儿免受感染、腹泻、中耳炎、过敏性疾病侵袭。母乳喂养在方法上简洁、方便、及时，奶水温度适宜，减少了细菌感染的可能。母乳能增强新生儿抗病能力，初乳和过渡乳中含有丰富的分泌型 IgA，能增强新生儿呼吸道抵抗力。母乳中溶菌素高，巨噬细胞多，可以直接灭菌。乳糖有助于乳酸杆菌、双歧杆菌生长，乳铁蛋白含量也多，能够有效地抑制大肠杆菌的生长和活性，保护肠黏膜，使黏膜免受细菌侵犯，增强胃肠道的抵抗力。

（2）降低婴儿猝死症（SIDS）、坏死性小肠结肠炎（NEC）危险。母乳中未饱和脂肪酸含量较高，且易吸收，钙磷比例适宜，糖类以乳糖为主，有利于钙质吸收，总渗透压不高，不易引起坏死性小肠结肠炎。

（3）预防过敏性疾病，如哮喘、过敏性湿疹等疾病。

（4）科预防肥胖、高血压、糖尿病等慢性病。研究表明，吃母乳的新生儿，成年以后患心血管疾病、糖尿病的概率，要比未吃母乳者少得多。

✿ 促进婴儿发育

（1）促进脑细胞和智力的发育。母乳中，半光氨酸和氨基牛磺酸的成分都较高，有利于新生儿脑生长，促进智力发育。

（2）吸吮的运动对语言能力的发展有促进作用。

✿ 利于婴儿情感

（1）母乳喂养强化母婴情感纽带。增强母婴感情，使新生儿得到更多的母爱，增加安全感，有利于成年后建立良好的人际关系。

（2）为婴儿的情商培养奠定基础。

母乳喂养对妈妈有什么好处呢？

母乳喂养不仅对宝宝有很多好处，对妈妈也有相当多的好处，主要体现在以下几方面：

（1）宝宝的吸吮过程反射性地促进母亲催产素的分泌，促进母亲子宫的收缩，能使产后子宫早日恢复，从而减少产后并发症。

（2）有利于消耗掉孕期体内堆积的脂肪，促进母亲形体恢复。

（3）母乳喂养在某种程度上可抑制排卵和月经的到来，可达到产后避孕的目的。

（4）母乳喂养过程中，妈妈和宝宝肌肤、目光、语言的接触与交流，可促进母亲与宝宝亲子感情的建立，也可使妈妈得到心理上的满足。

（5）降低母亲乳腺癌与卵巢癌发生的可能。

（6）母乳中几乎无菌，可直接喂哺，不易受污染，温度适宜，吸吮速度及食量可随宝宝需要增减，方便、卫生、经济，可以在一定程度上减轻家庭育儿的压力。

全母乳喂养，对宝宝来说，母乳是最好最有营养最适合他的食品，而且对母亲来说，是带走你身上孕期积累的多余的脂肪和多余的热量的最好机会。产后的 3 个月里，母乳会带走很多堆积的脂肪，几乎以惊人的速度在瘦，平均一个月 5 斤左右。

因此，每一位母亲都应尽量克服困难，给予婴儿母乳喂养，尤其是婴儿出生 4~6 个月内。可能初为母亲的女性，在哺乳初期会碰到这样或那样的困难，如喂哺姿势掌握不好，乳房胀痛等，此时应带着宝宝到妇幼保健门诊，向专业医生进行咨询，一定不要轻易地放弃母乳喂养。

小贴士

母乳中的营养成分与乳母的饮食有密切的关系，为了让宝宝能获得丰富、足够的营养，乳母膳食应该种类多样，数量足够，并具有较高的营养价值，尤其要注意选用富含蛋白质和钙质的食物。

回奶不用打针，循序渐进自然退

回奶的方法主要有自然回奶及人工回奶两种。一般来讲，因哺乳时间已达 10 个月至 1 年而正常断奶者，常可使用自然回奶方法；而因各种疾病或特殊原因在哺乳时间尚不足 10 个月时断奶者，则多采用人工回奶方法，比如用生麦芽煮水，以达到回奶效果。另外，正常断奶时，如果奶水过多，自然回奶效果不好时，亦可使用人工回奶方法。

✿ 自然回奶

逐渐减少喂奶次数，加长喂奶间隔时间，缩短单次喂奶时间。这样宝宝的吮吸刺激减少就会使乳汁分泌量自然的下降。减少营养，禁吃炖鸡炖肉，或营养性药膳。然后可用药物方法阻止乳汁分泌，使乳汁分泌逐渐减少以致全无。

✿ 人工回奶

有的新手妈妈在坐完月子后，随即恢复上班。如需继续喂宝宝母奶时，除了减少喂奶的次数外，也可将乳汁挤出，存在容器中冷藏，这样妈妈上班时孩子也能喝到母乳。若要退奶，可逐渐减少喂奶的次数，如原来 1 天要喂宝宝 8 次母奶的话，可逐渐减为 6 次或 4 次，其余的以婴儿配方奶代替，如此一来，乳汁分泌量自然就会日益减少。妈妈大约要数天至 1 个星期左右，才能将奶完全退尽。

如何才能科学退奶呢？

建议产后妈妈积极朝"越早喂母乳越好"和"乳汁分泌与喂奶频率成正比"方向努力，先生也应从旁协助和鼓励，让宝宝多吮吸，妈妈的乳腺自然会畅通，并能减少胀奶的痛苦，以便顺利度过这段艰辛的日子。另外，妈妈哺乳时的饮食，宜清淡均衡，既要多摄入一些高热量、高蛋白的食物，也要摄取足够的水分，并尽可能地避开可能会抑制奶水分泌的食物和个人的特殊饮食嗜好，以免影响乳汁分泌及自身和宝宝的健康。

另外，新手妈妈不要因为上班而急于退奶。让宝宝吃够4~6个月的母奶最好，尤其对于有过敏体质或肠道有问题的宝宝来说，母奶更是天赐的"良药"！

回奶的食物有哪些呢？

除了典型的回奶食物，如大麦茶、麦芽糖、韭菜、花椒、大料（茴香）、味精、人参、山楂、巧克力、苦瓜等。应该注意，还有太过于生冷辛辣的东西，平时的饮食也就不必太过于忌口。在食用回奶的食物同时，还应避免食用那些促进乳汁分泌的食物，如花生、猪蹄、鲫鱼、汤类等，否则将会事倍功半。

回奶时的注意事项有哪些呢？

（1）如果乳房胀得难受，可以挤出乳汁，但是不要完全挤出，否则会促进乳汁分泌，适得其反。

（2）回奶期要注意减少对乳房、乳头的刺激，泌乳素的分泌会随之减少，乳汁的分泌也逐渐减少。千万不要让宝宝再吸乳汁，也不要让宝宝摸，淋浴时也要避免用热水冲洗乳房。

（3）可用冰袋冷敷乳房减轻涨的感觉。

（4）如果发现乳房里有硬块，要及时用手揉开，防止乳腺炎。

（5）平时回奶时的饮食，应忌食那些促进乳汁分泌的食物，如花生、猪蹄、鲫鱼、汤类等，少吃蛋白质含量丰富的食物，这样可以减少乳汁的分泌。回奶期还要注意饮食中减少水的摄入量。

（6）在回乳期必须忍受，宝宝再哭再闹，切忌断续让宝宝吮吸，更不能在乳头上擦辣椒，或其他什么刺激性的东西，若因胀痛而挤奶，这样做必然会延长回乳时间。

（7）尽量避免使用激素类的药品，或回奶针之类的，很容易引起乳房萎缩，或乳腺分泌问题。

小贴士

　　若欲退奶，可穿合身或较紧的胸罩，来抑制乳汁分泌。①减少宝宝吸吮母奶的次数和数量或不再让宝宝吸吮母奶。②少吃蛋白质含量丰富的食品。③食品回奶法麦芽糖：炒麦芽 60 克，加红糖适量，放锅内加水煮开，去渣饮用，每天 1 次，连服 1~2 周。

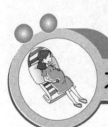

第三章

不同季节，坐月子的方法也不同

春季这样坐月子

不同季节坐月子有着不同的讲究，在春季分娩的妈妈们，由于这时候，天气已经渐渐回暖，可以不用像冬天那样，将自己裹得紧紧的，但因为春天气候多变，也不能太过大意。

❀ 春天气候转暖，保持室内空气流通

定时开窗，让早春的新鲜空气进入房间，让宝贝和妈妈呼吸到新鲜的空气。室温一般保持在20°左右，湿度在60%左右比较合适。要注意的是，不要让风直接吹妈妈和宝宝。

❀ 不吃燥热、辛辣、油腻的食物

春季好多蔬菜都陆续下来了，妈妈可以适当吃些新鲜的蔬菜。尽管补养很重要，最初几天还是吃些清淡、易消化、营养丰富的食物为好。可多喝些汤类。产妇身体消耗大，卧床休息多，还要给婴儿喂奶，食用油炸、油腻食物及辛辣饮食容易加重便秘，也会影响乳汁分泌，可能通过乳汁刺激婴儿诱发湿疹、腹泻等疾病。让产妇喝红糖水、水煮蛋、炖母鸡汤、鱼汤、小米粥的习俗都是好的，如果再配以适量的新鲜蔬菜、水果，就更有益于产妇身体复原和哺乳。

❀ 适当活动及做产后健身操

早期下床活动，有助于体力恢复、排尿和排便，可以避免和减少静脉栓

塞的发生率，尽快使腹肌张力恢复，避免了腹部皮肤过度松弛。

自然分娩的产后妈妈应该于产后 6～12 小时起床，开始稍加活动，产后 2 日内可在室内随意走动，再按时做产后健身操。做会阴侧切和剖宫产的产后妈妈可推后至产后第 3 日起床，开始稍加活动，待拆线后伤口不感觉有疼痛时，再增加产后操。

产后健身操应该包括抬腿、仰卧起坐的动作，这样可以增加腹肌的张力；也要增加缩肛动作，目的是能达到锻炼骨盆肌及筋膜的作用。产后两周时开始增加胸膝卧位的动作，以预防和纠正子宫后倾。

以上的动作每日做 3 次，每次持续 15 分钟，运动量要逐渐加大。

春季月子妈妈更应多饮水、多喝汤

春季空气比较干燥，尤其是北方，室内外湿度比较小，月子妈妈要注意多饮水，母乳喂养的妈妈更应保证充足的水分，这样不仅可补充由于空气干燥而丢失的水分，还可以增加乳汁的分泌。

预防传染病

春季是传染病好发季节，产妇要注意休息，避免过多接触外来人员。

宝宝虽然在母体中获得了免疫能力，但刚刚离开妈妈子宫保护的新生儿抵抗力是有限的，成人呼吸道中的微生物，可能成为新生儿的致病菌。使新生儿患呼吸道感染。

喂奶的妈妈穿什么衣服好

春季妈妈穿的相对少了，喂奶比较方便了，但穿开衫还是比套头的好些。这样宝宝吃起奶来比较舒服，套头衣服有时会挡住孩子的面部。

套头衣服还会挤压乳房，使乳房变形，宝宝吃起来也不舒服。国外有漂亮的哺乳衣，我国有些大商场也有。哺乳期间可以穿胸罩，但最好穿哺乳专用胸罩。妈妈体内要有足够的水分来制造奶水，所以每天至少要喝 1200～1600 毫升水。

✿ 春季洗浴的注意事项

春季可以在产后 3 天洗浴。室温在 20～22℃。浴水温度在 37℃左右。浴室不要太封闭，不能让产妇大汗淋漓，以免头晕、恶心。但春季风沙较大，尤其在北方春风很大，产妇洗浴时不能开窗户，以免受风。

✿ 产后妈妈在出院前要和相关访视单位商定好

第一次访视应该在出院后的 3 日内，第二次在产后的第 14 日，第三次在产后的第 28 日；产后妈妈要把宝宝和自己的健康情况，如饮食情况、大小便、恶露及哺乳等情况及时告知来访者，以便及时得到她们的指导。

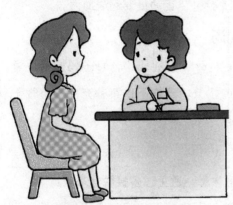

✿ 不应忽视的产后健康检查

产妇应该在产后 42 天进行健康检查，以便医生了解产妇的恢复情况。了解全身和盆腔器官的恢复情况，及时发现异常，防止后遗症，有的产妇因为初为人母，忙得头昏脑涨，抽不出时间做产后检查，这是不应该的。

新妈妈要爱护自己的身体，如果妈妈病了，宝宝就会失去妈妈的呵护，抽出一点时间做检查是很有必要的。产后健康检查，包括检血常规、尿常规和妇科检查，盆腔内的生殖器是否已经恢复到非孕状态。当然，能带宝宝一起去做一次全面的检查是最好的了。

✿ 春季月子妈妈保暖也重要

北方初春是春寒料峭，有春风刺骨之说。尤其是天气还没有转暖，却到了停止供暖的时间，让人常常感到这一段时间室内比冬季还冷。当人们感到春天的暖意时，就到了春末，夏季就要来临了。北方的春季是比较短的，因此，春季里坐月子的妈妈保暖仍然很重要。温馨提示，月子妈妈可以根据自己的要求穿戴。但要注意穿宽松、舒适。不要穿过紧的衣服，以免影响乳房血液循环和乳腺管的通畅，引发乳腺炎。

小贴士　　春季产妇是否可以到室外活动，要根据产妇自身的体质而定，体质好的产妇可在产后两周后到室外走一走，但要在风和日丽的好天气，时间不宜过长，以不感到疲劳为度。

夏季这样坐月子

坐月子，是对孕期、分娩期的组织功能恢复、心理调适，由亚健康到健康的过程。在月子里女性的生殖器官要把怀孕期间发生的变化逐渐恢复，恶露由血性的逐渐变成粉色浆液性的，再逐渐变成白色的，需要 4～6 周排干净。子宫恢复成孕前倒置的梨形要 6 周的时间，包括子宫内膜再生，子宫颈约 4 周恢复，阴道产后 3 周逐渐恢复出现皱襞。

炎炎夏季，每年三伏天都是人们最难度过的时候，在这时生孩子无疑是最遭罪的，坐月子就更别提了，特殊的气候状况会给新妈妈带来更多的担心，所以，夏季坐月子更值得产妇关注。夏天天气炎热，一般坐月子主张不吹风，不受凉，那到了大热天怎么办呢？体质不好的妈妈有可能因此中暑，那夏季该如何坐月子呢？

❀ 日常穿衣

（1）衣服材质应该选择棉制的，既保暖又吸汗。产后，最常见的身体现象就是出汗多，尤其是以夜间睡眠和初醒时最为明显，因此，新妈妈的衣物一定要选择纯棉的、透气性好的，袜子也是一样。

（2）平时在家应该穿长衣长裤，穿薄袜子，尤其是淋浴后。如果天气好，可以到户外晒太阳，为了能更好地接受阳光照射，上衣可以选择半袖衫，不过一定要做好防晒。

（3）必要时可以穿着袜子睡觉。夏天比较热，有些新妈妈晚上一旦睡着了就会蹬被子，很容易着凉，最好的办法就是穿着睡衣和袜子入睡。

（4）衣物一定要勤洗勤换。特别是在夏天，有的新妈妈不到半天衣服裤子就已湿透了，千万不要怕麻烦，要多准备一些内衣内裤和贴身的衣物，一旦感觉不舒服马上换下来，避免着凉。衣物洗净后最好放在太阳下暴晒消毒。遇到天气不好的时候或是生活在潮湿的环境里，最后能用熨斗把衣物熨干。这样可以防止衣物长时间不干，滋生细菌。

✿ 房间环境

（1）室内的温度不能过高，要经常通风换气。一定要杜绝门窗紧闭的现象，经常开窗通风，保持室内空气清新。为了避免新妈妈在换气的时候着凉，可以不采用对流的形式，在房间换气的时候，让新妈妈呆在另外一个房间里，或者趁她出外晒太阳的时候，把各个房间的窗户都打开。

（2）当空气中湿度过大时，可以使用空调的排湿功能。室内湿度保持在55％左右最合适。

（3）天气炎热的时候，可以使用空调、风扇或手摇扇。室内温度应保持在25℃左右，以新妈妈感觉舒适为宜。必要的时候可以开空调，或者使用风扇，但一定要避免直接吹到新妈妈。空调的过滤网一定要经常冲洗，防止细菌滋生。

（4）谢绝探望。产后新妈妈需要一定的时间适应新的生活，因此在月子期间最好谢绝亲戚朋友的探望，这样也可以避免人多使室内空气污浊，或带来细菌和病毒，威胁妈妈和孩子的健康。可以通过电话或网络接受朋友们的祝福，别忘了把小宝宝的照片发给朋友们或放到网上，让大家也分享你的幸福。

✿ 刷牙、洗头、洗澡一样也不能少

洗澡最好采用淋浴。一些有害的旧习俗一定要摒弃，例如不能刷牙、洗头等，是完全没有科学根据的。应该坚持每天淋浴，这样才能保持肌肤的毛孔通畅，以及正常排汗。淋浴时注意外阴的清洁，不过千万不要灌洗阴部或

者进行盆浴，否则容易引起感染。淋浴后，一定要把身体擦干，以免着凉。月子里应特别注意保护牙齿，因为在孕期和分娩过程中，妈妈体内的钙质流失比较严重。因此餐后要漱口，睡前要刷牙。另外，夏季坐月子时的活动还有一些注意事项。

产后尽早下床活动，但不宜过于劳累。产后第二天就可以下地走走，做些简单的体操，这些活动能够加速对身体的恢复。

可以散步，但一定要避免提重物。提重物、咳嗽等能使腹压升高的行为都要尽量避免，因为这些都可能导致子宫脱垂。

天气好的时候可以外出晒太阳，半个小时就足够了。阳光明媚、气温较高、无风的午后，新妈妈可以到户外接受阳光浴，这时可以选择半袖衫和长裤，适当地裸露一些肌肤，有助于接受紫外线照射，使体内产生维生素 D，促进钙的吸收。也可以戴遮阳帽，既可以防止晒伤，也能挡风。外出前要做好防晒工作，不要在外面站立时间过久，适当散步后就应该回到床上休息。

 # 秋季这样坐月子

秋季早、晚温差大，虽然晚上气温低，但是白天的天气不仅热而且干燥，这个时候坐月子的产妇可遭了大罪了，产妇在秋季如何坐月子才舒服呢？

坐月子最早可以追溯至西汉《礼记内则》，距今已有两千多年的历史，称之"月内"，是产后必需的仪式性行为。产妇由于分娩时出血多，加上出汗、腰酸、腹痛，非常耗损体力，气血和筋骨都很虚弱，这时候很容易受到风寒的侵袭，需要一段时间的调补，因此产后必须坐月子才能恢复健康。在坐月子的过程中，实际上是妈妈整个生殖系统恢复的一个过程。恢复得不好，会影响产妇的身体健康。月子病是指女性在生产（包括小产）之后一个月内所受到的外感或内伤而引起的疾患，在月子里没有治愈而留下的病症。女性在生产后，因筋骨腠理大开，身体虚弱，内外空疏，如果此时不慎使风寒侵入，或大怒大悲，或过多房事，都会引起月子病。

❀ 秋天坐月子要注意室内温度和湿度

白天气温较高，室风的温度也会上升，如果温度在 25～26℃，可不必开空调，注意保持室内空气清新就可以了。如果气温高于 28℃，就应当轻微开窗通风或短时开空调以便使室温合适。一般，秋天有两个特点：风和燥。刚生产后的妈妈由于身体较虚，应当避免在通风处乘凉，如果室外有风，那么室内通风时应避免过堂风，可以将一个方向的门窗打开，将对面门窗关闭，如果风很大，则有在产妇居住的房间内尽量不要开窗以免受风。

适当的室内湿度不仅可以令妈妈感觉舒适，对于新生宝宝更是重要，由于宝宝的皮肤很娇嫩，干燥的空气会对他造成伤害，适当的湿度对于宝宝的健康非常有益。秋天风多，产妇一旦到室外去，一定要戴顶薄帽，以免受风感冒。

❀ 秋天坐月子要注意滋补适宜

秋天不像夏天那么炎热，正是滋补的季节，对于新妈妈来说，秋天坐月子没有了夏季进补的诸多禁忌，但是并非补得越多越好。秋天除了进补一些鱼汤、鸡汤、猪蹄汤，还应当加入一些滋阴的食物，以对抗秋燥对人体的不利，如梨水、银耳汤等。而补气较重的人参、甲鱼等应适量食用，不宜过多。产后虚弱，许多家人会很注意补血，常用的有大枣、动物肝脏、阿胶等，应当注意，这些补气养血的东西进食过多反而会容易影响产妇的进食，应适当进补，多而无益。

很多产妇产后立即进食大量汤水，但是母乳量仍然不足，很是着急。其实没有特殊情况，母乳会逐步增多，逐渐满足孩子需要，急躁的心情反而会影响下奶。如果母乳不够，可暂时补充奶粉，并且让宝宝定时吸吮乳头，随着时间加长，一定会有母乳。产后腹泻的妈妈，大部分都是大量进食了含脂肪过多的汤品导致的脂肪泄，因此产后进补不要摄入大量的脂肪。

❀ 饮食多注意

秋天正是瓜果丰收的季节，水果含有大量的维生素及纤维素，对于产妇体力的恢复和肠道健康皆有益处。但应该注意不要食用过凉的水果，不要空腹吃水果，也不能吃过于酸、短期刺激性过大的水果。更要注意的是不可贪多，每日 1 次，少量即可。

秋天收获的坚果种类也很多，比如花生、栗子、核桃等。脂肪是保证产后女性的健康和乳汁质量所必需的。专家建议，每天适量吃些坚果，可以用它们所含的不饱和脂肪，来代替油脂和肉类中的饱和脂肪。但由于坚果的热量和脂肪含量较高，每天的摄入量不要超过 28 克。

秋季也是大豆的丰收季节。新妈妈可以让家人采购些新收获的大豆，每天做成豆浆饮用。与其他季节的大豆相比，秋天的新大豆所含蛋白质和微量元素都要丰富许多。

用秋天新收的山药煲山药木耳排骨汤，不但能起到补气健脾、清胃顺肠、补血活血及强肾的作用，有助于增进产妇食欲，还能改善产妇血虚症状，促进体内毒素快速排出。

❀ 秋季坐月子应注意防风

秋季气候变化多端，忽冷忽热，很多女性忍不住开空调吹风散热很容易感染风寒。在秋季，稍微开窗透风是可以的，但要注意不能风直接吹头，特别要避免门窗打开的过堂风，可以将一个方向的门窗打开，将对面门窗关闭，如果风很大，则有在产妇居住的房间内尽量不要开窗以免受风。

此外，一些人受传统"捂"月子的观念影响，不少产妇为避免受凉，常紧闭门窗还盖着厚被子等，这严重妨碍了体温的散发并容易导致中暑。因此，产妇坐月子不能捂得太厉害，空气流通是散热、降低环境温度的最好方法。产妇房间可以适当开空调或者吹风扇，把房间温度降下来，但不能对着产妇和宝宝吹。

冬季这样坐月子

寒冷的冬季来临时，新妈妈产后坐月子更该注意保暖，而一些特别事项在这个寒冷的季节里更加不能忽视！来看看冬天坐月子的注意事项吧。

❀ 新妈妈衣裤要宽松、舒适

冬季天气寒冷，新妈妈哺乳、照顾婴儿更易畏寒。由于妊娠期体内积蓄的一部分液体要排出，出汗较多，汗渍污垢会弄脏衣物，所以应经常洗澡及勤洗勤换内衣，以保持皮肤清洁。

❀ 冬季室内环境要保持温暖、湿润、清新

冬季"坐月子"的重点是要保暖。室内温度以20～25℃为宜，切忌忽高忽低。在没有暖气的南方，可以采用空调和电暖气等设备来保持室内温度。而对于气候干燥的北方来说，保持室内适宜的湿度也非常重要。一般来说，室内湿度以55%～65%为宜。

较为便捷的增湿方法就是购买一台加湿器，如果同时还具备除菌功能就更好了。在室内放一盆水，或在地面上洒些水，或用湿拖把每天拖几次地板来增加湿度（但是后两种做法要注意不要让产妇在下床时滑倒）。为了随时了解到室内的湿度状况，可以购买一个湿度计。除了温度和湿度要适宜，还要保持室内的空气要清新。每天保证开窗换气2次（上、下午各1次），每次15～20分钟。换气时，先将新妈妈和小宝宝转移到另一个房间。通风换气后，待该房间恢复到适宜温度后，再让新妈妈和小宝宝回来。

新妈妈和宝宝所在的房间最好能够有充足的阳光，这样会让新妈妈感到心情舒畅，并且有利于观察宝宝的一些变化。另外，室内的盆花不宜过多。因为在光照适度的时候，室内的绿色植物就像一个天然氧吧；而光照不足时植物则吸入氧气，放出二氧化碳。

❀ 新妈妈被子要薄一点，床不要太软

外面寒风刺骨，屋里却是暖洋洋的，所以我们除了做好定时通风外，还要注意被褥不要过厚，即使冬天被子也应比怀孕后期薄一些。应选用棉质或

麻质等轻柔透气的产品。每 1 ~ 2 周换洗、曝晒 1 次。

❀ 新妈妈淋浴时水温要适宜，同时注意防风

产后洗澡能解除分娩疲劳、舒缓精神，而且还能保持身体清洁卫生，减少发病。

但冬季坐月子的新妈妈，最好在生产 1 周以后再洗澡。洗澡时，特别要注意水温适宜，严防风、寒乘虚而入。冬天沐浴，必须密室避风，浴室宜温暖，可提前开启浴霸等浴室取暖设备，将室内温度调整至 20℃ 后再进入。

水温以 37℃ 左右或稍热为宜，洗浴时间不要过长，以 5 ~ 10 分钟为宜。洗涤时避免大汗淋漓，因出汗太多易致头昏、晕闷、恶心欲吐等。切忌接触冷水，以免引起腹痛及日后月经不调等。

洗浴必须淋浴，不能坐浴。洗后尽快将身体上的水擦干，及时穿上御寒的衣服后再走出浴室，避免身体着凉或被风吹着。注意口腔卫生，漱口水要用温开水。

冬季洗澡可选用防风生姜方：防风 50 克，生姜 50 克，捶破，用水洗净，煎水后去渣，用于洗身洗头，或直接使用姜片煮水后洗浴，防风、祛寒效果也较显著。

❀ 头发洗后立即擦干，用木梳梳头有利于促进血液循环

肮脏的头发会损害头皮的毛囊，使头发容易脱落，因此应洗头、梳头，但要避免湿邪侵入。

冬季天气比较寒冷，容易让人觉得郁闷，尤其是要宅在家里一个月。所以新妈妈在冬季坐月子的时候，除了要注意个人卫生、饮食外，也要保持室内环境温暖、湿润、清新，这样也会让自己心情愉快不少。

 月子期食谱秘笈

新妈妈月子期间有两大任务，一是自身恢复，二是哺乳。这两个方面均

需要充足营养。产妇由于在分娩时耗力及损血，所以月子饮食要补充蛋白质、脂肪、糖类、各种维生素、多种矿物质及水分等。

✤ 月子第1周食谱：以"排"为主

产后第1周，主要以"排"为主。新妈妈由于体内激素水平大大下降，身体过度耗气失血，因此，产后的第一餐饮食应首选易消化、营养丰富的流质食物，如糖水煮荷包蛋、冲蛋花汤、藕粉等。

等到第二天就可以吃一些软食。产后5~7天应以米粥、软饭、烂面、蛋汤等为主食。不要吃过多油腻之物，如鸡、猪蹄等。

如果是剖宫产，应注意以下四点：①一周内不要吃蛋类和牛奶，以免胀气；②避免油腻食物；③避免深色素食物，以免疤痕颜色沉积；④避免咖啡、茶、辣椒和酒等刺激性食物。

✤ 食补关键词：高热量

为了补充妈妈在分娩过程中的大量消耗，产后饮食自然应以富于营养、足够的热量为原则。打算自己哺乳的新妈妈每天所需的热量为3100卡，而喂配方奶的新妈妈需要2400~2600卡的热量。

但对于刚生下宝宝的新妈妈来说，身体仍处在极度虚弱的状态，同时肠胃的蠕动也较差，对食物的消化与营养吸收功能尚未恢复。进补要考虑身体状况，更需要注意针对性。

（1）红糖水：新妈妈在分娩中消耗大量的精力与体力，加之失血过多，急需补充大量铁质。红糖水非常适合产后第一餐食用，它不仅补血，还能促进新妈妈产后恶露排出。不过红糖水不能喝得太多。一般来说，以产后7~10天为佳，以后则应多吃营养丰富、多种多样的食物。

（2）鸡蛋：新妈妈如果自我感觉消化情况较好，第二餐开始便可开始试试鸡蛋。鸡蛋富含的营养，有助于新妈妈恢复体力，维护神经系统的健康，减少产后抑郁情绪。每天吃2~3个鸡蛋即可，但要注意分两餐吃。白水煮蛋和蒸蛋羹都是不错的选择。

（3）小米：小米中含有丰富的维生素 B_1 和维生素 B_2，膳食纤维含量也很高，它能帮助新妈妈恢复体力，并刺激肠蠕动，增加食欲。

（4）猪肝：第一周是新妈妈排恶露的黄金时期，产前的水肿以及身体多余水分也会在此时排出，推荐以猪肝作为补气养血的主食，每天约 100 克为佳。不宜给新妈妈过多喝鸡汤、鸽子汤等，因为此时的新妈妈乳腺还没打通，吃得太好，反而不易被吸收，甚至造成乳汁回流。

（5）米酒＋老姜＋麻油：自古以来，坐月子的食补都有使用米酒、老姜和麻油来烹调食物的传统。老姜的功用在于去寒，温暖子宫以帮助恶露排出。至于麻油，则有利于子宫收缩，恢复孕前状态。

不过需要额外注意的是，一旦恶露停止，麻油加酒的使用量就必须减少。而对于剖宫产的新妈妈来说，产后第一周先勿用酒，以免影响伤口愈合，仅使用老姜和麻油即可。

✿ 月子第2周食谱：以"调"为主

产后第 2 周，主要以"调"为主。经过第 1 周，产妇胃口应该明显好转。这时可以开始尽量多食补血食物，调理气血。苹果、梨、香蕉能减轻便秘症状又富含铁质，动物内脏更富含多种维生素，是完美的维生素补剂和补血剂。

比如麻油炒猪心、大枣猪脚花生汤、鱼香猪肝等，加入少许枸杞、山药药、茯苓等也是不错的补血补充维生素的食谱。同时也可以开始食补催乳，毕竟大部分的妈妈坚持给新生宝宝母乳喂养。

✿ 食补关键词：催乳食品

究竟怎样样才能分泌出营养丰富、充足的乳汁呢？是许多哺乳期新妈妈十分关心的问题。其实，乳汁分泌的品质和数量会受到很多方面的影响，比如愉快的心情、规律的生活、健康的饮食等等都是重要因素。

而其中最重要的就是妈妈的营养状况。食补催乳一直是民间用的广泛的新妈妈产后催乳的方法。不仅安全有效，而且这些食物在催乳的同时还能兼顾美容的功效，对于新妈妈来说可是必不可少的一环。

（1）水＋蛋白质：母乳中有70%～80%为水分，所以母乳充足的要诀就在于水和蛋白质的摄取，如鸡、鸭、肉、鱼类等。最好的方式是炖或熬，食用时同时喝汤，既增加营养，还可促进乳汁分泌。但是，乳汁的量并不是与妈妈喝汤量的多少成正比，所以你不必为了乳汁的充足而一个劲地喝汤。

（2）猪蹄＋花生＋鲫鱼：猪蹄和花生都是催乳的好汤料，花生不仅能保持乳腺畅通、还兼顾养血止血的功效；猪蹄富含胶原蛋白，在催乳的同时还能帮助新妈妈保持胸部曲线，非常适合新妈妈食用。

鲫鱼汤一直被视为催奶圣品。传统观念认为，鲫鱼汤要熬得白，因此将鲫鱼肉炖得口感很差。其实，鲫鱼本身的营养价值很高，应该少炖些时候，让鱼肉保持鲜美，让妈妈把鱼也吃光。

（3）药膳催乳：中医里有一些药膳也有很好的催乳功效。药膳是药物与食物的有机结合，既营养又催乳，一举两得。

（4）黄芪猪蹄汤：适量黄芪、通草与猪蹄同炖而成。这里的黄芪味甘、性温，以补虚为主，通草主清热利湿、通气下乳；猪蹄富含蛋白质、脂肪，可以补血活血，非常适合新妈妈下乳。

（5）留行炖乌鸡：留行与乌鸡同炖而成。当归为中医补血调经之圣药，王不留行能行血通经，乌鸡可滋补肝肾，益气补血，滋阴清热，对帮助新妈妈身体恢复，促进乳汁分泌很有帮助。

❀ 月子第3周食谱：以"补"为主

坐月子期间，哺喂母乳的新妈妈除了自身营养外，还要兼顾宝宝的健康。新妈妈每天蛋白质摄入量应达到95克。只有摄取充足且高质量的蛋白质，才能让新妈妈拥有一副为宝宝提供优质母乳的好体质。

（1）牛奶＋鸡蛋：食物中以鸡、鸭、鱼、瘦肉、动物肝脏、蛋、牛奶、牛肉、羊肉等都含有丰富的蛋白质，其中又以鸡蛋和牛奶中的蛋白质氨基酸比例与人最适宜，其中含有的脂肪也非常容易被人体吸收。故建议新妈妈要多吃牛奶和鸡蛋。

（2）大豆：大豆中含有丰富的植物性蛋白质、钙、维生素 A 和 B 族维生素等，如果每天吃两餐含有大豆的食品，如豆腐、豆浆等，对乳房健康很有帮助。

（3）坚果：坚果类食物如杏仁、花生、核桃、芝麻等，在富含高品质蛋白的同时还含有大量的抗氧化剂——维生素 E，摄入丰富的维生素 E 可以帮助新妈妈让乳房组织更富弹性。对增强身体免疫力很有帮助。

对于体质较虚的新妈妈来说，一些凉性的蔬菜如苦瓜、枸杞菜、萝卜缨、黄瓜等，尽量少吃。

❀ 月子第 4 周食谱：以"养"为主

产后第 4 周，主要以"养"为主。经过前 3 周的排、调、补，现在到了产妇好好养身体的时候了。这个时候毒素与恶露基本已经排出。此时可以选择更多温补的食物。

比如麻油鸡、大枣炖猪脚等。同时可以选择更多的新鲜蔬菜。蔬菜中的纤维素不仅可以帮助新妈妈促进食欲，防止产后便秘的发生，还能吸收肠道中的有害物质，促进毒素排出。另外，蔬菜中大量的维生素对于新妈妈的精神恢复，避免抑郁也大有好处。值得推荐的有黄豆芽、莲藕、胡萝卜、食用菌等。

相信那些高脂肪高热量的高蛋白质的月子餐已经令各位新妈妈们头疼不已吧！胃口不好吗？没关系，是时候给我们的菜单加些新花样了！

蔬菜中的纤维素不仅可以帮助新妈妈促进食欲，防止产后便秘的发生，还能吸收肠道中的有害物质，促进毒素排出。另外，蔬菜中大量的维生素对于新妈妈的精神恢复，避免抑郁也大有好处！

（1）黄豆芽：黄豆芽中含有大量蛋白质、维生素 C、纤维素等，蛋白质是生长组织细胞的主要原料，能帮助妈妈修复生宝宝时受损的组织，维生素 C 能增加血管壁的弹性和韧性，防止产生出血，而纤维素能通肠润便，促进消化。

（2）莲藕+胡萝卜：莲藕中含有大量的淀粉、维生素和矿物质，营养丰富，清淡爽口。新妈妈多吃莲藕，不仅能清除体内瘀血，增进食欲，帮助消化，还能促使乳汁分泌，有助于对宝宝的哺乳。

（3）食用菌：银耳、黑木耳、香菇、猴头菇等食用菌类，含有丰富的纤维素，天然的生物反应调节剂，帮助新妈妈重建身体免疫系统。多吃食用菌还可为新妈妈的乳房健康加分。

月子期运动方案

新妈妈产后，虽然一定要避免不必要的扭曲运动，但产后科学的适量运动对于新妈妈的身体恢复大有裨益。早期运动对于恶露的排出、子宫恢复十分有利，适当的运动健身不仅对身材恢复有好处，对缓解产后肌肉和骨骼的酸痛也是很有效果的，有规律的运动还可缓解压力并减少产后抑郁症的发生。不过，需要注意的是产后运动时间，因分娩方式而异。自然分娩、没有产后大出血情况的妈妈：在生产后2~3天就可以下床走动，3~5天后就可做一些收缩骨盆的运动，而在产后2个星期，就可以做柔软体操或伸展运动；剖宫产的妈妈：视伤口愈合情况而定，一般来说，产后一个月可开始做伸展运动，而产后6~8周才适合做锻炼腹肌的运动。

❀ 方案一：散步

产后12~24小时可以坐起，并下床做简单的活动。生产24小时后就可以锻炼，不用器械，躺在床上即可进行。开始应有人协助，以后慢慢自己做。根据自己的身体条件可做些：俯卧运动、仰卧屈腿、仰卧起坐，仰卧抬腿，肛门及会阴部、臀部肌肉的收缩运动。简单易行，根据自己的能力决定运动时间、次数。注意不要过度劳累，开始做15分钟为宜，每天1~2次。散步可以从产后持续到产褥期。

❧ 方案二：会阴收缩运动

仰卧或侧卧吸气，紧缩阴道周围及肛门口肌肉，闭气，持续 1～3 秒再慢慢放松呼吸，重复 5 次。可促进阴道恢复和预防子宫脱垂。自产后第 1 天开始。

❧ 方案三：胸部运动

平躺，手平放两侧，将两手向前直举，双臂向左右伸直平放，然后上举至两掌相遇，再将双臂身后伸直平放，再回前胸后回原位，重复 5～10 次。可帮助乳房恢复弹性，预防松弛下垂。自产后第 3 天开始。

❧ 方案四：颈部运动

平躺仰卧于地面，抬高颈部，使下巴向胸部贴近，身体保持不动，眼睛直视腹部，再回到原来姿势，每天 5～10 次。可加强腹肌张力，使颈部和背部肌肉得到舒展。产后第 4 天开始。

❧ 方案五：臀部运动

平躺，将左腿弯举至脚跟触及臀部，大腿靠近腹部，然后伸直放下，左右交替同样动作 5～10 次。可促进臀部和大腿肌肉收缩。自产后第 7 天开始。

❧ 方案六：上臂运动

双手双膝撑地，大腿与身体垂直，双手分开略大于肩宽。保持背部挺直，收腹，慢慢弯曲肘部，然后再撑直双臂。在这个过程中，保持正常呼吸，撑直双臂时，不要过分挺直肘部。帮助加强上肢力量，而这正是你抱宝宝时所需要的。每次重复 10～12 次，可以做 2～3 次。自产后第 45 天开始。

小贴士

产后运动可以帮助新妈妈增强体能，减少疾病的发生，但长期剧烈运动也会引起月经不调，如初潮延迟、月经稀少和闭经等。因此，新妈妈的产后运动，应该在身体状况大致恢复以后考虑进行。产后运动需要按照循序渐进，量力而行的原则。根据自己的体力，适量、有选择的进行，每次进行一项或几项运动。

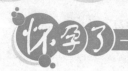

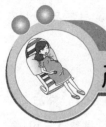

第四章

产后瘦身，方法对了才有效

 为什么产后容易肥胖

产后肥胖似乎已经是一种司空见惯的事情，很多的年轻妈妈在生完宝宝以后，身体逐渐水肿起来，既给生活造成了不便，又影响身体的外形美观，甚至还会威胁身体的健康。谁都知道产后很多人都会肥胖，但是其中产后肥胖的原因你们知道多少呢？下面就让我们一起来了解一下。

许多女性生了孩子之后就莫名其妙地胖起来，从此告别苗条的体形和时髦的衣服，步入中年妇女的行列，让人心有不甘。其实，生育与肥胖并不是同时降临的双胞胎。

女性在妊娠过程中体重应增加 11～12 公斤，其中包括 2～4 公斤的体脂肪。这是身体本能地储备能量物质，以预备分娩时的辛苦，也预备分娩后立即泌乳。如果妊娠过程中体重增加过多，不仅自己发生肥胖，而且可能造成胎儿肥胖的后果。据研究，肥胖的婴儿成年之后比正常婴儿更容易发生肥胖。

分娩之后，传统上要"坐月子"。在现代都市中，产妇们并不特别缺乏动物性食品，而且因为体力活动量太小，顿顿大鱼大肉、饱食终日就容易发生肥胖。在月子中，多补充富含钙、铁、蛋白质和维生素的牛奶、鸡蛋、豆腐、杂粮、蔬菜、海藻、蘑菇等食物，多喝汤水，便足以满足身体的需要。

许多年轻妈妈因为怕体形改变，不愿意给婴儿哺乳，结果往往适得其反。

因为每 100 毫升乳汁中含热能 7070 千卡，4.5 克脂肪，每天泌乳 850 毫升可消耗热能 800 千卡，相当于 90 克脂肪。可见，哺乳可消耗大量脂肪和蛋白质，促进体形恢复。

多数女性在 25~30 岁怀孕生子。此时人体的新陈代谢率已经开始降低，生育后又告别了经常锻炼、拼命工作的时代，即使饮食数量不变，发胖的可能性也必然增大。特别是许多女性让老人或保姆帮助带孩子，家务负担不重，怀孕期、月子里积累的脂肪无处消耗，身体发福也就不难理解了。

以鱼、肉、蛋为主食，少吃淀粉类主食，的确可以让人在几个星期内快速减轻体重，但是这种体重下降会带来体内水分丧失和食欲下降的结果。更可怕的是，高蛋白质膳食中缺乏足够的糖类，身体的主要目能量应来自脂肪，而脂肪分解中会产生"酮体"等毒物。这些物质在血液中大量积累后可使人体发生中毒。如果这种高蛋白膳食长期持续下去，甚至可导致致肾衰竭。

苹果型肥胖是不仅影响人体的美观，而且与多种"富贵病"有密切关系。由于难以承受胖大身体的压力，肥胖者的关节疾病更多，也更容易发生骨折。

专家将肥胖者划分为"苹果型"和"梨型"两类。"苹果型"肥胖者的脂肪主要分布在腰腹部和内脏，以男性居多；而"梨形"肥胖者的脂肪主要分布在臀部和下肢，女性占比例较大。据研究，"梨型"的脂肪多为皮下脂肪，对健康的影响较小，而"苹果型"肥胖者的内脏脂肪过多，因而对健康危害更大。所以，大腹便便是高危炸弹。膳食专家认为，最健康有效的减肥方法是建立正确的生活方式，饮食多样化，多吃蔬菜、水果和粗糖，限制动物脂肪，每天适当活动，每周进行几次健身活动。这种方法需要较长时间才能见效，而且不像那些时髦的减肥方法那么吸引人。然而，这是能够使人苗条健康的唯一正确途径。

怀孕的时候注意控制体重，产后积极恢复。很多妈妈都很轻松地恢复到生孩子之前的体重。所以，就看您是不是科学的注意怀孕的饮食细节和产后恢复。

❀ 运动量的改变

睡眠时间增加，热能的消耗量减少了。就是因为刚刚生产完，变得不爱运动，所以热能的消耗远不如以前多了！

❀ 产后坐月子期间

习俗要求新妈妈们长时间地卧床静养，导致肠胃蠕动减慢、肠吸收增加，而松弛的腹壁是脂肪贮存的最佳场所。为了达到产后补身的目的，传统坐月子的方式，就是大量地吃麻油鸡、花生炖猪脚、高热量内脏类等食物，以此来补充新妈妈的营养。也就是说，这是因为营养过剩造成的。

❀ 女性怀孕期间

体内的内分泌系统变化很大，高激素水平使脂肪组织在体内积蓄。由于子宫体积增大，使得腹壁肌肉极度扩展、腹部皮肤变薄、弹性纤维高度延展甚至断裂，分娩以后腹壁就变得十分松弛。

新妈产后肥胖的问题之间关系到身体的健康问题，所以想要减肥瘦身的话，就要先找对产后肥胖的原因，就其根本原因了，才能对症下药解决掉产后肥胖的烦恼。

很多新妈由于在孕前、孕中和孕后过多的补充营养物质，摄入了很多的热量，同时又由于运动量大量的减少，热量没有及时的消耗掉所以产后肥胖就成了一种必然现象！产后肥胖是不容忽视的，产后肥胖会产生很多的伤害，下面就让咱们一起来看看这其中隐藏的危机！

❀ 产后肥胖定义

肥胖，是指进食热量多于身体消耗量以脂肪形式储存于体内，从而使体重增加至超过标准体重的 20% 以上者。产后肥胖就是这种现象出现在新妈生完宝宝以后，因此称为产后肥胖。

❀ 产后肥胖五大危害

肥胖不仅影响形体美，而且给生活带来不便，更重要是容易引起多种并发症，加速衰老和死亡。

（1）肥胖是健康长寿之大敌、影响劳动力、易遭受外伤。

（2）肥胖易引发冠心病及高血压、易患内分泌及代谢性疾病。

（3）肥胖对肺功能有不良影响、易引起肝胆病变。

（4）肥胖会增加手术难度、导致术后易感染。

（5）肥胖可引起关节病变，会导致关节疼痛，行动不便，给生活带来很大的不便。

产后肥胖有这么多的危害，因此产后如何减肥就成了新妈妈们最关心的话题了，从原因上来看，要从控制饮食和加强运动这两方面下手，去解决产后的肥胖问题了。

产后瘦身三部曲，饮食运动科学结合

❀ 第一部曲：树立正确的观念

专家指出，产后的六个月是新妈妈瘦身的黄金期，因为这段时间新妈妈的新陈代谢率高，而生活习惯也尚未定型，因此瘦身的效果会较好。

但刚刚分娩不久的新妈妈不能盲目节食瘦身。因为刚生产完宝宝，身体还未完全恢复到孕前的程度，加之有些新妈妈还担负着繁重的哺育任务，此时正是需要补充营养的时候。产后强制节食，不仅会导致新妈妈身体恢复慢，严重的还有可能引发产后各种并发症。而服用减肥药更不可取，因为大多数的减肥药主要通过增加排泄量达到减肥目的，减肥药同时还会影响人体正常代谢。哺乳期的新妈妈服用减肥药，大部分药物会从乳汁里排出，这样就等于宝宝也跟着你吃了大量药物。新生婴儿的肝脏解毒功能差，大剂量药物易引起宝宝肝功能降低，造成肝功能异常。

有些新妈妈，怕喂奶使乳房越来越松弛、下垂，影响体形美，而采用人工喂养。这种做法不仅不利于胎儿生长发育，也不利于恢复和保持自身体形。

因为哺乳时，由于婴儿吮吸刺激乳头，可使母体的催乳素分泌增加，促使妊娠增大的子宫收缩，并使臃肿的腹壁迅速复原。催乳素通过作用于乳房的腺上皮质细胞和乳房悬韧带，可防止乳房过度下垂。哺乳还可加速乳汁的分泌，促进母体的新陈代谢，消耗妊娠期内所积聚的脂肪，减少皮下脂肪贮存，从而有效地防止肥胖。哺乳时应让孩子交替吮吸双侧乳房，以保持两侧乳房大小相同，丰满健美。

✿ 第二部曲：合理调整饮食

专家提醒各位新妈妈，产后的饮食搭配对于瘦身的顺利进行有着至关重要的作用。既要保证小宝宝和新妈妈营养摄入充分，又要避免在营养过剩的基础上，限制脂肪和糖的摄入。偏好甜食、油炸食品、动物油、肥肉、动物内脏等高脂类食物，当然容易导致产后发胖，爱美的新妈妈要少吃。饮食中必须含有丰富的蛋白质、维生素、矿物质，如鱼、瘦肉、蛋、奶、水果和蔬菜。

新妈妈应尽量食用植物油，油量越少越好，含高油脂的沙拉酱、花生酱都是容易发胖的食物，新妈妈最好少吃。奶类是钙质摄取的主要来源，新妈妈应食用适量的奶制品，但应注意尽量选用低脂、脱脂奶，而不宜选取炼乳、调味乳。甜点、零食对想要减肥的新妈妈来说同样也不太适合，尤其是蛋糕、巧克力，热量特别高，应适当控制。此外，汽水、果汁都是高热量的饮料，仅一罐275毫升的可乐就有150卡的热量，所以，建议新妈妈平时最好多喝白开水。

新妈妈每日最好做到少食多餐，这样不会给胃肠增加负担，食物中的能量也能很快地被身体利用。反之，如果一次吃完，血液长时间地集中在消化器官，使人昏昏欲睡，能量一时用不完便变成脂肪储存起来。下一餐来临时，由于过分饥饿又会吃得过多，从而形成恶性循环。

新妈妈不要以大吃水果的方式满足食欲来瘦身，因为水果中含糖量高，有些水果的糖含量可达到20％。因此，每天吃水果的数量也要注意限制。数量最好控制在 300 克以下（去皮去核后），吃香蕉不应多于 2 根以上。吃水果的时间也不可忽视，这对于控制过多热量摄取很重要。最好不要在餐后吃水果，正确的做法是在餐前吃水果。这样，等到进正餐时腹中已有食物，不会太饥饿。这样就不易进食过多，有助于控制体重增长。

第三部曲：适当有氧运动

生产后的第二天，顺产的新妈妈就可以先下床走路，而失血较多、血压低以及剖宫产的新妈妈，第 3～4 天下床走动较佳。专家表示，走路可以帮助血液循环，若躺在床上过久容易有腰酸背痛现象。等到坐完月子后，就可以进行更进一步的体能运动。

产后瘦身，科学饮食是首要

产后新妈妈的减肥问题一直是最热门的话题，因为女性都希望即便是生了孩子，也要步入辣妈的行列。所以生产之后的减肥工作势在必得，那么产后女性如何才可以维持健康苗条的身材呢？

大多数人的肥胖与饮食及饮食方法不当有关，新妈妈除了孕期不得不多长肉以外，饮食控制也是关键的一点。因此，瘦身可以从了解吃什么和养成好的饮食习惯开始。

少吃盐

盐是最容易吸水的物质，口味重的人，一定要喝很多水，4 杯水就有 1 千克重，此即有许多人说喝水也长胖的原因。其实，喝水是让人增重，不是让人长胖，除去过多的水分即可减重。

吃饭时慢吃细嚼

这是满足食欲和减少食量的最佳方法。慢食能够减肥。食物进入人体后，体内的血糖就会升高，当血糖升高到一定的水平时，大脑有关中枢就会发出停止进食的信号，这时往往已经是吃了过多的食物。

因此，放慢进食的速度，防止进食过多而营养过剩，就能达到减肥的目的。

❀ 减少糖分和油脂

减少每日糖分和油脂的摄食量，是减肥的必要方法；不喝炒菜汤，汤含油量高，易吸收，非常容易让人长胖；休闲时间，少吃东西，闲时代谢率低，热量消耗少，食物热量应酌予减少；睡前进食，热量最容易转变成脂肪，在腹部堆积；不吃剩菜剩饭，为了不浪费，每次都把碗里和盘里的剩饭剩菜送进肚里，不长胖也难。

❀ 不喝碳酸饮料

碳酸饮料属于高热量食品，多喝会使人发胖。对孕期已经患上了糖尿病的新妈妈来说更是不宜。现在市场上有一种无糖碳酸饮料，它虽没有蔗糖，但很强的酸性对牙齿的损害依旧存在。

❀ 多吃富含纤维素的食物

因为产后的妈妈们很容易出现便秘的情况，排便不顺畅更容易导致毒素和脂肪的堆积，所以应该多吃可以帮助排便顺畅，有利于解决便秘问题的纤维食物，比如蔬菜和水果这些都是不能缺少的。

❀ B 族维生素食物不能少

B 族维生素里的 B_1、维生素 B_2、维生素 B_6 和维生素 B_{12} 都能够促进脂肪、蛋白质、糖类的代谢，具有燃烧脂肪、避免脂肪囤积的功效，这些维生素的主要来源是粗粮、蔬果和奶蛋等。B 族维生素是我们人体不能够缺少的物质，而对于产后新妈妈而言，B 族维生素可以帮助加快身体的新陈代谢，这样就能够让血液运行顺畅让身体的器官可以正常循环，也就可以起到抑制体内脂肪堆积的作用。

没有 B 族维生素，人体就无法顺利地代谢热量，造成脂肪囤积。越是想避免吃一些自以为会胖的食物，越容易造成营养摄取上的偏差，从而形成一种恶性循环，有些人减肥却越减越肥，就是这个原因。

🍀 饮食要规律

平时的饮食要有规律，不能暴饮暴食，要按时吃饭；尤其要吃早餐，中午和晚上不要吃太饱，尤其是晚上一定不能吃太多，七八分饱就可以了。

🍀 不可挑食、偏食

不要挑食，什么都要吃，这样才会让营养均衡。遇到喜欢吃的可以稍稍多吃点，但应该适量。遇到不喜欢吃的，一定不会吃的很多，但也不能不吃，也得吃到有足够热量和营养满足自己身体的需要才行。

🍀 不要吃零食

经常吃零食是一种不好的饮食习惯，摄入过多的高糖、高脂食物，造成营养过剩而转化成脂肪导致肥胖。我们可以用水果、高纤维食品替代，逐渐克服吃零食的习惯。

🍀 不要吃完就睡

不管晚上多累，在晚饭后也应该做些运动再去睡觉。如果吃完就直接睡，身体就会把过多的热量转化为脂肪储存于体内，从而发生肥胖。

保持体重的方法有很多，但最重要的就是有好的生活习惯，习惯好了自然就不会胖了。还有就是多运动，经常运动不仅可以保持体重，还可以让你健康，保持一个好的精神面貌。

产后瘦身应有计划

准妈妈的瘦身计划应该在产后就有计划。大多数女性在产后 6 周会减掉孩子出生体重一半的重量。其他通常在之后的数月逐渐减掉。

🍀 产后减肥不要心急

你的身体从产后恢复需要时间。如果产后减重过快，身体复原需要的时间会延长。在试图减重之前，先留给自己六个周的时间检查。如果你正在哺乳，等你的宝宝 2 个月大的时候才开始减肥。减肥目标应该每周 1.6 千克为准。你可以通过节食和锻炼实现。为此，你需要每天减少 500 大卡的膳食热量摄入。咨询医生每天应该需要多少热量。不要降低到热量需要最低限以下。

✿ 哺乳带走你的脂肪

如果你在哺乳，你应该慢慢地减重。体重减轻过快会减少产乳量。每周减掉 1.6 千克不会影响到乳汁产量或健康。哺乳会让身体燃烧热量，能够帮助你减重。如果你够耐心，你会很惊奇地发现哺乳能够多么有效地自然减重。

✿ 科学进食，营养瘦身

不要跳过某一餐。有了孩子以后，很多新妈妈忘了吃饭。如果不吃饭，就没有足够的能量——这不能帮助你减重。每天吃 5 ~ 6 顿少量的饭，中间穿插健康的零食（比每天饱餐三顿要好）。

记得吃早餐。即便你平时没有吃早餐的习惯，也要从此养成吃早餐的习惯。它会给你一天开始的能量，并且防止你晚些时候感觉劳累。

选择低脂奶制品。去找低脂或脱脂奶产品。你不需要喝全脂奶来产生优质乳汁。

要吃零食的时候，选择水果和蔬菜。苹果、橙子、浆果、香蕉、胡萝卜和椒条是最佳选择。它们低脂，富含维生素和纤维。

每天饮用 8 ~ 9 杯水。饮水能够帮助身体排出脂肪从而减重。限制碳酸饮料、果汁和其他含糖和热量的饮料。它们会增加热量，使你不能减重。

选择烤制或烘焙的食物，而不是煎炸的食物。

限制甜品、糖和脂肪的摄入。

不要过度节食或限制饮食。它们虽然会让你一开始减重。但最初减掉的几磅是不过是水分，会很快增长回来。

✿ 不要要求太高

你可能无法回到怀孕前的体重或体型。对于很多女性来说，妊娠会让身体永远改变。你的腹部会变柔软，臀部增宽，腰围增大。所以你要为新的体型设立一个现实的目标。

多一些运动

健康的膳食搭配运动是减重的最佳方式。运动可以让你减掉脂肪而不是肌肉。一旦你准备开始减重，少吃一些，每天都运动一些。尽管快速的高强度运动以减掉重量比较有诱惑力，但快速的减重并不健康，对身体来说也困难。不要过度锻炼。每天用宝宝车在社区里快速散步就是一个很棒的锻炼方式。

产后第 1 周内：白天可用夜用型束腹系列 + 产后紧缩裤，晚上可用夜用型束腹系列 + 产后紧缩裤；产后第 2 周起：白天可用腰夹、束腹 + 产后紧缩裤，晚上可用夜用型束腹系列 + 产后紧缩裤；产后第 3 周起至 6 个月：白天可用腰夹、束腹 + 产后透气长束，晚上可用夜用型束腹系列 + 产后按摩紧身束裤。

"6246" 减肥法，科学瘦身越早越好

产后减肥进阶的时刻：月子时不能减肥；产后 6 周，能够开始减肥了；产后 2 个月，减肥按部就班；产后 4 个月，加大减肥力度；产后 6 个月，减肥的黄金期。

产后减肥是许多新妈妈的烦恼。减去怀孕时期添加的体重是很重要的，否则在将来变得超重或肥壮的能够性会加大。提示新母亲产后减肥要注意以下一些问题。

顺产新妈妈

坐月子后，产后的 1~2 个月，若身体康复情况杰出，即可开端实施减肥。产后三个月内就能够做重点式、细微的运动，如骨盆腔底的肌肉缩短，

能够防止尿失禁、缩短腹部和提臀。

❈ 剖宫产新妈妈

视产妇的创伤康复情况而定，有必要等手术完的 24 小时、排气之后，才能够下床走路或做些细微的活动，至于何时才是减肥的好机遇，最好是等拆完线、回家静养的产后 3 个月后，再开始实行。

据国外研究指出，两三个月至半年内是产后母亲修正身段的最佳机遇，由于这段时刻新母亲的体内脂肪还处于游离状况，未形成包裹状的难减脂肪。并且，这段时刻减肥，肌肤弹性的修正难度会比拟小。产后两三个月，例假就会康复正常，即内分泌及推陈出新逐步康复正常，这个时分挑选正确的减肥办法，不光不会影响哺乳，还会让奶水更通畅。不过，未能在产后六个月减肥完毕的新母亲也不用忧虑，只需把握饮食窍门，适度运动，照样能够回康复身段。

不过，很多新妈妈的减肥心态一般都比较急，由于曾经的相片会不断影响新母亲们以冲刺速度尽力。节食是主流，一些更胖的新母亲甚至吃减肥药，即使刚出产不久，身体还在康复中。节食减肥，不只会致使身体康复慢，严重的还能够引发各种并发症。而吃减肥药的产妇，药物经过乳汁传递给宝宝，会形成宝宝肝、肾危害。

健康正确的减肥法，才有助于新妈妈成为更好的辣妈。"6246"减肥法一定要科学进行，才能获得成功。

❈ 产后 6 周可以根据自身情况酌情开始减肥

坐完月子后也不要立刻开始减肥，因为经过 1 个月的休养并不能使身体完全恢复到产前的状况，因此还需要继续恢复体力。产后大约 6 周后，才可以根据自身的情况来酌情考虑减肥计划。在身体完全恢复且不需要进行母乳喂养的前提下，此阶段开始可以通过适当运动和适当控制食量的方式减轻体重。不过，产后减肥的最好方式其实是母乳喂养。母乳喂养会消耗一定热量，可以说是最健康而且还有利于母子的减肥方式。

❀ 产后 2 个月后可以适当减重

当分娩满 2 个月且身体得到恢复后，即使母乳喂养也可以开始循序渐进地减重了，可以适当加大运动量，并减少一定食量，改善饮食结构，不过进行母乳喂养的女性，要注意保证一定的营养摄取，只要不食用太高热量的食物就可以了。

❀ 产后 4 个月可以加大减肥力度

无需母乳喂养的女性在产后满 4 个月后即可以像产前一样减肥，不过对于仍然进行母乳喂养的妈妈来说，在母乳喂养期间仍然只适合产后 2 个月以后的控制方式：适量减少食量和适度增加运动。建议新妈妈在白天的时间，可于腹部位置使用束缚力较强的束腹产品，借由强劲的紧缩力道，贴紧腹壁，消除囤积在下腹部的脂肪，同时帮助腹直肌及左右骨盆恢复原状。

❀ 产后 6 个月是减肥的关键期

产后 6 个月是体重控制的黄金时期，如果产后 6 个月内能够恢复到怀孕之前的体重，则 8~10 年后，体重平均增加 2.4 千克；如果产后体重无法下降，则 8~10 年后，平均体重会增加 8.3 千克。由此可见产后 6 个月不仅是控制体重的黄金时期，还影响着产妇日后的生活质量。

无论任何情况，在产后满 6 个月后都应该进行减重了，否则脂肪一旦稳稳地安营扎寨，以后减肥会难上加难。即使仍然是母乳喂养，也可以适当减少一些食量了，但是要注意营养均衡，多吃高营养低热量的食物，但不能减少液体的摄入。同时应该采取有效的运动减重方式，比如游泳、瑜伽等。

小贴士

由于新妈妈腹部赘肉较多，保持一段时间的收腹能帮助腹部肌肉得到锻炼，因此，时刻提醒自己收起小肚子，每天几次能帮助你有效锻炼腹肌。也更有利于小腹的减肥。

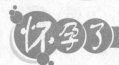

产后瘦身的误区

产后看见自己的可爱宝宝，是不是很欣喜，很感动？然而在喜悦的同时，爱美的妈妈们可不要忘了恢复身材哦！经过差不多一年的孕期生活，讨厌的赘肉肯定是增加了不少，新妈妈们可一定要下定决心消灭它们。

无论是妇产科专家还是已经恢复了妙曼身材的新妈妈，都会告诉你说产后6个月是"减重的黄金时期"。这是因为在产后6个月内，母体的荷尔蒙会迅速恢复原有的状态，同时新陈代谢的速率也会因此恢复正常，甚至加快，使得身体自然进入到减重的最佳状态，所以各位新妈妈们可要好好把握这最佳良机。

然而，心急的新妈妈也很容易因此而走入产后减肥的误区。下面就来告诉各位漂亮妈妈产后瘦身容易走进的几个误区，帮助新妈妈们认识产后瘦身误区，更好地恢复身材。

❀ 误区一：生育后马上做运动

生育后不久就做一些减肥运动可能会导致子宫康复放慢并引起出血，而剧烈一点的运动则会使手术断面或外阴切口的康复放慢，一些关节特别容易受伤，剖宫产的妈妈情况会更加危险。顺产的妈妈产后4~6周可以开始做产后瘦身操，剖宫产的妈妈需要6~8周。

❀ 误区二：贫血依然在减肥

如果生育时失血过多，会造成贫血，使产后恢复缓慢，在没有解决贫血的基础上瘦身势必会加重贫血。含铁丰富的食品有菠菜、红糖、鱼、肉类、动物肝脏等。

❀ 误区三：便秘仍瘦身

产后水分的大量排出和肠胃失调极易引发便秘，而便秘不宜瘦身，应有意识地多喝水和多吃富含纤维的蔬菜，便秘较严重时可以多喝酸奶和牛奶。

🍀 误区四：哺乳期瘦身

哺乳期节食可能会影响乳汁的品质，而要想瘦身，就要好好喂奶，因为哺乳不会让体重增加很多。如果是母乳喂养，6 个月后可以进行瘦身运动，如果未进行母乳喂养，可在产后 3 个月根据自身的健康状态着手瘦身。

🍀 误区五：晚睡、熬夜就能瘦下来

累瘦了的说法，越来越站不住脚了。熬夜时间长了呢，你可能会吃夜宵，吃夜宵一般来说会让你更胖。为什么呢？从生物学上讲，人是白天活动的动物，到了晚上，人体的各种功能就自然地进入了休息状态。唯独合成脂肪的胰岛素，在晚上分泌的较多。这就意味着：吃同样的东西，在晚上更容易变成脂肪沉淀下来。所以，中医有"天人合一"的养生说，就是天亮了好好工作，天黑了就要好好休息。有研究表明，睡眠不足，能够抑制食欲的瘦蛋白就难以形成。此外，睡眠不足会导致体内胰岛素不能正常地使葡萄糖进行代谢，反而容易肥胖。

🍀 误区六：吃得精细养颜瘦身

在不少新妈妈的印象里，吃得精细是高品质生活的表现，能吃出"健康和苗条"，而实际上并非如此。食物做得太精细已经造成了一些有利健康的物质丢失。其实，一味吃细粮以及鸡蛋牛奶等太精细的食物，很容易导致便秘，给代谢和减肥造成压力。所以，多吃一些富含纤维的食物，更能促进肠道蠕动，有利消化和减肥。当然，我们可以因为担心农药而削去苹果皮，但苹果皮比果肉能更好地帮助身体排出毒素。

🍀 误区七：吃素就一定可以瘦

素食已成为一个热门话题，不少人认同食素可以减肥。素食，如蔬菜、水果、五谷等，与同等重量的动物性食物比较，其热量是较低的。但任何人，所吃的热量低过身体的消耗，体内的脂肪便可以慢慢减掉，并不单指素食者。素食中亦不乏高热量的食物，比如炸春卷、素什锦等以多油多糖为主的素菜。

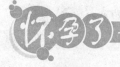

小贴士

未能在产后 6 个月瘦身完毕的新妈妈也不必担心，即便超过这个时间，只要掌握摄取营养的技巧，并适度运动，照样能回复原有身材。如果新妈妈只是一味地节食，则会使身体的新陈代谢率降低，到最后反而减去肌肉而不是脂肪，而且体力也会因此下降。而每周运动 2～3 天，每次运动维持 30～45 分钟，才会有最好的减肥效果。所以新妈妈一周以减重 0.5～1 公斤为佳。如此一来，虽然不是短时间减去很多重量，但减去的总体体重反而较大，而且不易反弹。

利用零碎时间来瘦身

激素变化、食物增加（为了喂奶自己多吃）、生活作息……有许多因素共同促使新妈咪发福。如果说在宝宝刚出生时会有各种问题不停打断新妈妈的瘦身计划，那么两三年后若依旧腰带"游泳圈"的妈妈们确实需要反省，别让宝宝成为你瘦不下来的借口。其实，在饮食、作息上的小改变，是可以帮你恢复产前的曼妙身材的。

不过，无论是顺产还是剖宫产，对于刚生产完宝宝的妈妈来说，身材恢复并不是一天两天就能做到的事情。新妈妈时刻要保持宝宝的营养供给，也要顾及自己的身材变化，实属不易。有时候，家里客人一批接着一批，妈妈更加没有可以自我调整的私人时间。

产后是一个较为特殊的阶段，新妈妈产后初次健身时需要特别注意，务必向医生咨询何时能够开展常规的健身运动，因为产妇往往都存在体质虚弱等身体状况。由丁孕期体重是经过 40 周逐渐增加的。因此，你需要给自己至少 40 周的时间减掉多余的体重。对于产后几周就能恢复妙曼身姿的明星，新妈妈不宜盲目效仿和比较。与其整日看着自己的糟糕身材，苦恼为何不能像明星一般快速减重，倒不如给自己足够的时间陪伴宝宝，并学习如何在换尿布、喂奶和缺少睡眠之间找到平衡点。

初为人母的你一定会忙得不可开交，但还是会有一些零碎的时间可以累积。尽量每天都安排一段锻炼的时间，比如趁父母照看宝宝时、宝宝睡着时，哪怕每次只有 10 分钟也可积少成多，这些零碎的运动将会成为你恢复体形最好的开端。如果你已经回到工作岗位，可以利用午饭时间在周围散散步，或办公时站着接电话，这些小动作可以帮你尽快恢复到产前状态。

❀ 从沙发上弹起来

辛苦工作了一整天，回到家里享受完美餐，打扫完卫生，欣赏自己最喜欢的电视节目……就利用这个机会，在广告的时候进行锻炼吧。试着完成一组 20 次的马步、下蹲、腹肌练习、转动手臂或在每次广告期间做俯卧撑。

❀ 刷牙时收腹

利用刷牙的时间，收紧臀部肌肉。保持几秒钟然后放松，重复这个动作。每次早晚刷牙时都可以进行这样的练习。

❀ 多走几步

假如你抱着满满的购物袋，分几次将它们从车上运到厨房内，你便能够消耗更多的热量，即使你可以一次完成。

❀ 利用每个下蹲的机会

不要有这样的想法："现在我不想捡那个东西。"要将地板上凌乱的什物看成是腿部锻炼的机会。屈膝，将衣服、鞋子以及其他任何东西摆放到原位。

❀ 亲自动手

做菜时，不要使用食品处理机，或购买预先清洗好、切好、装袋的蔬菜。在不需要电动搅拌机的时候，尽量使用手动的方式。

❀ 利用办公桌锻炼，加强小腿及腹部肌肉，有助于保持体形

坐在椅子上，身体直立，收缩腹部，向上抬腿，脚尖绷直，锻炼小腿肌

肉。伸腿，脚尖向前后运动 20 次，然后将每只脚及脚踝转动 20 次，进一步增强小腿肌肉，并塑造脚踝形状。

❀ 站起来

当你接电话时，站到办公桌旁，让自己的身体伸展一下，使精力更加充沛。尽量将经常使用的文件放到柜子顶部，这样每次拿文件的时候都需要站起来。

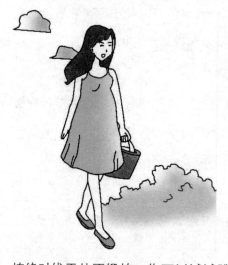

❀ 保持步行的习惯

为自己设定一些小的运动目标，并利用每次机会进行运动。如"我要去看看信箱"，或"我需要去 ATM，顺便呼吸新鲜空气，享受步行的乐趣"。把家务活看成是健康生活方式的选择，而不是一些被迫要做的烦人任务，这样也可以让你做起来更有乐趣。

新妈妈一定要知道，随时随地的锻炼绝对优于从不锻炼。你可以试试跳绳，洗奶瓶时做下蹲运动，或临睡前做仰卧起坐等。这些方法绝对能够起到塑身效果。掌握卡路里摄入和消耗量的平衡点也会帮助你持续不断地减重。

小贴士

有了宝宝晚上都睡不好，白天还是多休息；抱宝宝手都酸了，还是坐着吧……这些话是不少新妈妈每天的生活写实，也成了妈妈们在宝宝出生后还进一步变胖的借口。建议妈妈们尽早开始锻炼，不仅可以缩小腰围，也可以给宝宝更好的照顾。哪怕只是散散步、伸展四肢或做其他能够让你动起来的事情。

顺产 VS 剖宫产，瘦身法大不同

现在很多准妈妈，因为怕痛，都会选择剖宫产，而很多剖宫产妈妈手术后就会采取和顺产一样的减肥方法。其实，剖宫产后减肥与顺产后减肥是有区别的。

剖宫产，指的就是剖开子宫，取出婴儿，再缝合伤口的过程。由于手术过程都是在麻醉中进行，所以，相比起顺产，准妈妈更喜欢选择剖宫产。但女士们天生就是爱美的，俗话说得好，"好了伤疤忘了痛"。甚至有些准妈妈剖宫产的伤口还没好，就急急忙忙地去减肥，后果可想而知。只有知道剖宫产后减肥与顺产的区别，产妇才能做到健康减肥！

❋ 顺产与剖宫产后减肥区别一：减肥开始时间

对于顺产的女性来说，只要可以下床活动，在产后的几个小时后，就可以开始一连串的减肥计划了。但对于剖宫产的女性来说，产后的几个小时，伤口还处在愈合的阶段，这时候减肥，只会造成伤口的再度裂开。一般而言，剖宫产后的女性，减肥计划应该安排在产后的 2~3 个月以后。

剖宫产要在 3 个月之后才能开始减肥，而且是针对一般体质的女性，如果身体比较虚弱，则要延长时间。一般情况下没有什么对身体不良的情况，注意伤口，以及运动不要过激过度。剖宫产的妈妈们由于身体上有伤口，所以应该尽量避免做一些增大腹部内压的动作，同时也要注意自身伤口的愈合状况。腰腹部其实是产妇们减肥的重点部位，在进行减肥的过程后中，产妇们除了要进行身体全方位的减肥之外，还有特别注重腰腹部的局部减肥。

❋ 顺产与剖宫产后减肥区别二：减肥产品的使用

产后减肥的产品有很多，比如束腹带、腰夹、束腹裤、提臀裤等。对于顺产妈妈来说，这些产品都可以使用。但对于剖宫产的妈咪来说，束腹带、束腹裤一类的产品就不能使用，如果要使用，也要等到剖宫产的伤口完全愈合了以后。

❀ 顺产与剖宫产后减肥的共同点：饮食、运动、按摩三剑客

饮食要清淡、运动要适中，按摩要轻柔，是成功减肥的三样最重要的法宝。当然，有了好的方法，就要坚持，只有坚持到最后，您才能为您的减肥成功，笑到最后，掌握了顺产和剖宫产后减肥的区别，广大妈咪们，就可以通过理性的方式进行减肥了。

那么适合剖宫产新妈妈的瘦身方法有哪些呢？

❀ 桥式瑜伽收腹

（1）首先平躺在地上，两膝弯曲，脚底紧贴臀部，两手分别抓住脚踝。

（2）胸部，上背部及臀部有延伸感，平躺，两脚稍微分开。

（3）头，肩膀及脚着地，将臀部及胸部尽量抬高，缓慢地深呼吸。

维持此动作至少10秒然后放下，可以视自己的情况来缩短或延长时间。

❀ 美腿塑身法

（1）站立姿势，双手自然下垂，双脚打开与肩同宽。

（2）双脚同时慢慢抬起脚跟，以脚尖站立，然后再慢慢放下脚跟。

（3）每天重复做10下，就能拥有漂亮腿型。

❀ 缓慢腹式呼吸

平卧床上，两手重叠放在腹部，自然呼吸，做腹部的收缩，收缩时要快，腹部要用力，然后慢慢地放松。做10～20次，以后逐渐增加至50次，做这个动作时，全身其他的部位要放松。

剖宫产相对于自然分娩来说，需要更加长的时间恢复，特别是伤口的恢复要谨慎和小心。在身体没有恢复期间剖宫产后减肥并不适宜。

那么，适合顺产新妈妈的减肥运动又有哪些呢？

❀ 脚踝运动

身体平躺，后脚跟贴床面，伸长脚尖，两脚底并拢，弯起两脚底，反复练习。

🍀 腰部运动

身体平躺，轮流尽量抬高双腿，使之与身体成一直角。待体力稍有恢复时，可同时抬起双脚，动作重复 5 ~ 10 次，可以帮助腿部及会阴部肌肉收缩。

🍀 骨盆摇摆运动

身体平躺，稍稍弓起背部，使骨盆腔向上悬起，左右摇摆。这一运动可以矫正脊柱前弯及下背疼痛。

🍀 腹部呼吸运动

身体保持平躺，闭口，用鼻子吸气使腹部凸起，再慢慢以口吐气，并放松腹部肌肉，重复 5 ~ 10 次。

🍀 胸部撬动运动

仰卧，身体及腿伸直，缓缓地吸气，以扩大胸腔；收紧下腹肌，背部紧压住床面，保持一会后再全身放松，这一动作重复 5 ~ 10 次。此方法可以帮助胸部肌肉收缩，预防乳房下垂。

🍀 颈部运动

身体平躺，四肢伸直，将头向前屈伸，使下颌贴近胸部，之后再将头慢慢放平，这一套动作重复 10 次，可以起到收缩腹肌，使颈部和背部肌肉得到舒展的效果。

🍀 收缩胸肌

两臂向左右平伸，接着上举至双掌相遇，保持手臂伸直，静止数秒后，再回到两臂左右伸直，重新开始，每日做 10 次。可以帮助胸部肌肉收缩，有效地预防乳房下垂。

束腹带，选对用对才有效

不少产妇为自己产后凸起的腹部而忧心忡忡，于是常有人用紧身腹带把腰腹部勒得很紧。其实，在正常情况下，女性分娩后，子宫会逐渐复位，而产后形成的松弛腹壁，大多也会在产后6～28周自然恢复。紧束腰腹非但无助于瘦身减肥，还可能对身体造成诸多伤害。

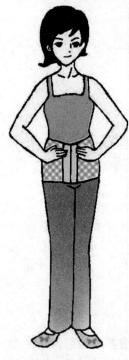

❶ 使盆腔血液运行不畅，抵抗力下降，易引起各种妇科炎症，导致附件炎、盆腔炎、尿路感染、盆腔瘀血综合征等妇科疾病发生。

❷ 腰腹紧束会使腹内压升高，也很容易导致子宫下垂、严重后倾后屈、阴道前后壁膨出等生殖器官异常症状。

❸ 肛门周围有数组静脉，称为痔静脉。持续性束腰，痔静脉就会迂曲成团，局部血流将严重受阻，久而久之，容易引发痔疮和便秘。

❹ 过紧的腹带会使人腹式呼吸受阻，膈肌上下移动受限，这样会影响到肺部呼吸，导致头晕、胸闷等慢性缺氧症状。

❺ 束腰会直接压迫胃腔肠管，影响消化吸收功能，时间稍久会导致产妇营养失调或不足，引起乳汁减少或奶水质量降低，对母乳哺育极为不利。

因此，产后瘦身不能仅靠束腹带，而应积极地加强锻炼，如常练抬腿、做仰卧起坐等。另外，配以科学膳食，最重要的是要坚持哺乳，哺乳既能促进子宫复原，还有助于体形的健美。

那么，可以选用塑身衣吗？

如果是顺产的妈妈，一个月后可以穿塑身衣，最好是等身体恢复后再使用。因为塑身衣对身体是有一定的压力，才能收紧脂肪和松肉，而刚生完孩子，身体还比较的虚弱，功能得到自然恢复会对身体的内部更健康。

如何选择塑身衣呢？

❀ 塑身衣的好与坏

产后塑身衣一般集中于胸部、腹部、下肢部这些因妊娠，分娩而外形发生较大变化的部位，优点在于可以辅助因激素突然改变而导致的乳腺胀大、子宫收缩、皮肤弹性回缩等。然而，产后塑身衣很紧，长时间穿在身上，会引起腹腔内血液循环不好，易导致妇科炎症；长时间挤压乳房还会影响呼吸，严重时将影响今后的哺乳。

❀ 产后塑身衣注意事项

（1）产后不能马上穿塑身衣：从健康的角度考虑，如果是顺产的妈妈，一个月后可以穿塑身衣，最好是等身体恢复后再使用。因为塑身衣对身体是有一定的压力，才能收紧脂肪和松肉，而刚生完孩子，身体还比较的虚弱，功能得到自然恢复会对身体的内部更健康。

如果是剖宫产的妈妈，分娩六个月后恢复为最佳的时间，可以穿塑身衣。因为要等剖宫产身上的伤口愈合，所消耗的能量与内分泌的作用，会让身体处在高代谢的状态。剖宫产伤口愈合后，穿塑身衣会有效果帮助怀孕时移位的内脏归位，还有助于恶露加速排出。

（2）保持塑身衣卫生干净：产后穿戴塑身衣的同时要注意透气，防止热量过高，汗液过多，导致伤口发炎。注意塑身衣一定要勤加换洗，保持干燥。

❀ 产后塑身 3 大原则

（1）切勿盲目节食：产后的身材恢复是困扰许多年轻女性的问题。为了能够成功减肥，产后有些妈妈甚至会采用节食减肥等激进的减肥方法。然而要特别注意，产后 42 天内不能节食！一来是因为产后妈妈身体娇虚，各部分都还没有恢复好，如果缺少充足的营养补给，将变得更加虚弱。二来是特别针对哺乳的妈妈们，节食减肥对奶水的质量也会有影响，刚出生的胎儿需要从母奶获取足够的营养！节食可能在短期内效果明显，但是很容易反弹，对身材恢复有害无利，所以建议产后妈妈们不要过于追求速度。

（2）运动与瘦身产品相结合：尽管月子不适合进行高强度的减肥锻炼。

但是适当的锻炼还是可以的。可以选择一些轻柔的动作，比如拉伸双脚，转动身体等。别小看这些小运动，这些动作可以缓解疲劳感和身体酸痛。月子之后，视身体的恢复情况，可以开始做一些有氧运动，产后瑜伽之类的。使用瘦身产品的妈妈们，这个时候就可以把塑身衣、提臀裤等派上用场啦。

有些妈妈每天有很大的运动强度，这样可以瘦出满意的效果，但是对身材的危害却是非常大的。建议身体未恢复好之前不要做过激烈的运动。

（3）注意减肥速度：怀孕到分娩是长达十个月的过程，同样的，产后减肥也不在一朝一夕。许多妈妈对身材恢复心急如焚，往往容易丧失理智。产后塑身不仅在于身材的恢复，也在于心理的恢复。保持好心态，享受产后塑身的过程，妈妈们往往可以恢复得比孕前更修长更有气质哦！

❀ 避免产后瘦身的误区

生产后，爱美的女性最关切的问题是身材能否回复苗条？一些新妈妈性子急，刚出院没几天，就积极展开瘦身计划。她们的减肥方法就包括节食、服用减肥药物或饮料、产后立即运动等，社会上广泛流传的方法会给新妈妈们带入新的误区当中。

误区一：产后马上节食是减肥最佳途径。俗话说："产前一盆火，产后一块冰！"意思就是：产后身子转弱，需要好好滋养，马上节食，只有自寻烦恼。

误区二：把希望寄托在产后服减肥药减肥茶上。这做法最不被鼓励。减肥药主要通过人体少吸收营养，增加排泄量，达到减肥目的，减肥药同时会影响人体正常代谢。新妈妈应补血补气；减肥药属利水利尿的物品，一直服用这类"下气"药物，对新妈妈不利。

哺乳期新妈妈服用减肥药，大部分药物会从乳汁里排出，等于给宝宝"减肥"，试问：个初生儿正需要各类营养补充，补不着反而还得跟着吃大量药物，怎么能健康发育？此外，新生新生儿的肝脏解毒功能差，大剂量药物易引起新生儿的肝功能异常。一些减肥药物中含有会引起甲状腺亢进的物质，对母子都有不良影响。

误区三：哺乳对瘦身最有帮助。医学上提倡给孩子喂母乳，母乳是新生儿最好的天然营养品。此外，喂奶可促进子宫收缩，有利于新妈妈恢复苗条的身材。这是正面积极的看法。为了给孩子最好的滋养，新妈妈往往吃得好，甚至营养过剩，造成身体横向发展，即使哺乳后，也无法达到减肥的效果。也就是说，尽管哺乳时会消耗母亲体内的脂肪，但哺乳期间，宝宝需要的营养量大，新妈妈如果摄取的饮食多于身体需求的高热量食品，将会在体内囤积更多脂肪，反而不利于瘦身。

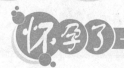
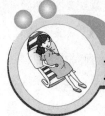

第五章

重塑身材，健康瘦身做最美辣妈

紧致全身肌肤，为瘦身开好头

生产后，许多新妈妈迫不及待地将产后恢复计划提上日程，产后回复操就是一项理想的运动方式。那么产后恢复操的具体做法是什么？在练习产后恢复操需要注意哪些事项？另外如何进行产后心理恢复呢？下面大家一起来看看吧。

产后恢复操，又称产褥体操，是女性生产后为了恢复和保养身体而进行的锻炼。产后恢复操有针对性地对产妇的头、颈、肩、背、臀、腿部进行锻炼，具体包括呼吸运动、提肛运动、臀部运动、仰卧起坐、腿部运动等。

为什么要做产后恢复操呢？

在女性怀孕和分娩的过程中，子宫经历了由增大到收缩的过程，女性的腹腔肌肉、骨盆底肌膜、臀部、肛门和阴道的肌肉都会明显松弛，身体非常虚弱，单纯依靠自然恢复很是缓慢，特别是骨盆韧带肌肉、腹部和骨盆肌肉群的功能恢复需要经历很长一段时间，产后恢复操可以帮助新妈妈尽早恢复体形，找回自信心。

产后恢复操的注意事项：

根据自身状况安排运动量。产后的 45 天，产妇的身体从怀孕、分娩逐渐恢复到正常状态。在这段时间内，产妇体内激素还没有恢复到正常水平。另外，受妊娠晚期激素水平的影响，腹壁肌肉、骨盆肌肉、内脏韧带及骨关节的韧带都明显松弛。所以，在做产后恢复操的过程中产妇不宜过度劳累，运动的安排不宜过于频繁。

产后恢复操时间安排：分娩后的 1~2 周内。产妇只适合进行简单的活动四肢、腰部，提臀等活动。分娩 1 个月后，顺产产妇可以根据自身状况合理地安排一些强度较大的美体塑形操。

很多妈妈都会为产后身材恢复大伤脑筋，看着厚厚的肚腩和松弛的皮肤不知道从何减起。今天就给新妈妈们介绍一套经典产后恢复操，简单易掌握，帮你找回妙龄身材。

🍀 肱三头肌伸展

平躺在健身凳或瑜伽垫上，左右手各执一个哑铃。开始前，双臂完全伸直，举过头顶。然后慢慢弯曲左肘放下哑铃，直到左手哑铃与左耳水平位置，然后再举起左手哑铃恢复到开始的状态，并感觉到肱三头肌的收缩。然后换另一只手臂完成相同动作。每只手臂重复 20 次，总共 40 次。除去肱三头肌上的赘肉，重塑线条。

🍀 直腿硬拉

双脚打开站立，与胯部同宽。膝盖稍稍弯曲，保持不动。双手握住哑铃，将哑铃置于膝盖偏上的大腿前侧。保持脊柱伸直，以臀部为轴心，利用臀肌抬起上半身，将哑铃提升到胯部，然后再慢慢恢复到开始状态。重复 20 次。

作用：拉伸腿筋、臀肌以及下背部，重塑这三部分的线条。

🍀 单手哑铃划船

此动作开始前，左膝盖置于健身凳上，同时左手在凳上撑住保持平衡；右脚站在地上，右手握住哑铃。尽量保持右手手臂贴住身体。尽可能高地抬起右肘，动作缓慢，感觉右边的肩胛骨受到挤压，然后右手慢慢恢复到开始的状态。如此往复 20 次，然后换左手进行。作用：锻炼中背部肌肉、肱二头肌、背阔肌以及肩膀。

❀ 提臀平板支撑

动作开始时在瑜伽垫上保持平板支撑的动作，屈臂肘部置于肩膀下，双腿向后伸直，脚尖点地，背部保持平坦，双手掌心朝下。腹肌和核心肌群用力，想象天花板上有一个绳子不停地向上拉你的臀部，直到拉不起来为止。然后臀部慢慢向下回到原来的位置。重复 20 次。作用：锻炼腹部肌肉，重塑手臂和上背部的线条。

❀ 坐式转体

坐在瑜伽垫上，脚跟置于地面，双掌合十，双臂在胸前伸直。然后让上身躯干向后倾斜 45°，以腹肌和核心肌群为支撑，双臂尽可能向右，此时保持上身躯干固定不要上下摆动。稍微停顿数秒后，恢复到最开始的姿势，然后向左伸出双臂，再次恢复到最初姿势。如此往复 20 次。作用：重塑腹部以及背部肌肉。

❀ 收缩盆骨，让身材更完美

第一阶段：缩肛运动。

收缩并上提肛门 10 秒，再放松 10 秒，这是标准动作，宝妈们也可尝试快速收缩肛门，再放松，重复 20～50 次。这种运动具有加强盆底肌肉的作用，能预防尿便失禁和盆腔脏器脱垂（产后常见，女性年龄越大患尿失禁的可能性越高），同时还能促进盆部静脉血回流、增加生殖器官的血流，也有预防痔疮和改善性功能的作用。这种运动在走路、乘车时、办公时都可进行。

第二阶段：每天自我训练。

（1）平躺、双膝弯曲。

（2）收缩臀部的肌肉向上提肛。

（3）紧闭尿道、阴道及肛门（它们同时受到骨盆底肌肉支撑力），此感觉就像尿急，但是无法到厕所时需憋尿的感觉。

（4）保持骨盆底肌肉收缩 5 秒钟，然后慢慢地放松，5～10 秒后，重复收缩。

（5）运动的全程，正常呼吸、保持身体其他部分的放松。可以用手触摸腹部，如果腹部有紧缩的现象，则运动的方式有错误。

以上运动重复 10 次为 1 组，每日 3 组以上，逐渐增加到 25 次为 1 组。

🍀 骨盆外开调整操

（1）跪坐，大腿往内转，使小腿在大腿外侧贴地，臀部鼠蹊部下垫厚毛巾让臀部坐稳地面，吐气，双手交握，掌心往正前方延伸，手肘伸直，注意双手约与肩同高，背部仍往头顶延伸。

（2）吸气，双手交握，掌心朝上延伸，手臂尽量贴近双耳，背部打直，停留 5~10 次深呼吸后，吐气放松回到动作（1）。

有助调整产后外开的骨盆，紧实周围肌肉线条，并达到美臀效果，也有助紧实手臂线条。

让你加速瘦身的日常小方法

生产后，爱美的女性最关切的问题莫过于身材能否恢复苗条。一些新妈妈性子急，刚出院没几天，就积极展开瘦身计划。专家告诉我们，并非所有的锻炼方式都是一样的。有些体育锻炼方式确实会比其他的要有效得多，不管是锻炼多个肌肉群，还是帮助我们消耗掉多余的能量，同时更加适合不同身体状况的人群。

🍀 散步

任何的体育锻炼最好包括心血管的锻炼，因为这将会更加帮助加强心脏的功能和燃烧脂肪。而散步将会是最简单，最有效的锻炼方式。你可以在任何时间，任何地点进行。其要求不高，除了拥有一双比较舒适的鞋子。散步不仅仅是体育锻炼新人的最佳选择。即使是肥胖的人士也会从散步中获益匪浅。专家说到，散步一小时可以帮助消耗大约 500 卡的能量。我们知道，如果消耗 3500 卡的能量就可以帮助减掉一磅（约 0.4 公斤）的体重，因此我们可以知道，散步 7 个小时左右就可以减掉一磅体重，如果你不做其他的事情。散步也需要循序渐进，要有计划。刚刚开始散步时最好一次散步 5～10 分钟，然后以后再慢慢增加到每次散步 30 分钟左右。最好每次增加的时间不要超过 5 分钟，一次一次的增加。最好以你习惯的频率不断增加散步的长度。

✿ 仰卧起坐

谁不想拥有平坦紧实腹部？专家告诉我们，如果我们使用正确的练习方式，我们也可以拥有梦寐以求的平坦腹部。而仰卧起坐就是比较好的方式。仰卧于地面或者体操垫上，两腿屈膝稍分开，大小腿成直角，两手交叉抱于脑后，另一人压住受试者双脚。要求起坐时双肘触及两膝，仰卧时两肩胛必须触垫。仰卧起坐时我们的动作常常不到位，通常是背部和肩部使足了劲儿，而腹部却没有得到真正的锻炼。健身教练认为，如果想让仰卧起坐发挥更好的效果，可以尝试做如下改变——每分钟仅做 10 次仰卧起坐，在上身与地面成 45° 的时候保持 5 秒钟，这样的效果比起 1 分钟做 60 次的要好很多！

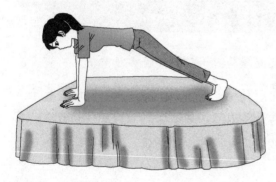

✿ 俯卧撑

如果使用得当的话，俯卧撑可以带来很多方面的锻炼。比如增强胸肌，背肌，三头肌还有腹肌。俯卧撑适合不同的人群。对于那些刚刚参加体育锻炼的人来说，可以从简单开始。比如，可以将手放在桌子上开始，然后降低高度，增加难度。手扶在椅子上，然后到将身体伏在地上，然后撑起来。下面说说如何有效而正确地做俯卧撑：面对着地面，扑倒下去，双手着地，双手分开的距离稍微超过双肩的宽度。注意保持身体的笔直，从肩膀到脚，背部，臀部保持平衡。慢慢弯曲手臂，将身体下降，然后撑起身体，保持腿部绷直。还有增加难度的方式，如果你将前面提到的练习的比较熟练，就可以测试所谓的"稳定性"俯卧撑——保持俯卧撑的姿势，然后，将一直手收起来，只有一只手支撑身体，将身体重心放在其他的一只手和双腿上面。

跨马步

就像蹲坐，跨马步也将锻炼到身体的很多肌肉群：四头肌，腿窝和臀肌。下面说说跨马步的要领：一腿向前大跨一步，保持你的身体处在自然状态。弯曲前腿大约90°，将身体重心放在后腿上面，慢慢将后腿膝盖降低到地面。想象将身体全部放到后腿上面。为了使跨马步更加的有效，你可以变化方式。不仅仅向前跨，还可以向后向前结合，向左向右结合等。专家提到，生活不是直线的，而是多线的。在练习中使用的方式越多，效果更加好。

蹲坐力量练习

在体育锻炼中是非常重要。专家说，肌肉越多，燃烧脂肪的能力越强。一般情况下，专家比较中意多肌肉群锻炼。蹲坐就是一种不错的锻炼方式。他可以同时锻炼到四头肌，腿窝和臀肌。为了达到最佳效果，在练习的时候还是要注意一些事项。双腿分开的距离相当肩宽的距离，背部保持直立。弯曲膝盖，降低臀部。想象你自己就坐在一张椅子上面，但是事实上是没有那张椅子的。刚刚开始练习时，有张椅子在也有不小的帮助的。刚开始时，慢慢将自己的臀部下降到椅子上，然后提臀离开椅子。你一旦掌握了这个技巧，就可以离开椅子，自由的练习。很多人的膝盖力量不够，而蹲坐就是提高膝盖力量的不错选择。

间隔练习

不管你是刚刚开始锻炼还是老手，也不管你是散步还是做其他的有氧锻炼，最好做到张弛有度。在体育锻炼中做到锻炼和适当休息结合，将会不断提高你的运动能力，增强瘦身效果。专家提到，在体育锻炼中，不断变化频率，将会刺激增氧健身系统不断地改变。你的这个系统变得越强，体内消耗能量的能力将会越强。方法就是强度锻炼一到两分钟，然后回到以前的状态两到十分钟。具体的情况可以根据自己的恢复情况而定。在整个过程中不断地如此重复。

❀ 深蹲

这个练习方式将会主要锻炼到背肌和二头肌。下面是正确的锻炼姿势：双腿以肩宽分开站立，然后慢慢蹲下，弯曲臀部。如果刚刚开始站起来有难度的话，可以先尝试坐在有一点高度的垫子上面，或者有点倾斜的其他物体上面。保持你的骨盆一点点前倾，收缩腹部。也可以负重练习，比如增加哑铃什么的。但是初学者刚刚开始时不要负重练习。

❀ 爬楼梯

爬楼梯是一项很普遍的运动方式，对瘦身也有着非常明显的作用：上楼梯所消耗的热量要比散步多 4 倍，比晨跑锻炼还多 80%。

爬楼梯时身体必须略前倾，加上手的摆动、跨步，能够增强下肢肌肉和韧带的力量，保持下肢关节的灵活性，且能增强内脏功能。爬楼梯时人的呼吸频率和脉搏次数会加快，这对增强人体的呼吸系统功能，加强心脏、血管系统都有极好的促进作用。在爬楼梯的过程中要注意强度，要注意根据自己的身体情况确定运动量，并经常进行适当的调整。爬楼梯瘦身效果虽然佳，但是关键在坚持。如果过了一段时间突然停止了，体重反弹也属正常。

❀ 游泳

游泳是一种全身运动，不但可以塑形，还可提高你的心肺功能，锻炼全身几乎所有的肌肉。如果坚持有规律的强化训练，差不多几个月下来就能使你焕发神采。

人在水中游泳，两臂划水的同时两腿打水或蹬水，全身肌肉群都参加了运动，可以使全身的肌肉得到良好地锻炼。另外，游泳时，因为水的密度（换句话说就是阻力）和传热性能比空气大（水的热传导系数比空气大 26 倍，就是说在温度相同的情况下，人体在水里散失热量比在空气里快 20 多倍，可以有效地消耗热量），所以身体在水中运动消耗的能量比陆地上多。这些能量（能量食品）的供应要靠消耗体内的糖和脂肪来补充。经常进行游泳运动，可以逐渐去掉体内过多的脂肪，而不会长得胖。

 上面提到9种锻炼方式都是非常有效和完美的选择。使用正确的技巧和方法去练习，将会给我们带来预期的效果。如果我们不按要求做的话，将会使瘦身效果打折，甚至给身体带来损伤而不是益处。尤其初学者，一定要特别注意正确方法，在参加练习前可以向相关专家请教，确保你的做法是安全和正确的。

消除水肿，拥有美腿

不少妈妈都抱怨自己在生完孩子后，原本优美的体形大打折扣，不仅腰围的尺寸有不断上升的趋势，连一双腿也难以幸免，变得又粗又肿，连穿裙子的自信都没有了。其实只要有毅力和耐心，恢复美腿的风采也并非一件难事。要解决问题，先要正视问题。所以你首先要做的一件事就是面对镜子，找出你的腿究竟出了什么问题。一般来说，在生育之后，你的腿最可能发生以下的状况：

❀ 双腿水肿

大腿和小腿都可能会发生水肿。分娩之后，如果身体还没有完全恢复，体内如果还有炎症的话，就很有可能会产生水肿。另外，水肿也跟人的体质有关。一般而言，水肿体质的人下半身比上半身更容易发胖，同时还会伴有便秘、手脚冰凉、出汗少、低血压等特征。

❀ 腿部变粗

由于在怀孕时，很多人为了孩子健康，都会大量补充高热量的营养品，所以，就可能导致产妇全身发胖。这样腿部自然也会变粗。一般通过运动和节食，随着全身的整体瘦身，腿部曲线也会随之得到改善。

❀ 腿部肌肤粗糙

女性生育，对身体的内分泌系统会造成一定的影响，因而对皮肤也会产生作用。有些人的皮肤可能因此而变得光洁细腻，而有些人则可能变得暗淡粗糙，通常通过美容手段可以有效改善腿部肌肤。

想拥有一双美腿，就必须坚持不懈地进行运动，下面就告诉准妈妈们一些方法。

❀ 足尖"舞蹈"

平躺于床上，手臂自然放于体侧。双腿伸直，然后匀速将双脚脚尖向外伸平，然后再向内勾回。

瘦腿功效：重点帮助瘦小腿。

运动次数：根据身体情况，做 5 ~ 12 次。

要点：全身基本处于放松状态，保持呼吸均匀，每个动作量力而行，不强求。

❀ 皮球辅助练习

平躺于床上，屈膝成90°，两膝之间夹一个皮球。动作时大腿内侧用力内收，感到膝盖与皮球之间的压力增大。保持5 ~ 10秒钟后放松。

瘦腿功效：重点帮助瘦大腿内侧肌肉。

运动次数：根据身体情况，做 5 ~ 12 次。

要点：身体保持放松状态，呼吸均匀，不屏息。

❀ 小踢腿练习

平躺于床上，双腿并拢，屈膝成90°。动作时将左小腿向上踢出，至膝盖绷直，缓慢回到原位。换右侧腿重复。

瘦腿功效：重点帮助瘦大腿前部。

运动次数：10 次。

要点：运动过程中应保持匀速呼吸。动作要缓慢而有控制，切忌用力过猛。

俯卧弯曲练习

俯卧于床上，双腿并拢，腿伸直。动作时弯屈左膝，将脚跟尽量向臀部靠近，缓慢回到原位。换右腿重复。

瘦腿功效：重点锻炼大腿后部。

运动次数：10 次。

要点：运动过程中应保持匀速呼吸。动作要缓慢有控制，切忌用力过猛。

侧抬腿练习

侧卧在垫子上，上面腿伸直，下面腿弯曲。动作时慢慢抬起上面腿到最高点（抬起高度可以逐渐增加），再缓慢降低至起始姿态。

瘦腿功效：重点帮助大腿和臀部外侧，臀中肌，阔筋膜张肌。

运动次数：10 次。

要点：动作过程中不要屏息，向上时呼气，回到原位时吸气。动作要缓慢有控制，切忌用力过猛。

内侧抬腿练习

侧卧在垫子上，上面腿弯曲，脚在体前着地，下面腿伸直。动作时慢慢抬起下面腿到最高点（抬起高度可以逐渐增加），再缓慢降低至起始姿态。

瘦腿功效：重点帮助大腿和臀部外侧，内收肌。

运动次数：10 次。

要点：整个动作过程不要屏息，向上时呼气，回到原位时吸气。动作要缓慢有控制，切忌用力过猛。

小抬腿练习

平躺于床上，双腿伸直。动作时将左腿向上抬起，至约 45°，缓慢回到原位。换右腿重复。

瘦腿功效：重点帮助大腿前部。

运动次数：10 次。

要点：腰、背部不要离开床面。运动过程中应保持匀速呼吸。动作要缓慢有控制，切忌用力过猛。

✿ 直立下蹲练习

身体站直，两脚分开，与肩同宽，脚趾向前。动作时身体前倾屈膝，慢慢蹲下，再缓缓上升站直。

瘦腿功效：重点帮助大腿和臀部。

运动次数：10 次。

要点：保持后背挺直。运动过程中应保持匀速呼吸。

✿ 下蹲进阶练习

两脚成弓箭步，前脚脚趾向前，后脚脚跟离地脚趾向前，上身直立。动作时后膝盖慢慢下沉，再缓缓上升至起始状态。

瘦腿功效：重点帮助大腿和臀大肌，腘绳肌和股四头肌。

运动次数：10 次。

要点：髋部不要扭动，注意保持身体平衡。运动过程中应保持匀速呼吸。

✿ 提腰练习

端坐椅子上，双手合抱，右膝提起至腰部，右脚尖向上，坚持 5 秒；脚尖向下，再坚持 5 秒；还原。换腿练习。

瘦腿功效：重点帮助小腿后部，腓肠肌，比目鱼肌。

运动次数：10 次。

要点：保持身体平衡，身体不要前倾或后仰。运动过程中应保持匀速呼吸。

✿ 放松按摩法

顺着腿部的淋巴结作拍打、按摩，可使腿部的淋巴结和血液循环更为畅通。而且通过适度按摩，能消除腿部的沉重感与水肿现象。从脚踝开始向膝盖的背面用双手有节奏地，由下而上进行拍打。右腿结束后，左腿用同样方式进行。每周至少要按摩 2 次以上，且按摩的时间要维持 1 个小时以上，才能达到瘦腿的效果。可以选择在晚上看电视的时候做。

在锻炼大腿时，注意膝盖要尽量伸直。这样能使运动更有效果；注意防止运动伤害，如果身体不适，应减少运动量，在脚踝、手腕等处应事先带上护腕或护套；在运动开始前，可以用一些精油涂抹在腿上活血，这样可以增加运动效果，减少伤害；运动结束后千万别忘了做放松练习。

挥舞双臂，让粗臂纤细

日常生活中，手臂是活动最激烈的部位，但其伸展的方向大多只有前面或侧面。由于较少于后面运动，因此内臂部分较容易松弛。而且肌肉较不使用的部位极容易堆积脂肪，尤其在 25 岁过后更加明显。"拜拜肉"就这样在你不知不觉之间就跑到你的手臂上，这些难看的赘肉让你看起来就像是多了10 斤体重，就算是穿着长袖的衣服，也不能遮掩手臂的肥肉，反而会让你看起来更胖，身形更强壮。但是要怎样才能摆脱讨人厌的"拜拜肉"，跟粗手臂永远说再见呢？

首先要让你的手臂松弛下来。如果你的手臂是壮壮的，硬硬的那一类，你必须先帮自己手臂的肌肉松弛一段时间。轻拍，揉捏都可以，什么时候都可以做，只要你有空就可以帮自己手臂揉捏一下。这样可以帮助促进手臂血液循环，让自己的肌肉变软，能快速减肥，瘦臂的时候也就变得容易多了。

其次是在饮食上瘦臂。如果你的手臂是水肿型的，可以是因为你身体的血液循环不好，造成手臂水分滞留而形成水肿，这样的话你就必须从饮食上以下的问题。尽量多喝水，少喝冷饮，少吃口味重的食物，多吃新鲜蔬果，加速排水排毒，不仅能瘦手臂，还能瘦脸。如番茄、红辣椒、牛肉等，以及草莓、苹果、菠萝、香蕉、梅子、猕猴桃、柠檬、苦瓜、蜂蜜等减肥食品都有促进血液循环的作用，有利于瘦手臂。

当然，如果能用美食配合运动，你的粗手臂很快也就能变成纤细玉臂啦。

❀ 半蹲单臂上举铃

（1）双腿分开与肩同宽，弯曲膝盖，呈半蹲姿势。双手各握住一个 3～5 磅的哑铃，然后弯曲手肘，掌心相对。

（2）保持半蹲姿势，左手臂向上伸直手肘，举起哑铃。维持 5～10 秒，然后回到（1）。

（3）换右手臂向上伸直手肘，举起哑铃。维持 5～10 秒，然后回到（1）。

此动作左、右交替各重复 15 次。

❀ 屈起坐

（1）双腿分开与肩同宽，双手各握住一个 3～5 磅的哑铃垂放在身体两侧。

（2）弯曲膝盖，上半身保持挺直，然后向下坐至大腿平行于地面。

（3）再慢慢地伸直膝盖，回到（1）。

此动作重复 15 次。

❀ 持铃扭转

（1）双腿分开与肩同宽，膝盖微微弯曲，上半身向前微微倾斜，双手各握住一个哑铃，掌心相对。

（2）将哑铃从身前向左右两侧扭转。注意不要利用哑铃的反冲力量，腰部以下保持不动。

此动作左、右交替重复 20 次。

❀ 开臂扩胸

（1）双腿分开与肩同宽，膝盖微微弯曲，上半身稍微向前倾斜一点。双手各握住一个哑铃，弯曲手肘，举至胸前高度，掌心向身体。

（2）慢慢将手臂向两侧打开，至与肩膀水平。注意背部应保持挺直。

此动作重复 15 次。

❀ 单臂屈肘举铃

（1）双腿分开与肩同宽，弯曲膝盖，左手放在左膝盖上以保持身体稳定，右手握住一个哑铃，屈肘，手臂折叠起来。

（2）慢慢将手臂向外展开。注意不要移动肘部和手腕，以免扭伤。

此动作左、右各重复 10 次。

❀ 单手往上推动

（1）双腿分开与肩同宽，膝盖微微弯曲，上身前倾，右手撑住膝盖，左手握住一个哑铃，垂放。

（2）慢慢将左手哑铃向上拉，同时屈肘，上身向左侧转。然后再慢慢放下。

此动作左、右各重复 10 次。

❀ 双手屈肘内举玲

（1）双腿分开与肩同宽，站直，双手各握住一个 3 ~ 5 磅的哑铃，垂放身侧。

（2）向内屈肘，将哑铃拉直胸前，然后停住 10 ~ 20 秒。再慢慢放下双臂。

此动作重复 15 次。

❀ 头后屈肘

（1）双腿分开与肩同宽，站直，双臂向上举起，交握住一个哑铃，伸直手臂。

（2）慢慢向后屈肘，将哑铃降至背后。然后再慢慢举起哑铃伸直手臂。

此动作重复 15 次。

❀ 单臂伸展运动

（1）将手臂按压在地板上的枕头上，腿向后伸直使身体呈一条直线。将右侧手臂向右伸展，掠过地板向上抬起。

（2）稍作停顿后，放下手臂回到初始位置，整个过程中尽量保持身体的直线状态。将手臂向前抬起与地板平行，然后再向上抬起，再回到初始动作。

此动作持续 30 秒后，换手臂再做 30 秒。然后深呼吸 30 秒放松。

✿ 负重摆臂运动

（1）直立，双手握住一本有一定重量的书。将书握在胸前，收紧手肘贴近身体两侧。手臂向下摆到大腿，然后向上举到肩膀的高度，手臂向内弯曲。

（2）然后恢复站立姿势。重复这个动作30秒，然后再将动作的顺序反过来做30秒。然后深呼吸30秒放松。

✿ 手掌交叉运动

（1）从站立到下蹲，然后将手掌放在脚前面，向下压在地板上，与肩同宽。然后两手交叉向前移，就像走路那样，直到形成俯卧撑的姿势。

（2）停顿一下后，再倒回去，回到站立姿势。

此动作做30秒后，再用30秒来放松并调整呼吸。

✿ 后撑抬腿运动

（1）手掌向后支撑坐在地板上，手指方向与面部朝向相反，屈膝、脚掌放平。然后提臀，并抬起左腿，注意勾起脚尖。

（2）让肘部稍稍弯曲，同时臀部下沉。稍作停留后，背部发力向上，保持腿部的姿势不变。

此动作30秒后换腿重复以上动作，最后做30秒深呼吸放松。

需要注意的是，这一套动作做下来非常辛苦，所以最好在看电视的时候进行，可以分散一下注意力，就没那么痛苦了。划圈和摆动的频率不要太快；做整套动作的时候，双臂要一直保持绷直的状态，千万不能放松，否则就前功尽弃了。做完之后切记要放松，拍打、抖动双臂，否则就会变成肌肉女了。

小贴士

举重练习能使胸部、腰部及四肢肌力获得锻炼，能使过于堆积的脂肪转化为结实的肌肉。而许多肥胖者正是因肌肉量减少，脂肪增多，使新陈代谢减慢而引起体重大幅度增加的。女性如果每天能举哑铃20分钟，每周不少于3次，就能帮助保持新陈代谢的速度，从而达到真正减肥的目的。

虎背虽难减，瘦了才迷人

背部脂肪堆积是很容易被女孩们忽视的问题，不留意的话平时很难察觉。大多数女性只有发现内衣在后背勒出了一道道痕迹，才会惊觉自己的背部脂肪已经过多。背部脂肪过多会给人身材臃肿、膀大腰圆的感觉，特别影响美观是很多女性的心头大恨。

新妈妈们想要摆脱难看的背部肥肉，就赶快动起来吧。只要做一些小运动就能瘦出撩人的背部曲线赶快过来看看吧。摆动手臂，双肩后张，向后仰身等轻松的运动都能有益于你练就美背哦，只要你能持之以恒的练习，你就能成为一个轻松秀出好身型的辣妈。

🍀 日常瘦背法

（1）举手"投降"柔化脊柱：双脚站立，双手向天做投降状，身体慢慢后仰绷紧脊背，坚持5秒，放松，重复动作，可坚持1分钟。

这个动作能柔化脊柱增加背部的弹性。

（2）伸个懒腰拉脊背：双脚并站，双手十指交叉伸过头顶手心向上，用力拉直脊背，坚持5秒，重复10次。

这个动作能拉伸背部赘肉，达到瘦背的目的。

（3）洗漱的时候耸耸肩：利用洗漱的时间，双肩站立与肩同宽，后脚跟踮起，双肩用力往上耸，做拿东西状，坚持3秒，放松肩部和脚跟，重复几次。

这个动作能改善溜肩，让双肩线条更优美。

（4）学习婴儿拿东西：想象婴儿坐在地上要拿前面东西的样子，双手前伸尽量拉伸背部肌肉。

这个动作同样可以通过拉伸背部肌肉锻炼背部。

（5）看电视时双手抱头：在看电视的时候，可以将双手绕到后脑勺，十指交叉，双肘尽量往外伸展以拉伸肩部，坚持10分钟，放松，然后重复。

这个动作并不占用专门的时间，更是不费多少时间的简单动作，每天做一做就能轻松瘦身，而在日常生活中还要注意坐立站走的姿势，抬头挺胸，站直身体，下意识地形成这些习惯，能帮助改善体形，女性朋友还可以选择穿3~5厘米的高跟鞋走路，也能有效瘦肩背。

🍀 瑜伽美背法

（1）瘦背瑜伽：蝗虫式。俯卧地上，双腿伸直，脸部向下，双手在身后十指交叉，腰部用力，抬起双手和双脚，头部和腰部，收紧臀部和大腿。用盆骨和腹部支撑身体，保持动作10秒，然后放松，重复练习10次。

（2）瘦背瑜伽：猫伸展式。双膝跪在地上，双手伸直支撑，腰部放松，双膝打开与肩同宽。抬起头部腰部向下凹。吸气，腰部向上拱起，低下头，下巴尽量贴近锁骨。保持3个呼吸，做10个来回。然后坐下，臀部坐在脚后跟上，双手向前伸直，腰部和头部贴地，放松背部。

（3）瘦背瑜伽：树式。站立，双腿伸直，挺直腰身。双手从身体两侧向上举起，在头顶合十。伸直双手，抬起左腿，左脚贴着右脚膝盖上。注意挺胸收腹，保持这个姿势10个呼吸，然后放松，换腿重新练习，反复做10次即可。

（4）瘦背瑜伽：半月式。站立，双腿伸直，挺直腰身。双手从身体两侧向上举起，在头顶合十。伸直双手，注意挺胸收腹。深长地吸气，慢慢上半身和双手向左弯曲，头部转向右边。呼气，恢复到开始站立动作，换另一侧重复练习，反复做10次。

（5）瘦背瑜伽：眼镜蛇式。俯卧地上，双腿伸直，脸部向下，双手屈肘放在肩膀附近。双腿并拢，脚掌贴地。吸气，双手用力向后抬起上身，直到耻骨接触地面，保持姿势10个呼吸，然后放下，重复练习这个动作10次。

这几式动作是塑造背部线条最好的选择，只是可能对于初学者来说，在做动作的过程中腰背会有酸痛感。因为在最开始练习时身体的柔韧性不够，我们只需要尽力去做就可以了，不必那么标准。瑜伽虽然是没有太过激烈的运动，但是每次开始和完成动作后，都要做充分的准备动作，这样既能够让你的动作更加到位也能够防止身体拉伤。

❀ 拉伸身体

（1）趴在床上，手臂前伸伸直，头埋在手臂中，双腿伸直。

（2）最大限度举起右手臂，同时抬左腿。要注意哦，手臂与腿要保持直线。保持半分钟。这个动作，手臂背部、腿部肌肉都会被拉紧，同时也锻炼了身体的平衡能力。

（3）同样的，直线举起左手臂，同时直线抬右腿。也要保持半分钟，这样反复交替练习20分钟。手臂、背部、腿部肌肉会有酸酸感就是有效果啦！

这个瘦身操难度属于中等，想要坚持下来不简单。最好每天都要做20分钟，前3天背部、手臂、腿部的肌肉会有酸痛感，坚持几天就不会酸痛了，肌肉也会被拉长，脂肪也会消失。

小贴士　女性想要把背部脂肪减下来不能单纯地做力量练习或单纯做有氧练习，最好的方法是有氧练习与力量练习相结合。这样既有针对性的训练又可以燃烧掉身体里多余的脂肪。

告别游泳圈，腰腹一起瘦

腹部是由许多肌肉组成，平时的活动就很少。而东方人的脂肪特别容易囤积在下半身，如果吃得太多又不运动，肚腩更易形成。一旦长出了赘肉，缺乏锻炼和饮食的不注意会使肚腩肉长期盘踞，难以消除，形成恶性循环。

产后妈妈的皮肤松弛，腹部变大，腰部负担也加重，在重力作用下，内脏容易下垂。极易形成大肚子，而且恢复起来相当的困难。所以在产后进行适当的锻炼，并采用科学的方法不但能够对腰腹至下腹部曲线起提升作用，还可以防止内脏下垂，促进子宫收缩和骨盆快速回位，帮助体内机能慢慢恢复。然而，很多新妈妈经常却出现无论怎么努力，肚子总是瘦不下来，其实主要原因有以下几点：

❀ 孕期间热量与体重的控制所影响

包括孕期及坐月子阶段的饮食习惯仍未改变回到正轨、孕期体重增加太多等。

❀ 怀孕造成各部位的肌肉韧带松弛

怀孕除了造成子宫的肌肉拉长外，其他相关部位的肌肉也会跟着拉长，但生产后，子宫本身的肌肉可以在短时间内收缩回来，其他地方的肌肉却不见得能在短时间内恢复。

❀ 胎儿的大小

胎儿的大小是影响产后肚子不容易瘦下来的重要原因之一，如果胎儿太大，大部分相关的肌肉组织被过度拉扯，自然就不易恢复。

新妈妈可以通过以下练习让自己恢复小蛮腰。

❀ 坐式侧腰伸展

（1）双腿交叉盘坐，腰背挺直。吸气，将你的左手举过头部向右边伸展，当你伸展到极限的时候，呼气，感受左侧身体的拉伸。保持 5 秒钟。

（2）回复原位，然后在换边重复上面的动作。每边各 4 次。

❀ 仰卧上卷

（1）仰卧，双手放在身体两侧，膝盖弯曲，吸气。呼气，双手带动身体向膝盖靠近。身体上升的时候收紧腹部和腿部的肌肉，手部带动你的肩膀，将你的肋骨靠近你的臀部。当你在做这个动作的时候，是用肚子的力量，而不是头部。在你向上卷曲身体的时候保持你的下巴与胸部的距离。

（2）当你身体呈现坐姿的状态时，吸气，感受你的腹部肌肉拉向你的脊椎。然后呼气，恢复到原始位置，整个动作都是你的腹部在用力。身体向下躺的过程，试着去感觉你的每一个脊椎触碰到地面的过程，一次 1 个。整个动作重复 3 次。

如果刚开始你没办法做到，可以用手轻轻的抓住大腿，让你可以完成动作。

❀ 仰卧缩腿

（1）仰卧，双手放在臀部两侧，手掌朝下。抬起你的双腿，弯曲膝盖成 45°，脚尖绷直。

（2）肩膀、腹部和脊椎贴紧地面。当你呼气的时候，大腿往腹部缩，直到膝盖超过你的小肚子。然后吸气，腿部回到原位置。重复这个动作 3 ~ 5 次。

这个动作能锻炼到你的下腹部肌肉。如果刚开始你没办法做到，可以用你的手轻轻地抓住大腿，让你可以完成动作。

❀ 直腿仰卧起坐

（1）仰卧，双手弯曲放在耳朵两侧，肘部在同一直线上。左脚膝盖弯曲，右腿伸直放在地面上。尽量伸展你的右腿。

（2）背部和臀部贴紧地面，呼气时紧缩你的头和肩膀，达到自己的极限。吸气，然后回复原位。重复 10 ~ 15 次。然后换边进行。

这个动作能锻炼到你整个腰腹中部肌肉。

❀ 前臂俯卧屈膝

（1）跪下，将你的前臂放在地板上，双手紧握在一起。用你的前臂支撑体重，伸直双腿。保持 30 秒。

（2）右膝向地面弯曲，但是不要将身体重量这点。然后换左膝。左右交替间隔为 1 分钟。

这个动作能锻炼到你的横向腹直肌和深层肌肉，从而达到平腹的目的。

❀ T 型站立

（1）右腿向身体右侧伸展，左腿卷起在你的腹股沟下。左手放在臀部旁边的地板上。

（2）吸气，用你的腹部力量带动你的右臀部离开地面，向上抬起，右手和右髋部向上抬举。

（3）当你呼气的时候，慢慢将你的右手向前扫下，将你的腰背延伸。直到你的右手在你的身体下方，你会感觉到你的背部拉伸。然后吸气，并用你的腰腹肌肉将身体抬起恢复原始位置。一边重复 2 次以上，然后换边。整个动作重复 3 次。

这个动作能锻炼到你的侧腰肌肉和肩膀。

❀ 屈膝左右拉伸

（1）弯曲你的膝盖和脚趾触地坐下。双手打开放在身体后侧地面。

（2）膝盖向左侧地面放下。然后回到中间，向右侧地面放下。左右交替重复，动作间隔 1 分钟。

这个动作能锻炼你的斜或侧腰肌肉。

❀ 坐式胸部拉伸

（1）双腿交叉盘坐，双手放在身体后侧两边。

（2）胸部向后仰直到你的极限，双手伸直。保持 15 秒，然后放松。

这个动作能锻炼你的胸肌和上腹肌肉。

❀ 腹式呼吸

（1）用鼻子慢又沉的吸气，感觉腹部缓缓隆起。

（2）屏住呼吸几秒钟后，再慢慢从口呼气，感觉腹部下陷。注意每分钟腹式呼吸 5~6 次即可。呼吸时把注意力集中在腹部的起伏上，每天坚持一个月就能够看到效果。

腹式呼吸不仅能刺激肠胃蠕动，促进体内宿便排出，更能加速腹部脂肪燃烧。每天晚上，窝在沙发里看电视时或是睡觉前躺在床上时，做 10 分钟腹式呼吸。

腹部按摩

（1）以肚脐为中心，在腹部打1个问号，沿问号按摩。

（2）先右侧后左侧，各按摩30~50次，每天按摩1次。

这是一种最常用的腹部减肥法，利用揉捏的动作加上按摩霜对于脂肪的改善很不错。按摩可以提高皮肤的温度，大量消耗能量，促进肠蠕动，减少肠道对营养的吸收，促进血液循环，让多余的水分排出体内。

小贴士

产后的新妈妈在瘦腰的时候，不要操之过急，慢慢加大运动量。瘦腰是需要一个过程的，要长时间的坚持。希望各位妈妈都能瘦腰成功。另外，剖宫产的新妈妈切记自己需要一段时间让伤口愈合，愈合后也不能马上进行太激烈的运动。

 ## 科学塑胸，不要下垂

经过了孕育激素的变化，乳房经历了二次发育，原本不丰满的乳房丰满起来，特别是泌乳之后，乳房更加挺拔诱人。但刚当上新妈妈的女性又会担心哺乳会导致乳房下垂。

我们知道，乳房下缘和躯干表面相交之处称之为乳房下皱襞，正常情况下，尤其是年轻女性，乳头的水平位置是在乳房下皱襞之上，若在其下就是乳房下垂。下垂得越严重，掉得就会越低，看上去也就越不雅观，也是女性所忌讳的。一般情况下，引发乳房下垂的原因有3个，分别为减肥后乳房下垂、生产后乳房下垂以及老年性乳房下垂。怀孕后由于雌激素与孕激素的变化，乳房内的脂肪组织及乳腺组织皆会增生，而使得乳房明显变大。当然此时乳房表面的皮肤也会被撑大。生产完后，激素的分泌量降低，若加上没有哺乳，则脂肪及乳腺组织皆会快速减少，已被撑大的乳房皮表在内容物减少的情形下，自然就松垮了下来。原本乳房较大妇女，若没有穿戴胸罩的习惯，下垂的情形会更严重。在这个时段，防止乳房下垂是非常重要的。

乳房较大的女性，为避免产后乳房下垂，在怀孕当中应该随着乳房的增大，选择适当尺寸的胸衣，对增大的乳房进行固定，防止发生下垂。在产后，也要随着乳房的缩小，换穿较小尺寸的胸衣，才足以提供恰当的支撑。生产后最好能够喂母乳，不仅为婴儿提供最完美的营养品，也会通过哺乳避免乳房缩小过快，减轻乳房下垂的程度。

为了避免乳房下垂，孕期就要多食富含蛋白质的食物，特别是水产品以及水果、蔬菜等；孕期和哺乳期应戴宽松胸罩，切忌过紧，以免压迫胸部；生完宝宝后，最好是母乳喂养，切忌随意回奶，因为快速"回奶"，极易引起乳房松弛和下垂。每日有规律地哺乳，哺乳时间不宜太长。这样，既有利于婴儿吮吸有营养的奶汁，也有利于乳房保持良好的形状。另外，新妈妈注意勿让胸部受到强力挤压。乳房受外力挤压，有两大弊端：一是乳房内部软组织易受到挫伤，或使内部引起增生等；二是受外力挤压后，容易改变外部形状，使上耸的双乳下塌下垂等。

乳房不是由肌肉组成的，锻炼不能改变它们的形状和大小，但增强胸肌，即锻炼胸大肌和胸小肌，可以从里层给予乳房尽可能好的支撑，使乳房娇挺。另外提高背部、肩部和腹部的力量和柔韧性也会帮助妈咪们保持挺直的姿势，因此，新妈妈们应每天抽出一定的时间来进行胸部体操，这样不但可使胸部更为健美，也可刺激乳腺，使乳汁的分泌更顺畅，还能更好的避免乳房下垂，甚至能让它比孕前更加迷人。

❀ 合掌双手用力

双手合掌，并使手掌相互用力合压。合压时，胸部两侧的胸肌拉紧，呈紧绷状态，约进行5秒钟后放松。重复10次左右。

❀ 紧握手腕互相强拉，使胸机紧张

在面前互相紧握手腕，注意手肘开节必须朝外，且左右手肘要互牵引。

在确定胸肌施力后进行。但是若用力过猛导致疲劳，则易有反效果。

❀ 手腕朝内，肩膀打开

背肌伸直，端正姿势。手掌握拳，手肘内侧朝身体贴近。手腕最好不离开身体，肩膀打开，胸肌与背肌维持 2～3 秒的紧张状态后放松。且在挺胸的状态下反复进行 10 次。

❀ 胸部缩水回复式

（1）身体平卧在地面上，将双臂放到脸前，托住下巴。

（2）弯曲膝盖，使双脚尽量贴到身体后部。双臂朝后伸展，争取触到脚。两条小腿不要分开。

（3）吸气。抬起头，以腹肌为支撑点，头向后仰，拉动胸部抬升，双手拉动腿部往腰靠拢。吐气放松，回复最初姿势，反复 3 次。

这个动作是通过胸部缩水回复式这个小动作可使胸部的肌肉组织得到有效锻炼，能让胸部线条更流畅、饱满。

❀ 胸部下垂阻击式

（1）跪坐在地面上，臀部和大腿压在小腿上，双手自然放松，搁在大腿上。

（2）将手缓慢抬向身后，使双臂向后伸直，尽量到达脚后跟处，用手掌碰触脚跟。

（3）双手交叉相握，使双臂在身后抬起，并尽量举向头顶，令上身向地面俯压下去，使胸部碰触到膝盖。

这个动作可以提升胸部的组织，使胸部逐渐紧绷并且恢复挺立。

❀ 胸部外扩收拢式

（1）双臂移到胸前，两个手掌合拢。

（2）吸气，两掌用力紧压，使两个胳膊肘水平展开。

（3）保持（2）的姿势，一边吐气一边努力挺直上身，使胸部感到有拉力，仿佛上身的前后和胸部被拉伸开的感觉，保持 10 秒后放松身体。反复 5

次，拢胸效果非常明显。

坚持练习这 3 组胸部锻炼，就可以完美的预防乳房下垂问题了。

小贴士　　　不良姿势对人的影响是非常大的，驼背的人肩膀容易朝内弯曲，因此胸部容易下赘似贫弱状。若端正姿势，肩膀无力向后方伸张，则胸部自然挺出。